实用经阴道超声诊断学

Practical Transvaginal Ultrasonic Diagnostics

主编　吴钟瑜

天津科技翻译出版公司

图书在版编目(CIP)数据

实用经阴道超声诊断学／吴钟瑜主编. —天津:天津科技翻译出版公司,2008.5

ISBN 978-7-5433-2295-0

Ⅰ. 实… Ⅱ. 吴… Ⅲ. 妇产科病—超声波诊断 Ⅳ. R710.4

中国版本图书馆 CIP 数据核字(2008)第 028873 号

出　　版:天津科技翻译出版公司
出 版 人:蔡 颢
地　　址:天津市南开区白堤路 244 号
邮政编码:300192
电　　话:(022)87894896
传　　真:(022)87895650
网　　址:www. tsttpc. com
印　　刷:山东新华印刷厂临沂厂
发　　行:全国新华书店
版本记录:889×1194　1/16　16.5 印张　470 千字
2008 年 5 月第 1 版　2008 年 5 月第 1 次印刷
定价:180.00 元

主编简介

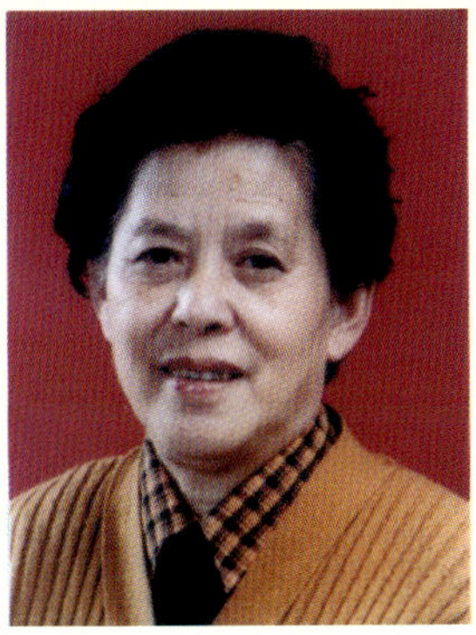

吴钟瑜，主任医师，1958年毕业于天津医学院医疗系本科，毕业后分配至天津市中心妇产科医院临床一线，20余年积累了丰富的妇产科临床经验。1982年赴美国San Diego加州大学医学院留学，专攻妇产科超声诊断专业，回国后继续深入刻苦钻研，遍读大量国内外文献，积累了大量丰富的国内第一手资料。作者看到国内尚无一本有关妇产科超声专著书籍，在著名妇产科专家杜梓伯的鼓励和支持下，立志撰写一本我国自己的妇产科超声诊断学，经过数年的辛勤努力于1990年出版了《实用妇产科超声诊断学》。此书完全应用国内自己的第一手图像资料。其以理论为主，图像为辅，包括了妇产科较全面的内容。在当时，此书填补了国内有关妇产科超声诊断专著的空白，出版后深受广大超声工作者的赞赏与高度评价。十余年来购读此书者络绎不绝，某些地区已人手一册，收到了良好的社会效益，带动了天津地区妇产科超声诊断水平的提高，在全国亦获得很高的反响。作者经过不断辛勤努力，1983年建立了天津市中心妇产科医院基础水平雄厚的超声科室，成为天津地区的妇产科超声中心。

吴钟瑜主任医师1993年享受国务院专家津贴荣誉。为了我国妇产科超声专业水平的提高，现虽已退休但仍坚持在第一线，仍在著书立说。吴钟瑜主任的奉献敬业精神永不衰退。经过多年的辛勤劳动做出以下成绩：

1. 《实用妇产科超声诊断学》1990年出版
2. 《实用妇产科超声彩色图谱》1996年出版
3. 《妇产科超声鉴别诊断图谱》2000年出版
4. 《新编实用妇产科超声学》2007年出版
5. 《实用经阴道超声诊断学》2008年出版
6. 荣获科研成果奖8项，发表论文20余篇

吴钟瑜主任在妇产科超声诊断学方面为我国做出了卓越贡献。

编者名单

主　编　吴钟瑜

著　者　(以姓氏笔者为序)

王小莉　刘　丽　李慧东
吴钟瑜　狄海燕　张　蕾
张大英　张国英　武　超
周　宏　周　敏　郭　佳
黄　帆　彭芳华　焦　彤

摄　影　张桃英

前 言

自20世纪70年代超声诊断技术应用于临床医学以来，对各种疾病的诊断水平大幅度提高，解决了大量的临床疑难问题，目前已成为临床普及面最广、最有效的不可或缺的优良诊断手段之一。

随着超声技术的发展，各种功能的创新、图像的优化逼真，经腹部超声诊断已成为最常用、最有效的影像诊断手段。随着超声技术多功能、多渠道的应用，经阴道超声诊断出现，完善了腹部超声诊断的不足，近年来受到广泛的欢迎。经腹部与经阴道超声诊断二者相辅相成，构成了一套完整的诊断体系，大大提高了疾病诊断的准确率。

一、经腹、经阴道超声诊断的优点和价值

1.经腹超声诊断是最常用、最有效的诊断方法，其对盆腹腔的观察最全面，可搜索到盆腹腔的每一个角落，尤其是较大的、位置较高的病变，对病变的形态、位置、病变内回声及其与周围的关系能够观察到其最原始、最自然的状态；对于孕中后期和孕晚期的孕妇可全面观察到胎儿的生长情况。但腹部超声图像对盆腔深部微小的病变则可能忽视或观察不清，此点正是经阴道超声检查可以做到的。

2.经阴道超声检查是腔内超声检查的一种，超声探头频率高，有5~7.5MHz等或变频探头，探头置入阴道探查，分辨率高，且探头接近靶器官，对子宫本身(子宫的位置、形态、肌壁、肌壁内的血管、宫腔内的病变)、接近子宫周围的病变(例如宫外孕、卵巢内及盆腔细小的病变)均可放大，清晰地显示细微结构，此点是经腹超声望尘莫及的。

应用多功能阴道探头技术可实时观察孕4周以上妊囊及胚胎的全貌，了解胚胎在发育过程中的动态变化。能看到胚胎的外形及其内部结构（如脑泡、肢芽等)，是一种新的研究胚胎的有效工具。基于此，国内外学者提出了超声胚胎学的概念，依据胚胎的周数分超声胚胎学(9周前)及超声胎儿学(9周后)。这意味着多功能阴道探头可承担起胚胎发育各阶段形态特征的研究，动态观察其生长发育过程变化。超声胚胎学与超声遗传学相结合，可早期发现胎儿畸形，为古老的胚胎学研究开创一个新的有价值的手段。

二、经阴道超声所探及的病种不可能很全面，仅在8~10cm范围内观察胎儿或病变。但是超声胚胎学与超声遗传学的结合可早期诊断胎儿先天畸形，使多功能阴道超声成为最有价值的诊断方法。

三、在需要时最好进行联合诊断，仅仅采用一种方法诊断可能会漏诊。例如，有盆腔严重粘连的病人，患宫外孕时，内出血可能不进入子宫直肠窝，后穹窿穿刺也可能失败，内出血可能大量积存在盆腹腔内，采用了联合诊断，则可发现经阴道看不到的信息，从而避免漏诊。

四、本书基本取用阴道超声图像，有时也取用了一些经腹超声图像作为对照，目的是显示经腹与经阴道各影像图的优缺点。

本书共分四章即基础、产科、妇科及计划生育。精选彩图700余幅，图文并举，尤其对一些少见病种及重点课题予以详述，为实用起见均采用第一手资料并配以示意图(部分示意图引自CIBA和Williams)与标本图像，以便读者理解。本书编写过程中，承蒙病理科郭东辉主任及腔镜科马葆荣主任供给病理及腔镜资料，承蒙李慧东、吴晶、王玲红医师大力协助，包括资料整理、校对、打印、上网查询资料等，以及张桃英(摄影)做了大量工作，在此一并致谢。

本书应用阴道超声对盆腔妇产科疾病做一探索性小结，由于水平有限，不足舛误之处在所难免，恳请前辈、同仁及广大读者指正批评。

吴钟瑜

2008年1月

目 录

第一章 超声诊断原理及经阴道超声应用基础

第二章 产 科

第三章 妇 科

第四章　计划生育的超声诊断

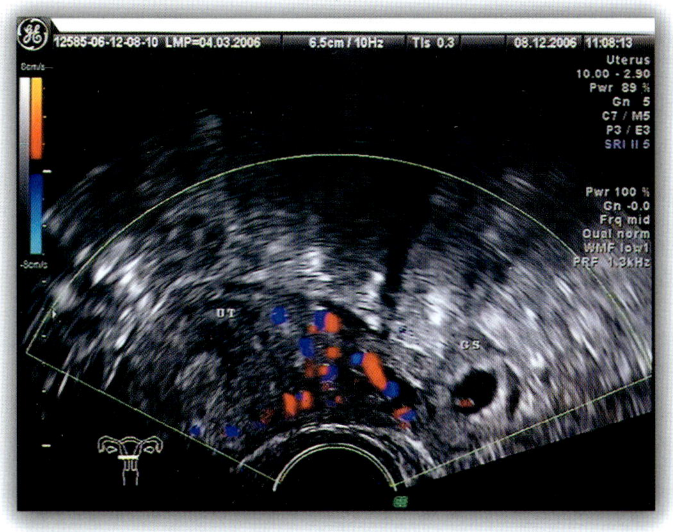

CHAPTER

1

第一章

超声诊断原理及经阴道超声应用基础

超声技术应用于医学领域始于20世纪40年代。40年代末即有A型超声诊断仪用于脑部疾病诊断的报道，使A型超声诊断仪在临床上得到广泛的应用。随着B型超声、M型超声、脉冲多普勒技术和彩色多普勒技术、三维立体成像等技术的相继问世，使超声诊断在临床中占有越来越重要的地位。继之60年代曾有应用A型超声探头放入阴道内观察正常生殖器结构的报道，80年代B型经阴道超声得到广泛应用，其中包括子宫附件肿块诊断、子宫异常出血妇女子宫内膜观察、孕10周内胎儿生长发育监测等等。随着超声灰阶度和实时显像技术的提高，使阴道超声检查为临床提供更多、更确切的诊断信息。经阴道超声检查在超声诊断原理上与经腹超声相同，其中多普勒技术、彩色血流成像技术、容积立体成像技术及介入性技术等均可应用于经阴道超声。

第一节　超声诊断原理

一、超声波的基本概念

波是日常生活中常见的现象，能够引起声音感觉的波称为声波，人类能够感觉到的声波频率范围在20~20 000 MHz之间。频率<20 MHz的波称为次声波；频率>20 000 MHz的波为超声波，超声波与次声波均不能被人耳感知。医用超声仪应用的超声波频率为高频超声，用于临床诊断的超声频率范围多在3~12 MHz。其中3.5~5 MHz用于成人心脏及腹部成像，通常能穿透15 cm的组织深度；7~10 MHz用于小器官的成像，如甲状腺、乳腺等显像，通常达4~5 cm的穿透深度；常规使用的阴道探头频率为5~10 mHz不等。

超声诊断仪为了取得所需要的诊断信息，须向人体发射声信号，并将经组织界面反射回来的信息接收、转换成电信号，能完成这种功能的器件就是换能器晶片。在压电晶片两端加一压力，则在其两电极面上将产生电荷，将压力机械能转换成电能，这种效应称为正压电效应。在压电材料两端加一交变电场，则压电材料将出现与交变电场同样频率的机械振动，将电能转换成机械能，这种效应称为逆压电效应，在超声成像过程中，发射超声波是逆压电效应，而接收回声信息则是正压电效应。将压电晶体装入各种形式外壳，加上适当的面材及背材，引出电缆线即为换能器，也称之为探头。

根据检查部位的不同，探头被设计成不同的形状。根据探头外形分为线阵型、扇型、凸阵型等，探头的类型不同，发射的超声束形状各不相同，经阴道探头为长柄凸阵探头，超声束为扇形。

二、B型超声诊断原理

B型超声图像是辉度显示超声仪，以回声强弱来显示图像，称为灰阶二维显像仪。超声波在均匀的介质内沿直线传播，传播过程中声强随着距离的增加而减弱，这种现象称为声能的衰减。不同介质有不同的衰减系数。遇不同介质的分界面时，则产生反射和折射，使一部分声能反射回第一种介质中，另一部分能量穿过界面在第二种介质中传播。B型超声是根据界面反射、散射等原理而建立的一种检查方法，由于各脏器组织结构不同，声阻抗不同，对超声的吸收、衰减不同，血液流速和血管搏动幅度的不同，导致超声波在其内传播的速度不同，引起的反射也不同。声阻抗相差越大，反射越多，所表现的回声越强。界面多则反射回波多，回声点密集。超声实时显像是要了解被检查的组织脏器的边缘轮廓、内部结构、脏器的运动规律以及血流情况。

三、多普勒超声诊断原理

当声源与接收器之间存在着相对运动时，接收器收到的声波信号的频率和声源的频率之间有一定的差异。二者做逆向运动时，频率增加；做同向运动时，频率减少，这种效应称为多普勒效应。要了解器官、组织的血流分布情况或组织形态与血流动力学关系时，选择多普勒技术，通过测量接收信号的多普勒频移，估算出血流速度，为妇科疾病的鉴别诊断及肿块的良恶性判断提供有价值的信息。

(一)彩色多普勒

彩色多普勒成像属于显像技术，是应用运动目标显示器根据血细胞的移动方向、速度、分散情况，调配红、蓝、绿三种基色，变化其亮度，利用自相关技术将血流信息加在B型图像的相应位置，用红色表示朝向探头的血流，蓝色表示背离探头的血流，以彩色信号亮度表示血流速度的快慢。色调亮标志流速快，色调暗标志流速慢。彩色信号闪烁显示的方式标志血管的属性，动脉血流的彩色信号呈有规律的闪动，静脉血流的彩色信号为持续无闪烁显示。

(二)频谱多普勒

频谱多普勒属于曲线图示技术，以血流速度对时间的图形显示。多普勒频谱图形可以了解血流的速度、血流的方向、血流的时相及血流的性质。谱图上横轴代表血流持续时间，即血流显示的时相；纵向表示血流的方向与速度，朝向探头的血流曲线显示在基线之上，背离探头的血流曲线显示在基线之下。曲线的边缘与基线间的距离显示速度，二者间距大标志血液流速高，间距小标志血液流速低；频谱垂直向上的宽度，显示某一瞬间取样中的红细胞运动速度范围，频带窄表示红细胞运动速度相同的多，如速度范围大则表现为频带宽。动脉频谱呈脉冲波形，收缩期幅度大于舒张期，舒张期开始可能出现短暂的反向波型。静脉血流频谱呈连续的有或无起伏的曲线，曲线起伏是由于呼吸时静脉压力所致。

四、三维超声成像技术

三维超声成像是在二维超声成像基础上用计算机图像重建技术显示组织器官三维结构，三维超声技术可分为静态三维重建成像、动态三维重建成像和实时三维超声成像。首先应用连续平行切割、连续旋角切割或任意斜向切割等方式对感兴趣区进行连续的二维图像采集，采用高速计算机对回声信息进行数据处理，并以数字化形式按三维空间的关系和时序储存，运用阴影技术和彩色显示，对三维立体数据库进行切割和观察，可选择一个参考切面，对感兴趣结构进行三维重建和显示，加工为三维数字化图像。三维成像可从不同视角显示器官的空间解剖结构，包括二维图像无法显示的冠状面，三个垂直平面同时显示和任意平面成像的方法可以从不同的视角进行观察，更准确地了解器官或病变的表面形状、轮廓、大小等，空腔器官或病变的内壁情况，组织器官间的彼邻关系。

（焦　彤）

第二节　经阴道超声临床应用基础

经阴道超声是腔内超声的一种，是微型晶片位于探头顶端的长型探头。其扫描角度因换能器头端声窗大小60~240度不等，探头频率有5 MHz、6.5 MHz、7.5 MHz等或变频探头。随探头频率增大，聚焦距离变小。

一、经阴道超声检查的特点

经腹壁扫查是最常用的妇产科超声检查途径，适用于所有要求检查盆腔的妇女，无禁忌证，能够显示盆腔及其内器官的全貌，但常因腹壁厚，图像远场衰减，清晰度下降，因膀胱充盈不足及肠道胀气等因素对小病灶显示不良或分辨力差。经阴道超声探头比腹部探头频率高，分辨力比腹部探头强，且探头距靶器官近，不受腹壁厚度、膀胱充盈度及肠道内气体等因素影响，对后位子宫、宫腔内病变、卵巢内小占位图像显示比经腹部超声清晰，能更好地显示子宫、卵巢及盆腔肿块的细微结构，在其显示范围内可获得更微细的诊断信息，从而可提高诊断率，减少漏诊误诊，提高某些疾病的早期诊断率。患者无需充盈膀胱，不受充盈膀胱之不适，更适合急症患者检查。

二、经阴道超声检查的方法

首先对未曾接受过此项检查的患者简要介绍操作过程，并了解有无阴道检查禁忌证。将仪器更换为经阴道超声状态，常规习惯近场位于图像下方，纵切面，图像下方为患者足侧，上方为头侧；横切面图像左侧为患者左侧，图像右侧为患者右侧。检查前患者排空膀胱，或保留少许尿液以便定位，对前倾前屈子宫、低置胎盘等膀胱内有少量尿液，对识别子宫轮廓、暴露宫颈有一定帮助。

患者常规取膀胱截石位，如采用平板检查床应适当加垫以利操作，臀部过高可使盆腔液体流向头侧，造成漏诊。将放有少量耦合剂的消毒避孕套套入探头，将探头缓慢放入阴道达阴道穹隆部。首先定位子宫颈，显示子宫纵切面，探头左右缓缓移动了解宫颈、宫体、宫底肌层结构，观察宫颈管及子宫内膜情况；探头转向右侧，可见右侧髂血管、盆壁和右附件，然后探头再转向左侧检查，显示左侧髂血管、盆壁及左附件，旋转探头90度探头做上下移动，行宫颈至宫底横切面的扫查，观察子宫形态回声变化；在子宫的左右侧、宫底、子宫直肠窝寻找卵巢组织，观察卵巢及宫旁组织，对观察器官、病变进行体积测量及血流测定。顺序系统操作使检查完整无遗漏，避免漏诊和误诊。

三、经阴道超声检查的局限性与禁忌证

阴道探头频率高，穿透力较差，有效显示深度在12 cm以内，远场显示欠清晰，不能显示较大的盆腔占位全貌，不适宜进行中晚期妊娠常规检查。对活动度较大的卵巢占位应结合经腹超声联合使用，以免漏诊。对未婚女性、阴道畸形者、严重阴道感染者不宜使用，对正常和异常子宫出血者则应行无菌操作。

四、经阴道超声声像图主要分析内容

在声像图分析之前，首先要通过体位标志确定图像的解剖部位及器官组织的基本断面。对于该器官、组织或病变进行声像图分析，观察其形态变化并测量其大小。分析内部回声特征及其均匀性，了解周边及内部血流情况，观察有无包膜、是否完整及边缘回声情况，后方有无回声增强或衰减，以及与周围组织的关系。经阴道超声可观察子宫内膜的细微变化，可监测整个月经周期子宫内膜厚度及回声强度变化，对回声及血流异常者应予以高度注意；经阴道超声可清晰显示子宫肌内5mm以上异常回声，可清晰显示宫肌内环形走向的弓形动脉和放射状动脉；经阴道超声可清晰显示卵巢结构，可见皮质内的卵泡和髓质内的血流，并可记录到随月经周期变化的动脉性频谱，是观察卵泡发育的首选方法。

五、超声伪像的识别

超声伪像指由于声学参数和组织结构等诸多复杂因素的相互影响导致超声断面图像与实际解剖结构存在的差异。此种差异表现为超声图像信息的增多、减少或失真。正确识别超声伪像可避免误诊和漏诊，提高正确诊断率。

（一）混响伪像

为多次反射造成的假波，超声扫查平滑大界面时，声波在探头与界面间来回多次反射，出现多条等距横行强回声带，回声强度逐次减弱。侧动探头使声束不垂直腹壁可减少这种伪像。

（二）声影

声束通过声衰减系数大的结构时其后方的区域声束几乎不能到达，紧随强回声结构，后方的无回声区称为声影。如在骨骼、结石后方伴有声影。由此，可利用声影作为标记，寻找某些结构或病变。

（三）后壁增强效应

声束通过声衰减很小的器官或病变，在其后方的组织结构回声强度大于周围组织的回声强度，超声图像表现出此区域后方较同等深度的周围组织明亮的现象。

（四）彗星尾征

超声在高密度物体（如金属避孕环、金属异物）内来回反射，其后方形成多次内部混响。混响在强回声影像后方形成一串由宽变窄的强回声，似彗星尾。

（五）回声失落

探查较大界面结构时，两侧壁出现缺失暗区，是因角度关系，致使反射回声接收不到造成。

（六）侧壁效应

在球形囊性结构的两侧后方，各出现一条细窄的纵行声影，由声束的全反射现象引起，亦称为边缘声影、折射声影。

（七）旁瓣伪像

由旁瓣反射造成的回声，如子宫两侧出现的“纱状披肩”图像。

（八）切面厚度伪像

又称部分容积效应，由超声切面图的切片厚度引起病灶回声与周围正常组织的回声重叠。

（焦 彤）

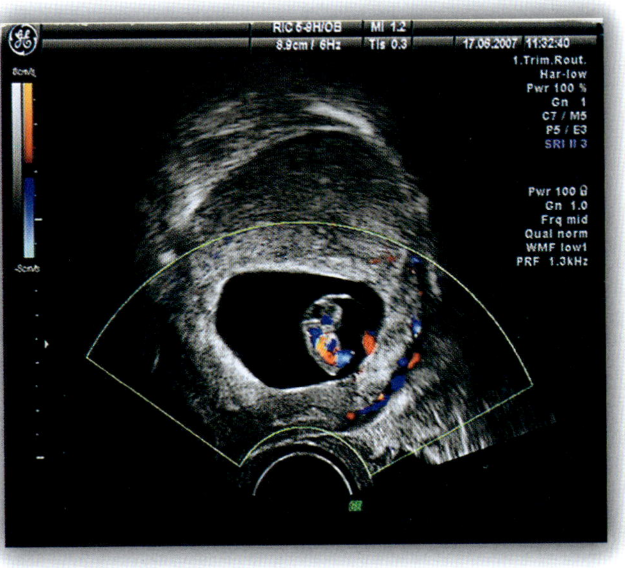

CHAPTER

2

第二章 产　科

第一节　早期妊娠的超声诊断

胚胎发育经过三个阶段：

①孕卵期：约经过2周。②胚胎期：约经过5周。③胎儿期：自孕9周至足月分娩。孕4周孕卵着床，超声尚看不清妊娠胎囊迹象。孕5周进入胚胎期，可见小胎囊，内含卵黄囊。孕6周可见胎囊、胎芽、卵黄囊及胎心搏动。孕7周已具人雏形，体节全部分化，四肢可见。孕8周胎形已定。

一、早早孕

一般认为闭经40天以内，血尿β-hCG可为阳性。

● **超声诊断**　宫腔内可见蜕膜，内可见一胎囊，囊内未见胎芽，或可见卵黄囊。CDFI频谱可见滋养层血流。

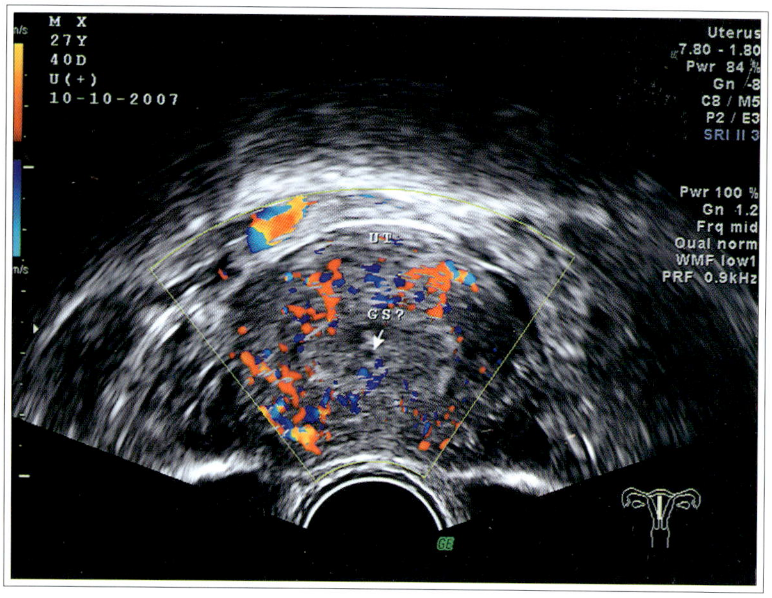

◀ 图 2-1-1　早早孕

27 岁，闭经 35 天，尿 β-hCG(+)；横切面：子宫饱满，蜕膜较厚，内含一小胎囊

UT-子宫；箭头所指为小胎囊

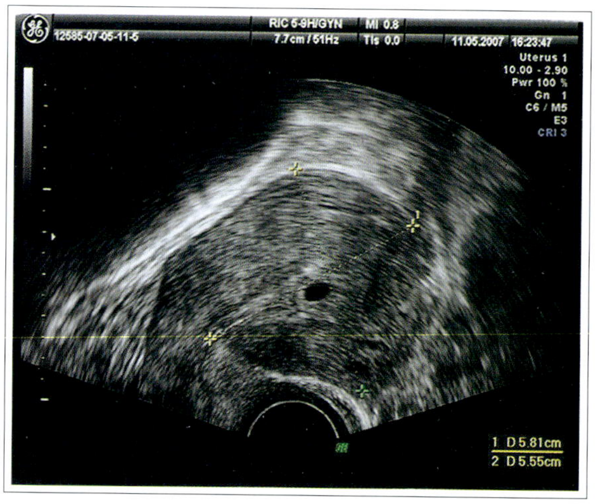

▶ 图 2-1-2　早早孕

25 岁，闭经 38 天；纵切面：子宫略饱满，宫腔内见一小胎囊，尚未见胎芽

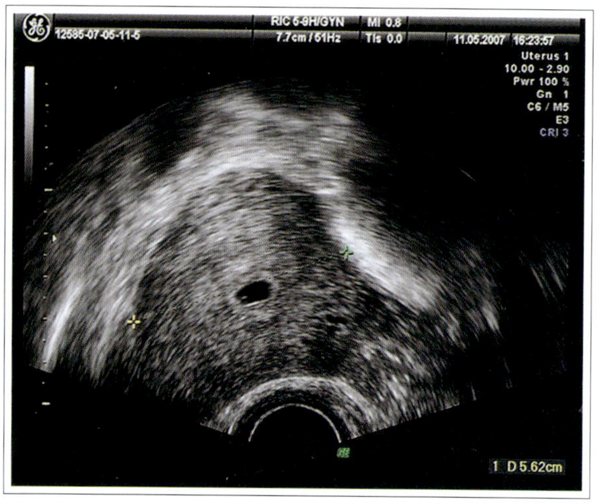

◀ 图 2-1-3　早早孕

上同一病人；横切面：子宫饱满，宫腔内梭形蜕膜内见一胎囊光环，囊内含卵黄囊

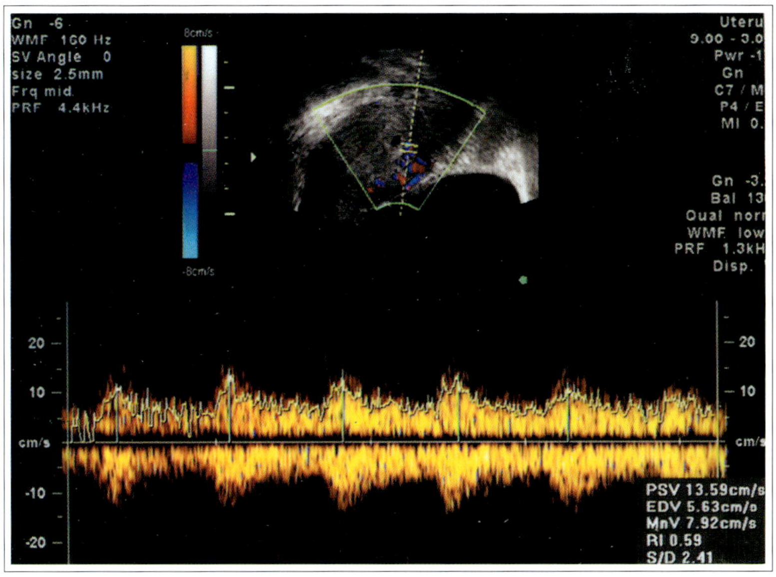

◀ 图 2-1-4 早早孕

25，闭经 40 天；子宫前位，宫腔内可见一胎囊，内未见胎芽及卵黄囊，周边可见滋养层血流

二、早孕

闭经史、早孕反应、血尿 β-hCG 为阳性等。

●超声诊断

(1) 子宫饱满，增大。

(2) 宫腔内靠近宫底出现一胎囊光环。

(3) 胎囊呈圆形或椭圆形，蜕膜环完整，回声强。

(4) 孕 5 周左右后可见胎芽，胎心搏动。

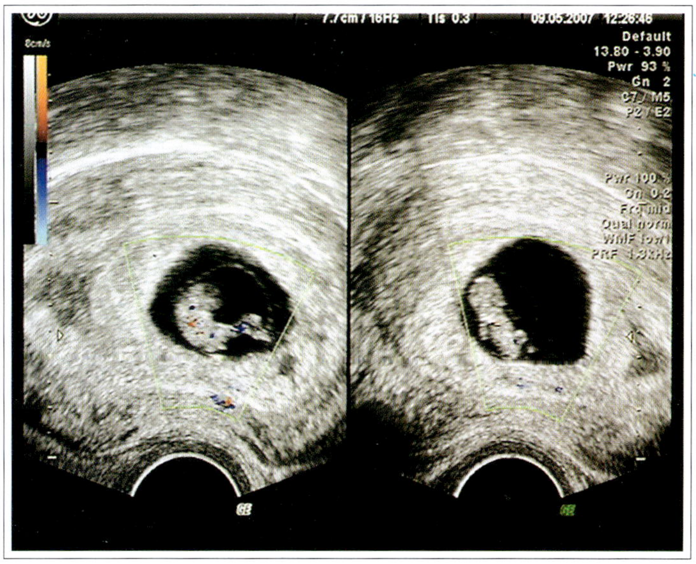

▶ 图 2-1-5 早孕

闭经 42 天；子宫增大，宫腔内见厚蜕膜围绕胎囊，胎芽外围绕羊膜囊，并有原始血管信息，胎芽头、体、肢体均可见

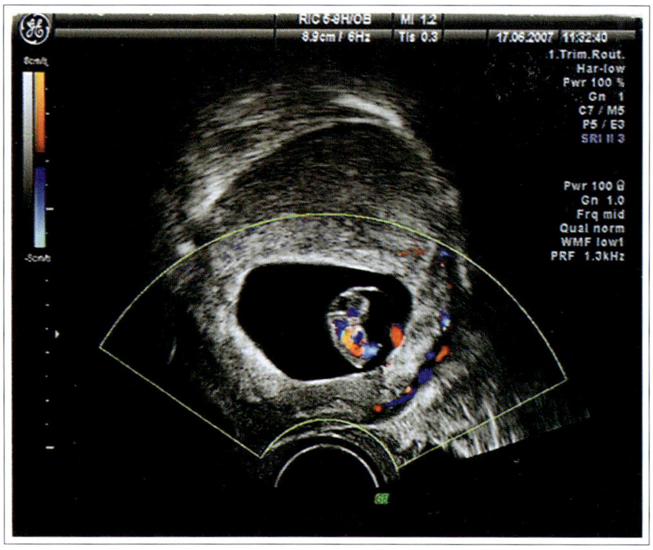

◀ 图 2-1-6　早孕

闭经 48 天；胎囊内可见一完整胎芽被羊膜囊包绕，头、体、心血管均可见

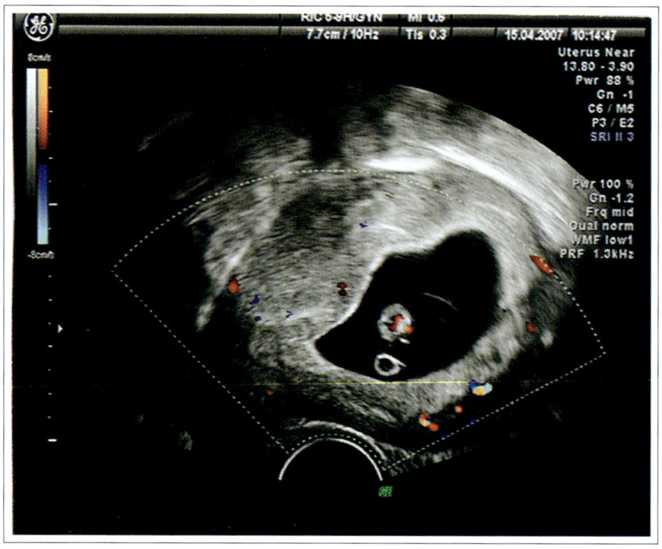

▶ 图 2-1-7　早孕

闭经 48 天；胎囊内见羊膜囊，内含胎芽，有胎心搏动，羊膜外见卵黄囊

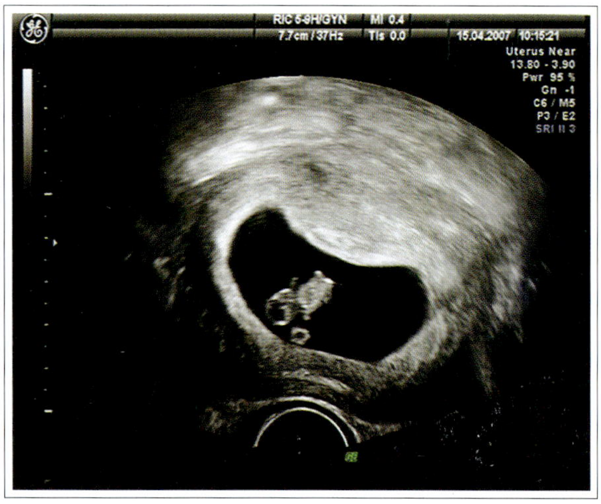

◀ 图 2-1-8　早孕

上同一胎芽；见胎头、胎体、肢体及卵黄囊、脑泡

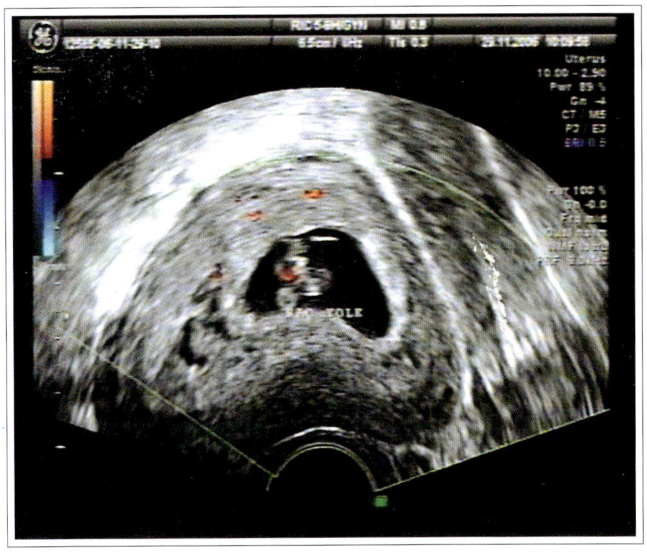

▶ 图 2-1-9 早孕

闭经 50 天；子宫增大，胎囊内见胎芽及胎心搏动、卵黄囊

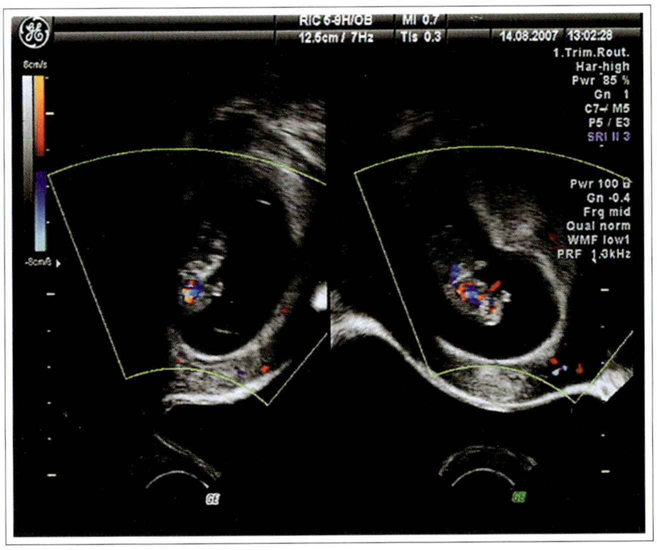

◀ 图 2-1-10 早孕

闭经 10 周；胎囊内见一完整胎儿，胎头、胎体、胎心、脐带、肢体均能看清，胎儿周围有羊膜囊围绕

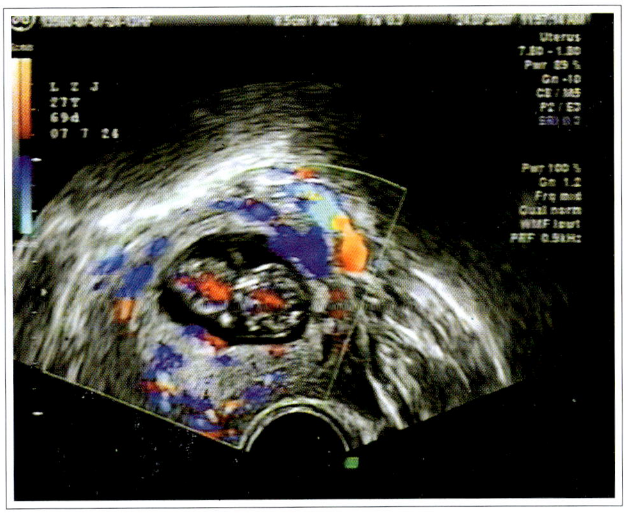

▶ 图 2-1-11 早孕

26 岁，闭经 69 天；子宫内见胎囊，囊内含羊膜囊，并见胎芽，坐高 51mm，可见颅内及心脏血流

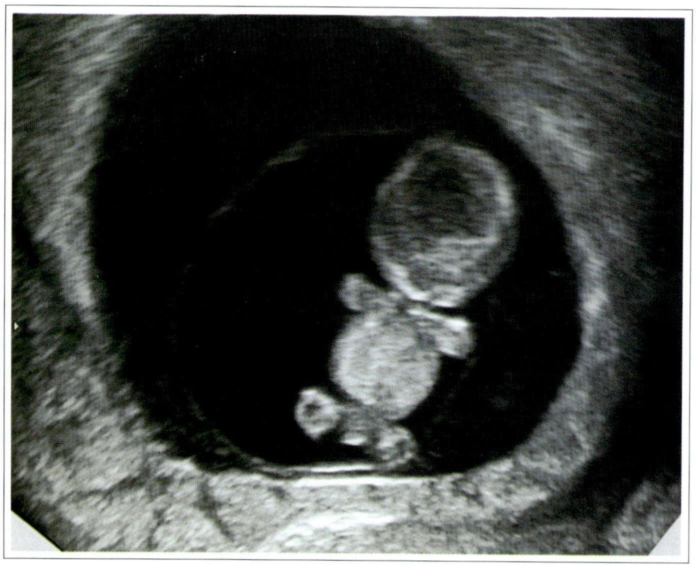

◀ 图 2-1-12 早孕
孕 10 周；胎囊内可见胎儿头、体、四肢、外生殖器均能看清，羊膜囊包围胎儿

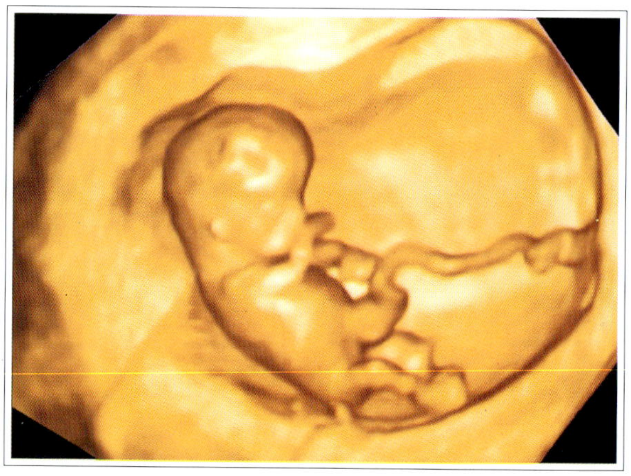

▶ 图 2-1-13 早孕
孕 10 周；三维图像显示胎儿形态清楚，胎头颜面、耳、四肢均可看清，脐部可见中肠疝（生理性），11 周后逐渐缩回

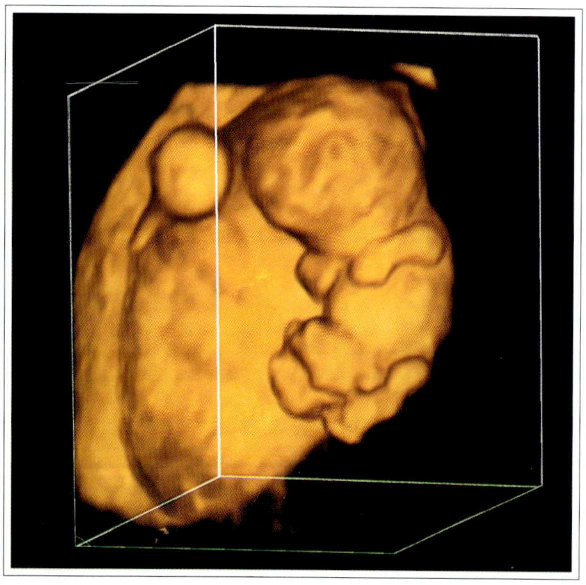

◀ 图 2-1-14 早孕
孕 3 月；三维图像胎儿头、体、四肢及中肠疝均可看清，头前方可见卵黄囊

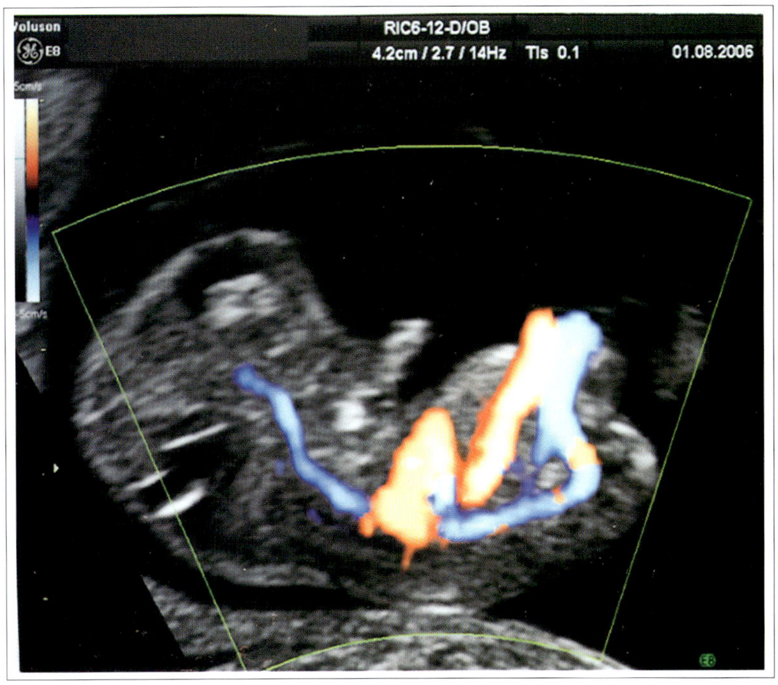

▶ 图 2-1-15　早孕

闭经 3 月；纵切面：胎儿仰卧位，头体清晰，胎儿心脏、颈动脉、腹主动脉、脐血管均清晰可见

（摘自 GE）

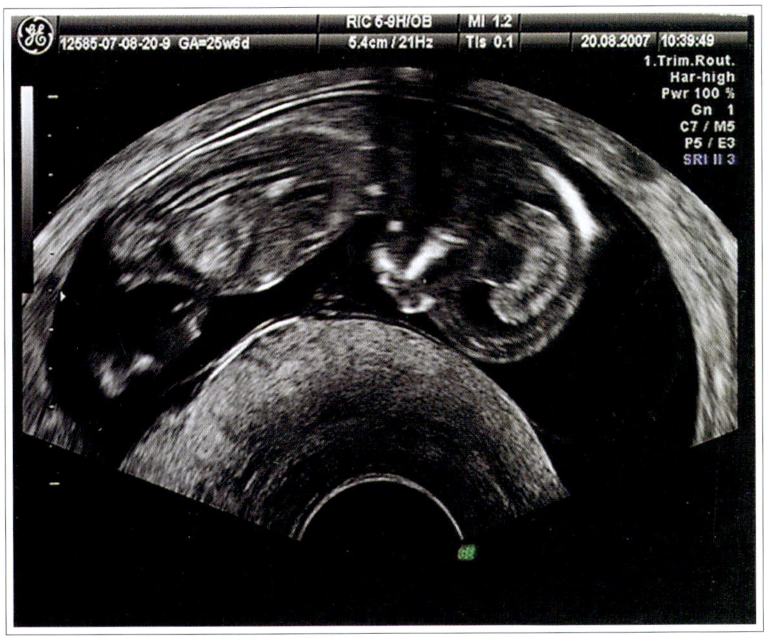

◀ 图 2-1-16 早孕

闭经 3 月；子宫增大，内含一较大胎儿，胎头、颜面、颅脑、躯体、肢体均能看清

（吴钟瑜　李慧东）

第二节 异常早孕的超声诊断

早孕期间可以在胎囊内见到异常、来源不清的图像，或孕卵种植在异常部位，或可见增大的卵黄囊，影响胎芽发育。

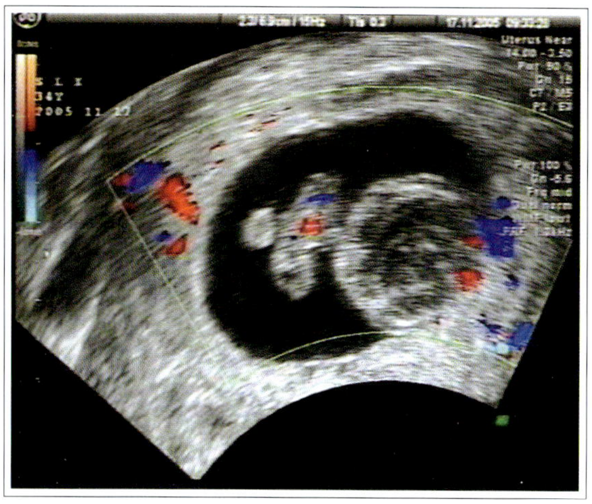

◀ 图 2-2-1 异常早孕
34 岁，闭经 11 周；胎囊内见一大的混合性囊肿，似与胎盘相连，囊肿一侧可见胎芽，有胎心搏动，外侧见较实的卵黄囊

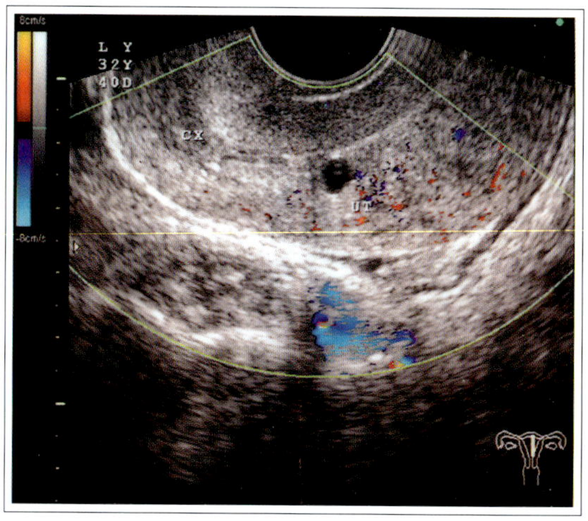

▶ 图 2-2-2 异常早孕
32 岁，闭经 40 天；子宫略饱满，胎囊种植较低，囊内可见卵黄囊
UT–子宫；CX–宫颈

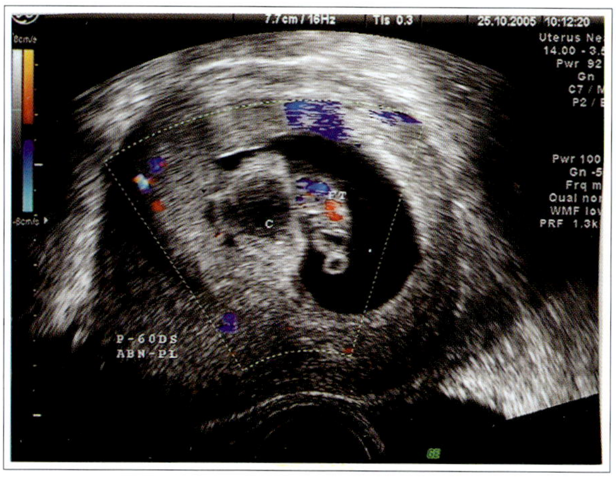

◀ 图 2-2-3 异常早孕
26 岁，闭经 60 天；子宫增大，内见胎囊，囊内可见胎芽及其下方的卵黄囊，其一侧可见一不规则的包块，似异常的胎盘

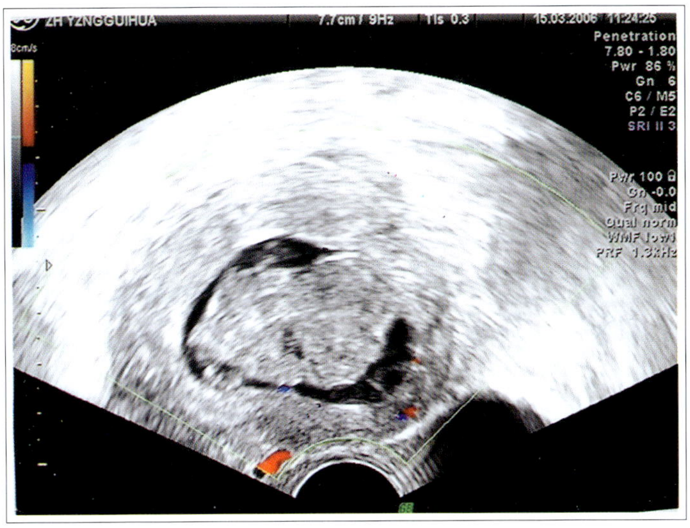

▶ **图 2-2-4　异常早孕**

25 岁，闭经 65 天，阴道少量出血；子宫增大，胎囊内见一较大异常包块，可见卵黄囊及胎块

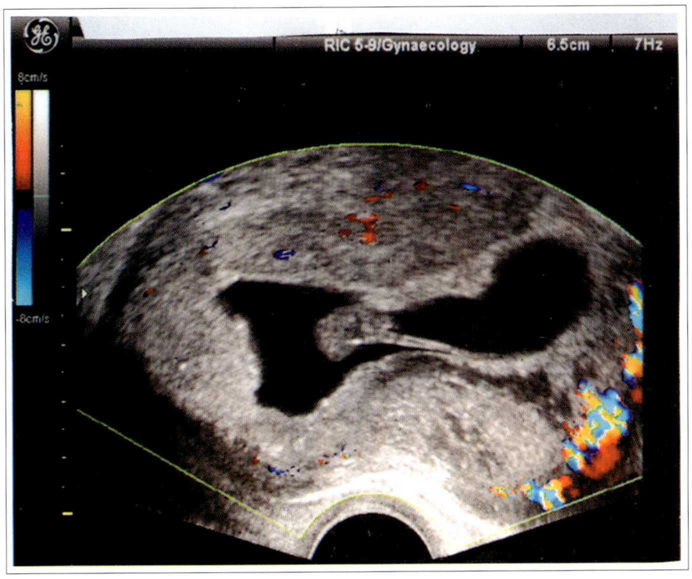

◀ **图 2-2-5　异常早孕**

24 岁；子宫增大，内可见变形的胎囊，可见胎块连一条索样结构，卵黄囊变实

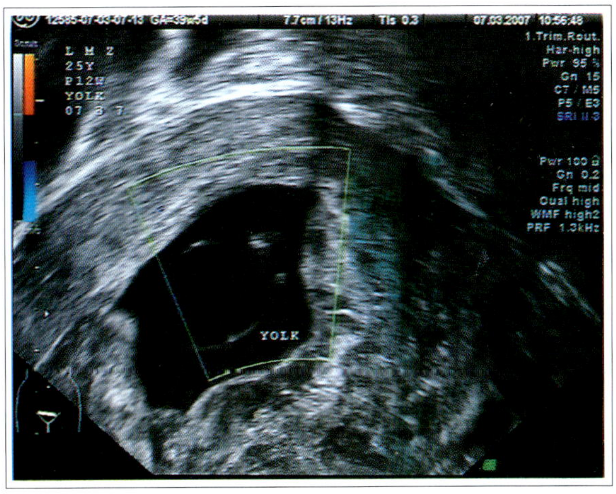

▶ **图 2-2-6　异常早孕(大卵黄囊)**

25 岁，闭经 12 周；子宫增大，宫腔内可见一不规则的胎囊，囊内可见一增大的卵黄囊，直径 20mm，未见胎芽，胎盘雏形不规则且变宽

YOLK–卵黄囊

（彭芳华）

第三节 早期流产的超声诊断

- 先兆流产
- 滞留流产
- 不完全流产
- 完全流产
- 难免流产

●**定义** 妊娠28周前,胚胎或胎儿从子宫排出,称为流产。

早期流产——妊娠12周以前的流产。

●**分类**

(1)先兆流产(threatened abortion)。

(2)滞留流产(retarded abortion)。

(3)不完全流产(incomplete abortion)。

(4)完全流产(complete abortion)。

(5)难免流产(inevitable abortion)。

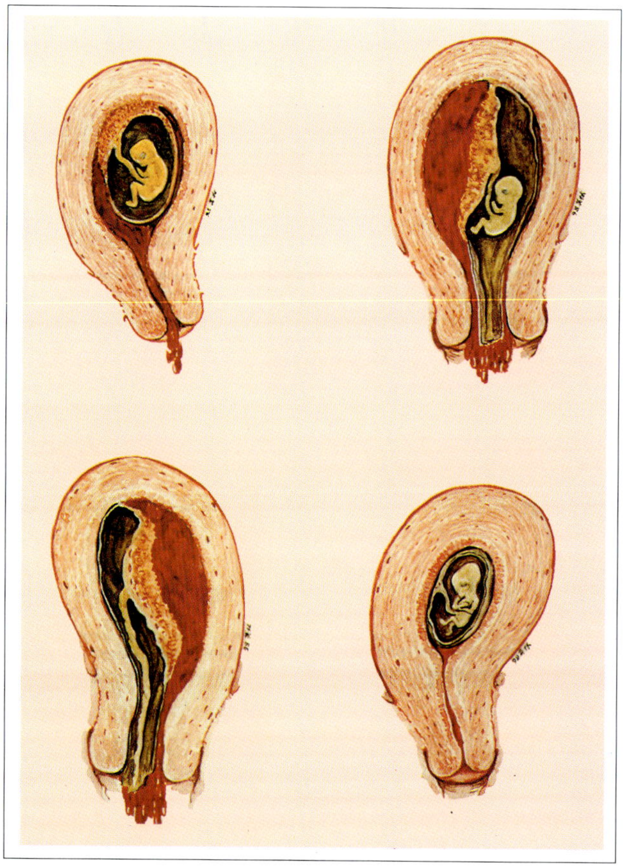

▲ 2-3-1 早期流产示意图

左上:先兆流产; 左下:不全流产;

右上:难免流产; 右下:停育

一、先兆流产

●**临床表现** 阴道少量出血或下腹坠痛不适，子宫口未开，妊娠产物尚未排出，子宫大小与孕周相符。

●**超声诊断** 胎膜后出血，宫腔积血。

(1)妊娠囊形态规则完整，子宫大小与孕周相符，妊娠囊周围可测出滋养层血流，内口未开。

(2)胎囊周边部分区域有积血。若出血较多，多积存在宫腔下截，未累及胎盘者预后较好。

(3)胎儿(芽)存活。

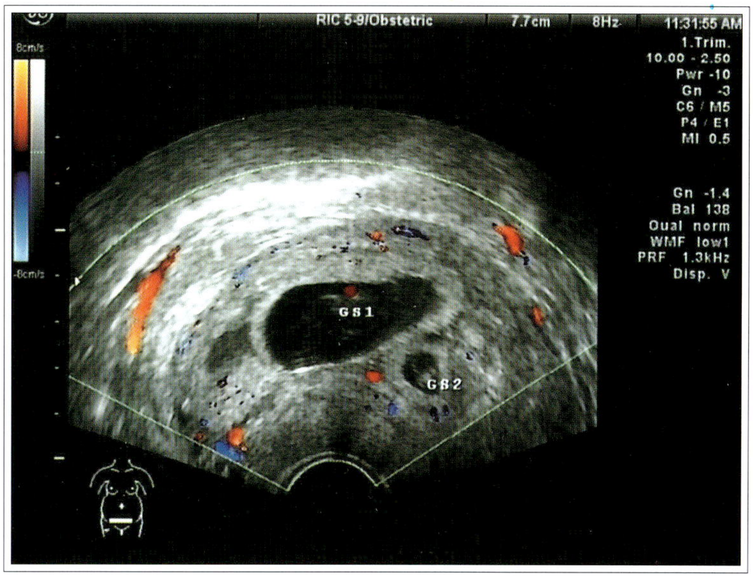

◀ 图 2-3-2 早孕双胎、先兆流产

25 岁，闭经 50 天。横切面：宫内见两个胎囊，一大一小，两胎囊内均有存活胎芽，右侧胎囊外侧见出血

GS1-胎囊 1;GS2-胎囊 2

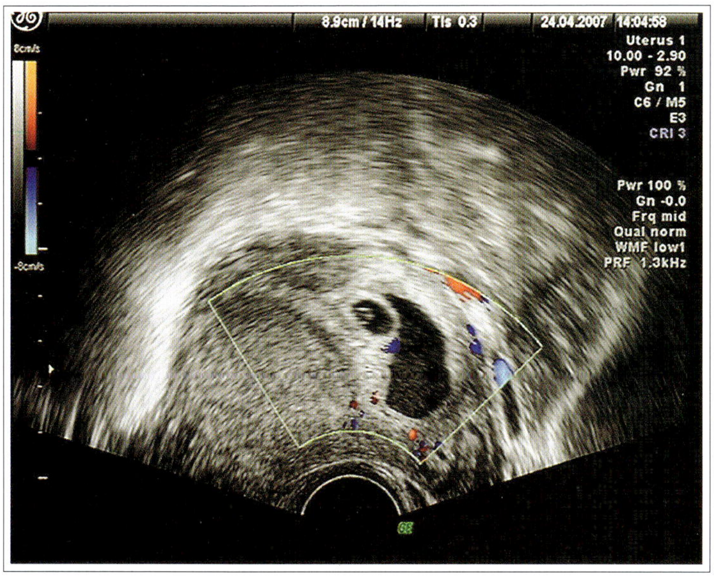

◀ 图 2-3-3 先兆流产

孕 40^{+}天，少量出血。纵切面：子宫内可见胎囊，内含卵黄囊，宫腔内有出血

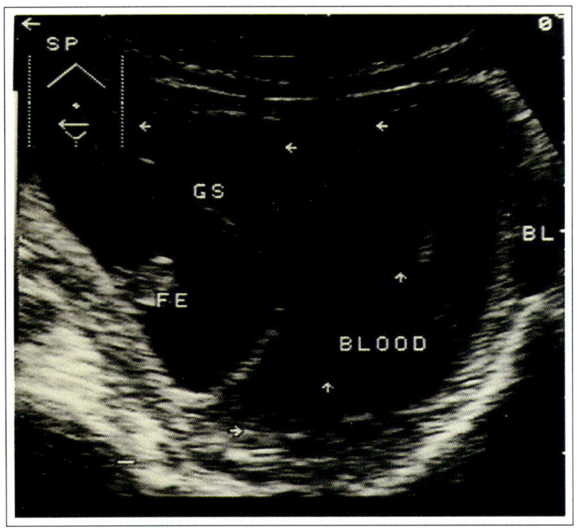

◀ 图 2-3-4 先兆流产、宫腔积血(TAS)

25 岁，闭经 70 天，下腹痛，有阴道出血。纵切面：子宫增大如孕 13 周大小，胎囊内见胎芽，有胎心搏动，子宫下截大量积血

GS–胎囊；FE–胎儿；BL–膀胱；箭头所指为积血

二、滞留流产

(1)停育：胎芽心跳停止不久。

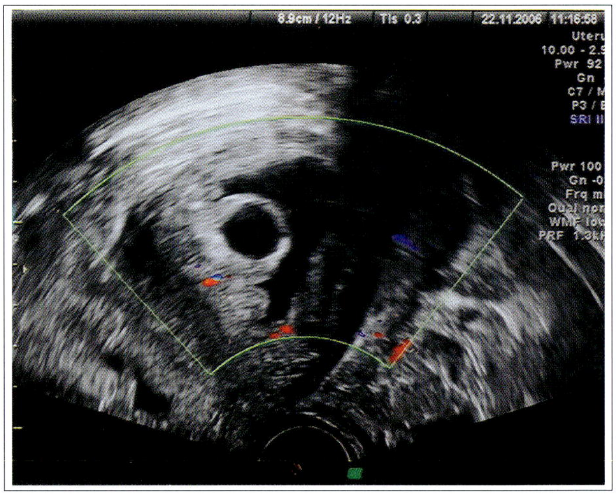

▶ 图 2-3-5 停育

30 岁，闭经 50 天，阴道出血。横切面：子宫饱满，胎囊内未见胎芽，后方见水肿的绒毛，宫腔内有积血

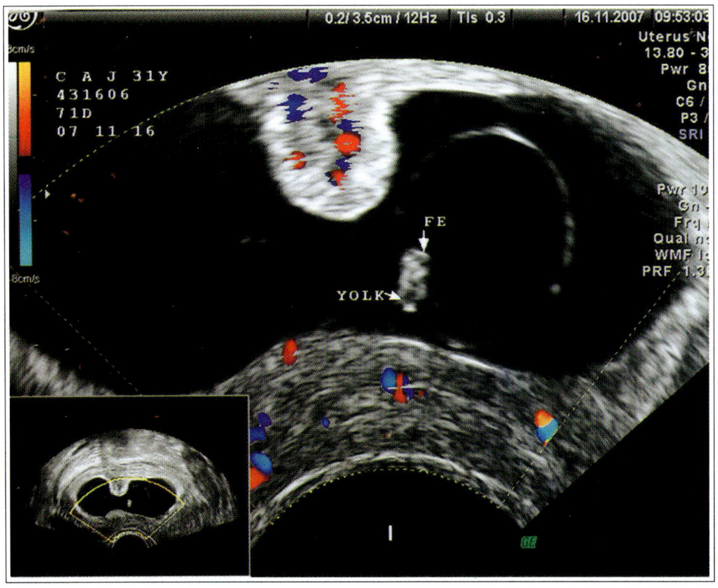

◀ 图 2-3-6 停育、不全纵隔子宫

闭经 71 天。横切面：子宫横径宽，胎囊亦较宽，宫腔偏左侧见一羊膜囊，内可见一胎芽，已无心搏，后方可见萎缩的卵黄囊

FE–胎芽；YOLK–卵黄囊

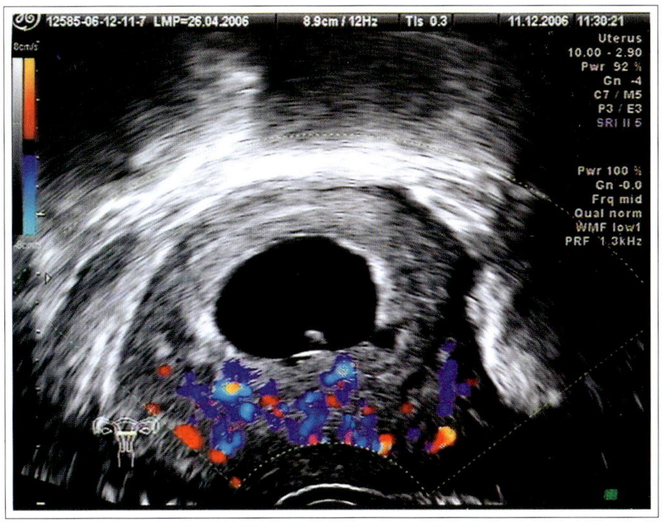

► **图 2-3-7　停育**

33 岁，闭经 50 天。横切面:子宫增大，宫腔内一空胎囊，内见小胎块直径 5mm

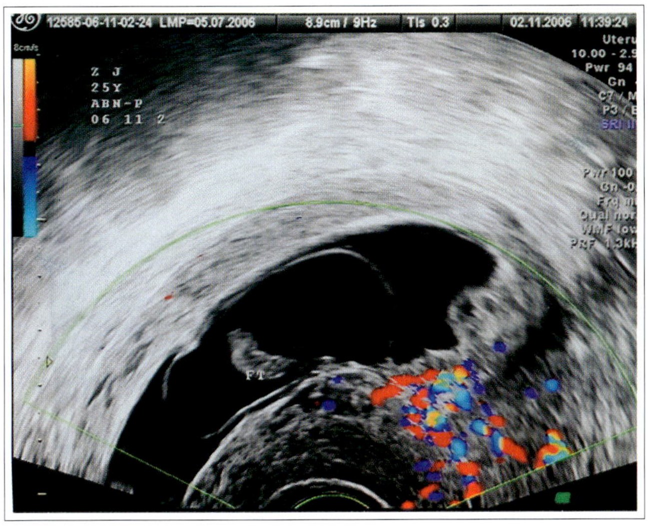

◄ **图 2-3-8　停育**

25 岁，闭经 43 天。纵切面:子宫略大，子宫内可见羊膜囊，囊内见胎芽，已无胎心搏动

FT-胎块

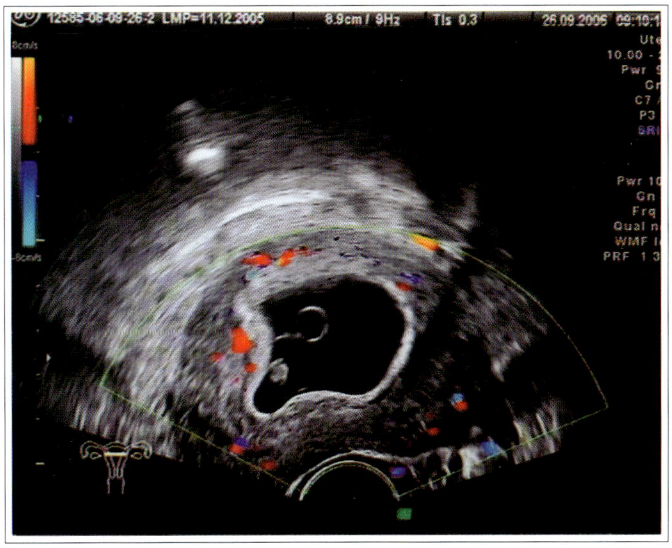

► **图 2-3-9　停育**

30 岁，闭经 65 天。横切面:胎囊变形，内可见卵黄囊及小胎块，胎心搏动不清

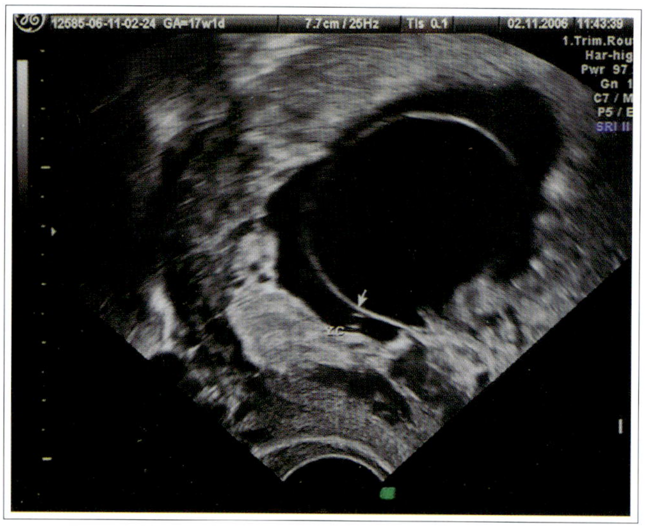

◀ 图 2-3-10 停育

闭经 12⁺周。横切面:子宫增大,内可见一胎囊,囊内一大羊膜囊,囊内有胎块,形态不清,已无胎心搏动,羊膜囊外可见卵黄囊

YO-卵黄囊

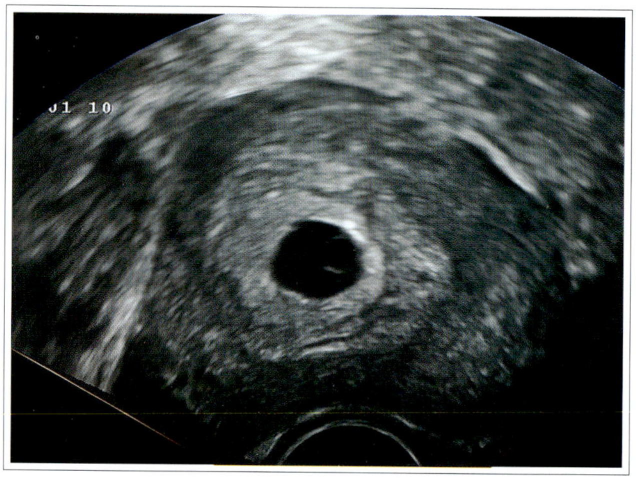

▶ 图 2-3-11 停育

孕 50 天。横切面：可见胎囊双环征,未见胎芽,见增大的卵黄囊(直径 5.7mm)

(2)枯萎孕卵:胎囊>20mm,囊内无胎芽,为空胎囊。

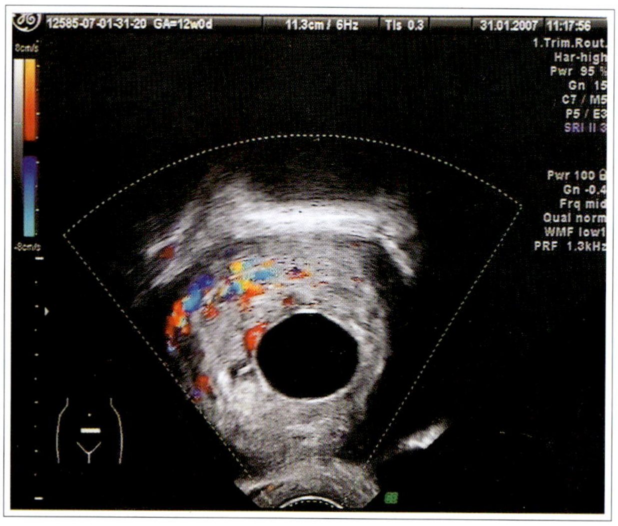

◀ 图 2-3-12 空胎囊

25 岁,闭经 12 周。横切面:子宫增大,宫腔内见一圆形空胎囊,直径 25mm,内未见胎芽

(3)早期妊娠胚胎或胎儿已死，胎物滞留宫内，可呈结构紊乱状。

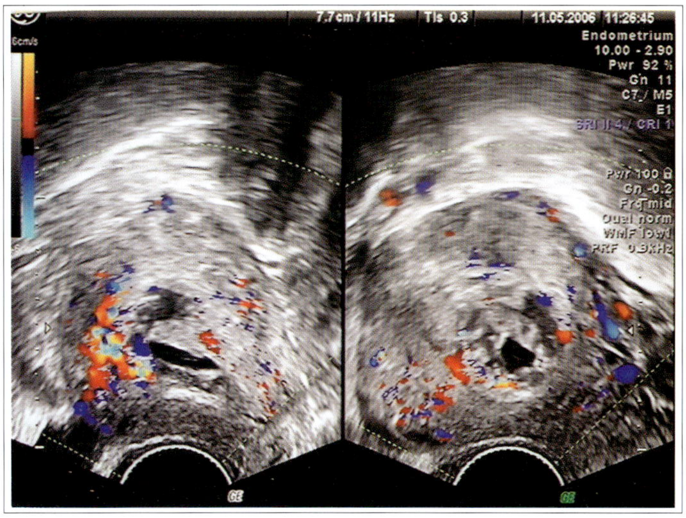

► 图 2-3-13 滞留流产

闭经 60 天，阴道出血；子宫增大，宫腔内见不规则胎囊及紊乱的胎物

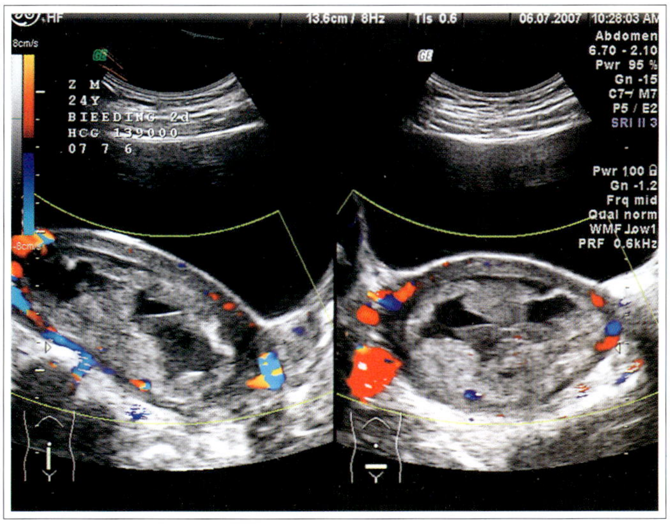

◄ 图 2-3-14 滞留流产(TAS)

闭经 70 天，出血 2 天；子宫增大，胎物占据整个宫腔，有液性区，子宫后壁较薄

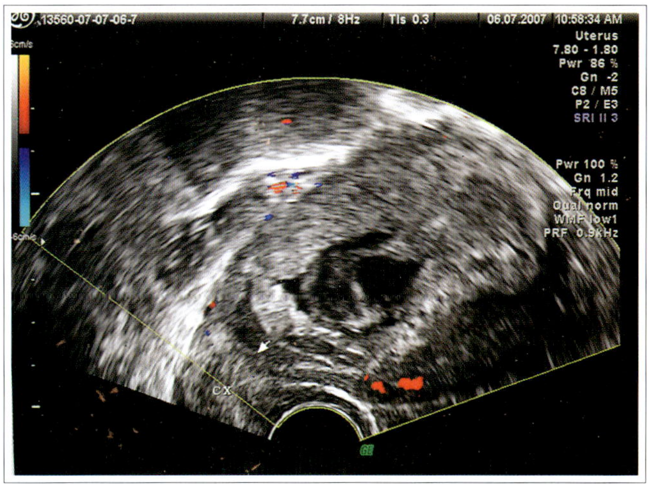

► 图 2-3-15 滞留流产

上同一病人，纵切面：子宫增大，零乱胎物占据整个宫腔，后肌壁很薄

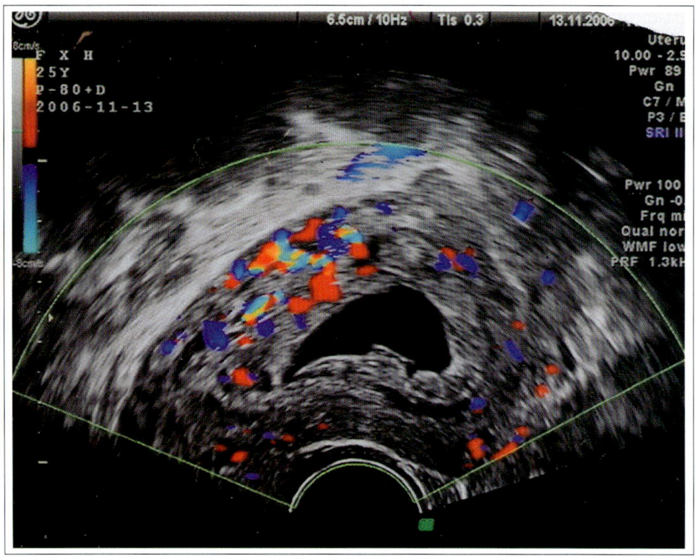

◀ 图 2-3-16　滞留流产

25 岁，闭经 80 天，阴道出血 7 天。纵切面：子宫增大，内可见蜕膜，回声较强，内见空胎囊，周边星点状血流

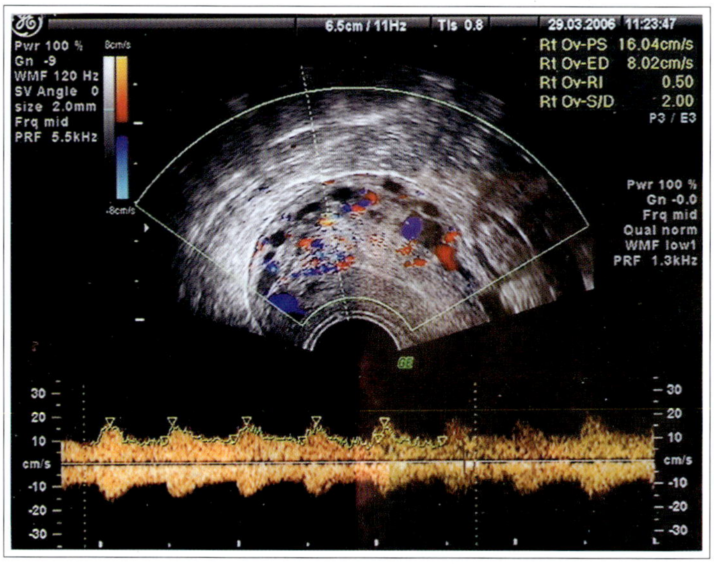

▶ 图 2-3-17　滞留流产

31 岁，闭经 41 天，阴道出血 3 天。纵切面：子宫增大，宫肌疏松，宫内可见较宽蜕膜，血流星点状，为滋养层血流，RI=0.5

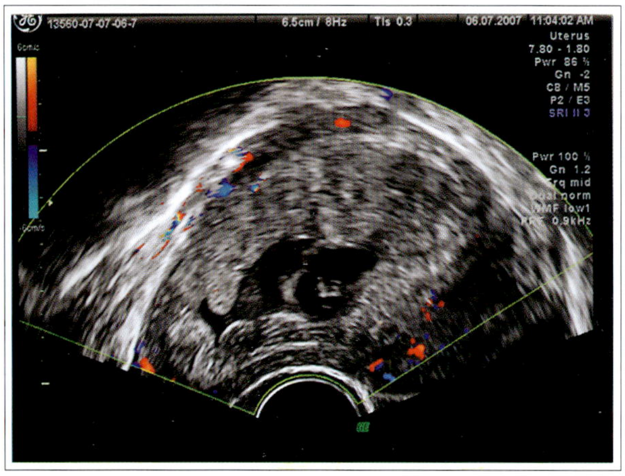

◀ 图 2-3-18　滞留流产

28 岁，闭经 52 天，阴道出血。纵切面：子宫增大，宫腔内见不规则的胎囊，内含胎物，无血流信号

三、不完全流产

自然流产、手术流产、药物流产均可能出现宫腔内胎物残留导致不全流产。临床出现阴道淋漓出血，甚至大量出血。

●**超声诊断**

(1)子宫饱满，略大。

(2)子宫内可见不规则回声较强团块，多数为蜕膜或绒毛。

(3)如有绒毛存活，则可见较丰富的血流，为滋养层血流，如仅有蜕膜滞留，则无明显血流信号。

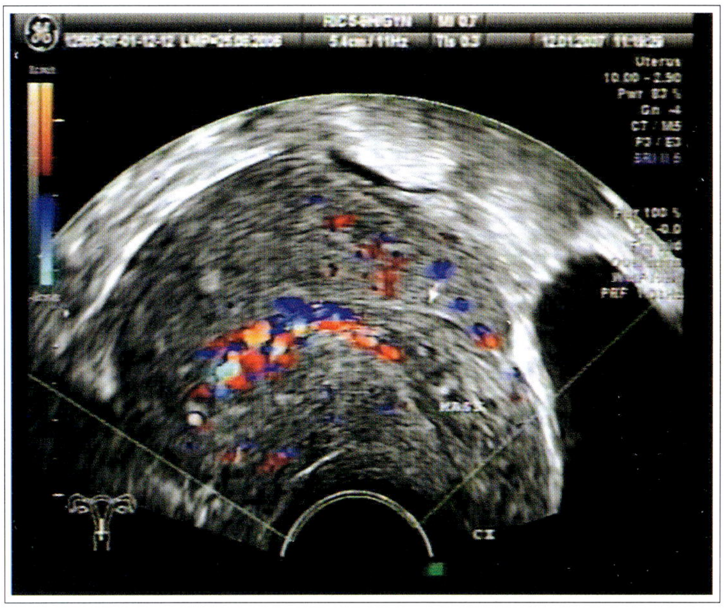

► 图 2-3-19 不全流产

闭经 50 天，出血。纵切面：子宫内仍有绒毛组织及胎物，血流仍丰富

MASS-胎物；CX-宫颈

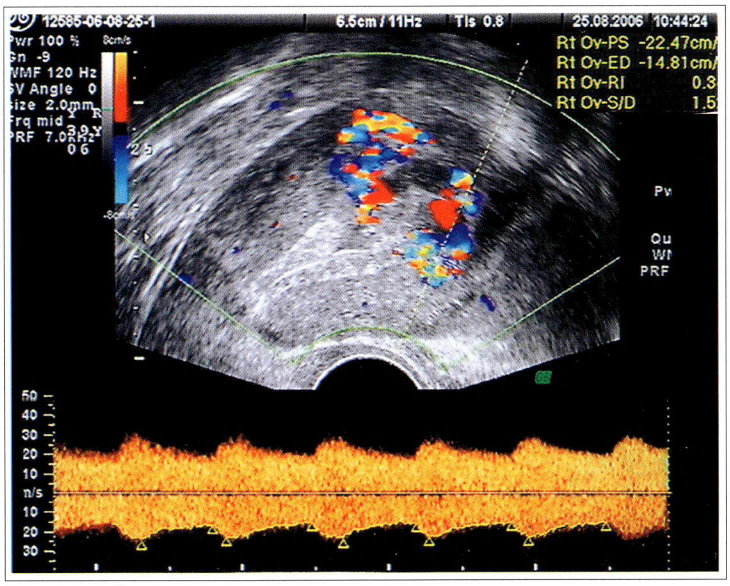

◄ 图 2-3-20 不全流产

39 岁，流产后阴道出血。纵切面：子宫饱满，宫内见蜕膜，宫底部可见两团血流，频谱为滋养层血流

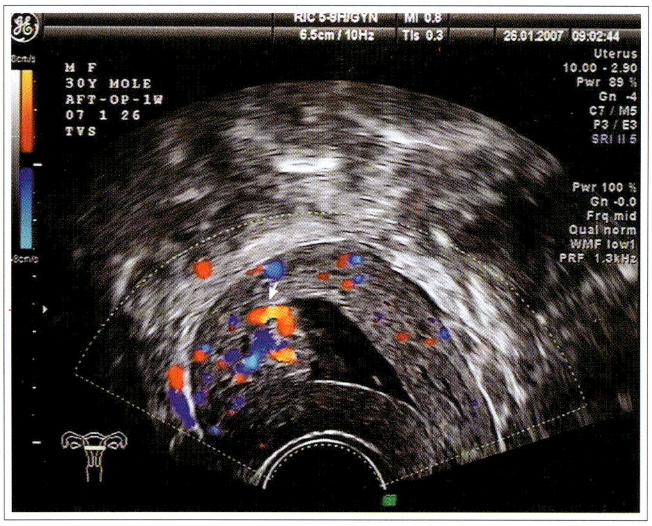

◀ 图 2-3-21　不全流产

30 岁，葡萄胎流产后 1 周。纵切面：子宫底可见滋养胎物残留，血流丰富（箭头所指），宫腔内残留血液

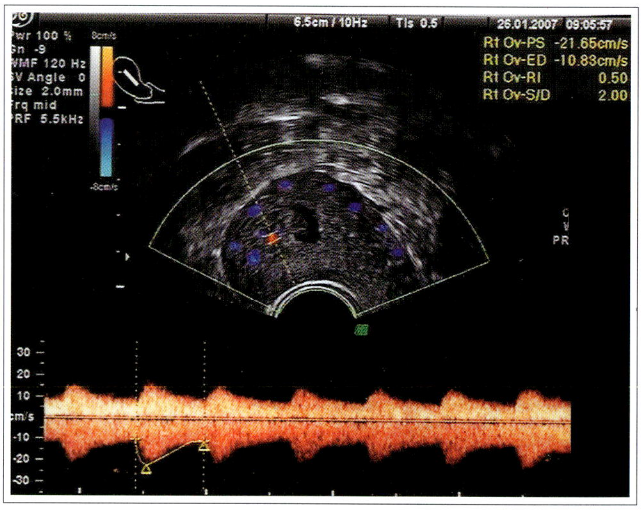

► 图 2-3-22　不全流产

上同一病人；残留胎物血流为滋养层频谱，RI=0.5

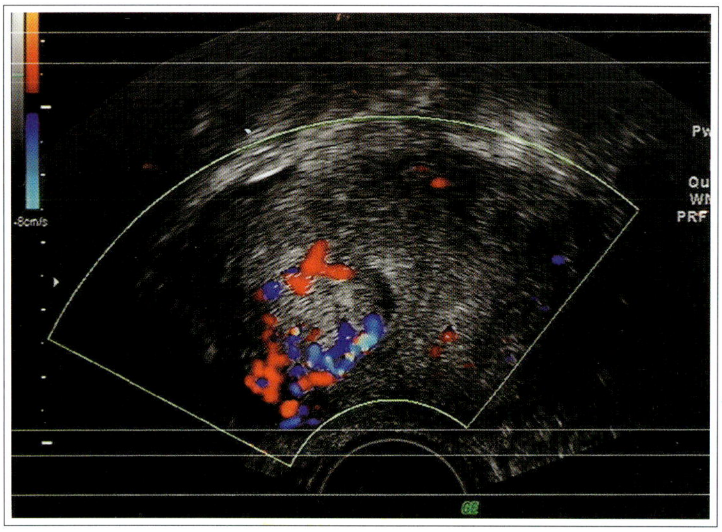

◀ 图 2-3-23　不全流产

35 岁，无痛人流后，阴道出血。纵切面：子宫饱满，宫内可见胎物滞留，血流较丰富，为滋养层血流

四、完全流产

超声诊断 子宫多正常大小，宫波呈线条形，子宫无异常血流信号。

五、难免流产

临床表现 闭经、下腹坠痛、阴道出血等。

超声诊断

(1)宫内口开大，宫颈管扩张，胎囊可突入宫颈管内或阴道内。

(2)羊膜已破，胎囊塌陷下移。

(3)胎儿较大时可见变形，胎头嵌顿于开大的内口处。

(4)胎儿多已死亡，无胎心跳，胎儿变形。

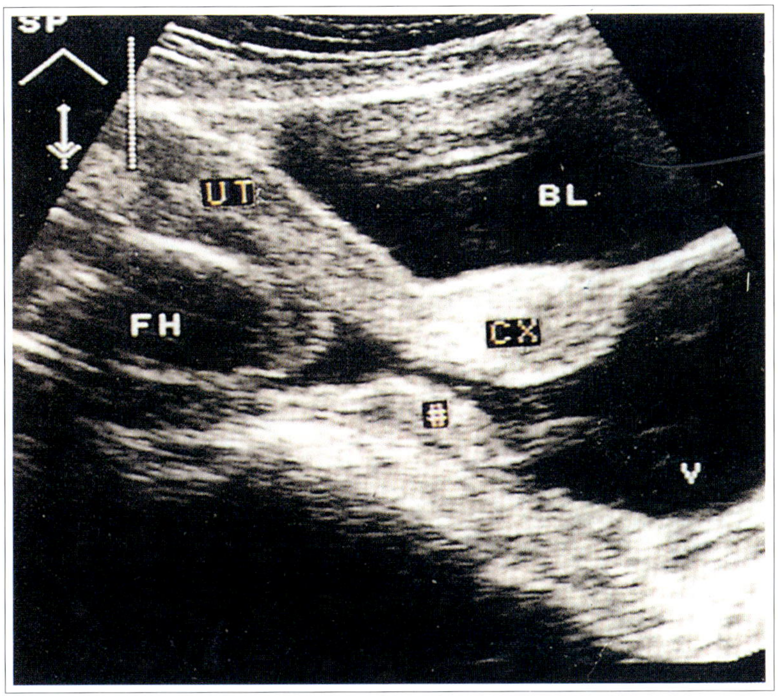

◀ 图 2-3-24 难免流产(TAS)

闭经 13 周，下腹痛、阴道出血。纵切面：子宫内口已开，胎囊进入阴道，胎儿心搏消失，胎头变形，嵌在内口处

UT–子宫；FH–胎头；CX–宫颈；V–阴道；BL–膀胱；#–宫颈后唇

（焦　彤）

第四节 异位妊娠的超声诊断

- 子宫外异位妊娠(宫外孕)
  - 输卵管妊娠
  - 间质部妊娠
  - 残角子宫妊娠
  - 卵巢妊娠
  - 腹腔妊娠
  - 复合妊娠
- 子宫内异位妊娠
  - 子宫颈妊娠
  - 子宫峡部妊娠
  - 子宫下段或瘢痕处妊娠
  - 子宫角妊娠

异位妊娠(Ectopic pregnancy)是常见的急腹症,正确诊断、及时处理尤为重要,以免危及病人生命。

异位妊娠的发病率:据国内统计各家差异很大,异位妊娠占妊娠总数的4.5%~20%。近年来国内报道其发病率均呈上升趋势,但由于诊断技术与急救水平的提高,以及人们保健意识的增强,死亡率已明显降低。尤其近代超声诊断及血β-hCG测定应用于临床,可以早期做出诊断与及时治疗,死亡已少见。

异位妊娠发生年龄:一般多发生在生育年龄,20~40岁间。

异位妊娠的分类:孕卵在游走过程中,正常3~4天到达宫腔内种植。但可因种种因素使孕卵的正常游走规律受到干扰,可在许多不正常部位着床种植,由此出现异位妊娠。因孕卵着床部位不同,在声像图上出现多种不同图像,此为“一病多图”现象,为便于识别各种不同部位异位妊娠,作者将其分为以下两种类型:

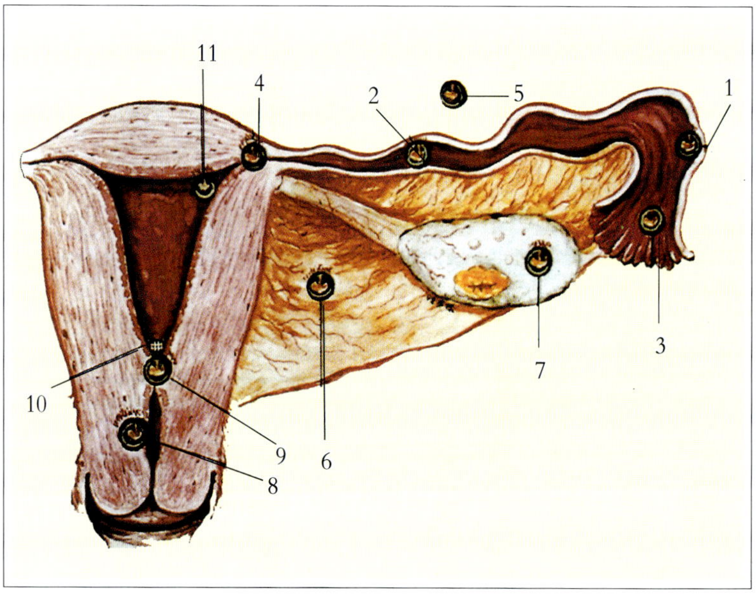

▶ 图 2-4-1 各部位异位妊娠示意图

子宫外异位妊娠(宫外孕)
1.壶腹部
2.输卵管峡部
3.伞部
4.间质部
5.腹腔妊娠
6.残角妊娠
7.卵巢妊娠
子宫内异位妊娠
8.子宫颈妊娠
9.子宫峡部妊娠
10.子宫下段妊娠
11.子宫角妊娠

●**子宫外异位妊娠**(孕卵种植在子宫以外部位又称宫外孕)

(1)输卵管妊娠。

(2)间质部妊娠(输卵管妊娠的一部分)。

(3)残角子宫妊娠。

(4)卵巢妊娠。

(5)腹腔妊娠。

(6)复合妊娠。

●**子宫内异位妊娠** (孕卵种植在子宫内异常部位)

(1)子宫颈妊娠。

(2)子宫峡部妊娠。

(3)子宫下段(或瘢痕处)妊娠。

(4)子宫角妊娠。

一、子宫外异位妊娠(宫外孕)

(一)输卵管妊娠(tubal pregnancy)

输卵管妊娠为最多见的异位妊娠,占90%以上。输卵管妊娠按多发部位分壶腹部、峡部、伞部及间质部。在声像图上前三部位妊娠多有相似,不易区分,故一并叙述。而间质部妊娠有其特殊图像,另加描述。

●**临床表现**

(1)症状:停经、腹痛、阴道出血,重者晕厥休克。

(2)妇科检查:子宫饱满、软,宫颈着色举触痛,后穹窿饱满,附件一侧包块触痛明显。

(3)后穹窿穿刺:后穹窿穿出不凝血说明有内出血。如未抽出血液也不能排除异位妊娠。

(4)血 β-hCG 测定:可早期测出滋养细胞活动,异位妊娠绝对值低于正常宫内妊娠,其增长速度亦较慢。

●**超声诊断**

输卵管妊娠随着病情发展过程,从小到大,从胎囊型→破裂血肿型→破裂后复杂包块→陈旧型,图像变化多种多样。此为"一病多图"的特点。随病程各阶段,声像图不同,分为以下类型:

(1)胎囊型:早期孕卵在输卵管内生长尚未破裂,症状不明显,附件区可找到胎囊样结构,其周围可见到回声较强的蜕膜及滋养层血流,如胎囊内发现胎芽及胎心搏动或卵黄囊,则诊断可以成立。

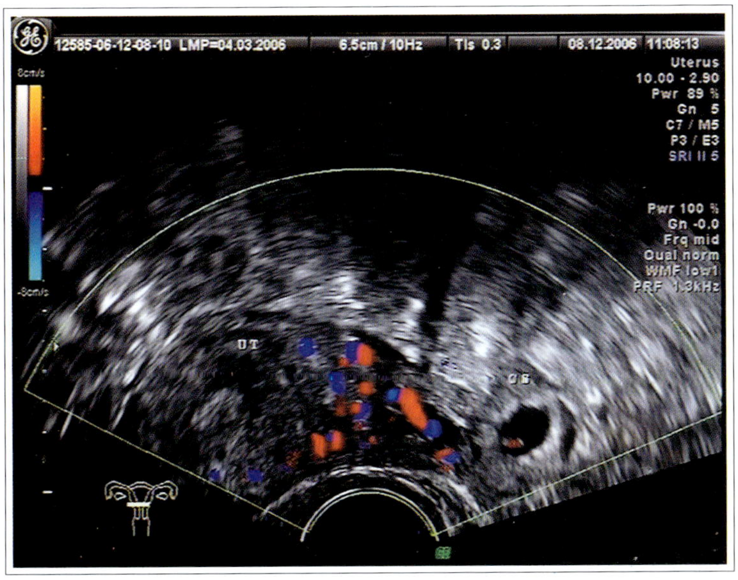

◀ 图 2-4-2 胎囊型输卵管妊娠

27 岁,闭经 49 天,阴道出血。横切面:子宫略大,宫角血流丰富,左侧可见一胎囊样结构,内见胎芽及胎心搏动信号

UT-子宫;GS-胎囊

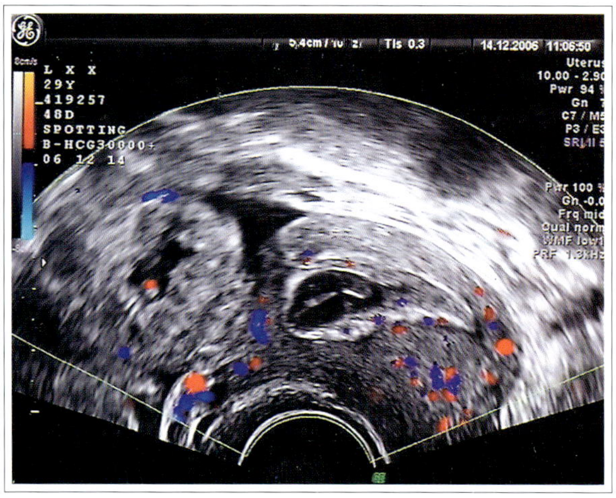

◀ 图 2-4-3　胎囊型输卵管妊娠及假胎囊

29 岁，闭经 48 天，阴道出血，血 β-hCG30 000mIU/ml；子宫增大，宫腔内可见假胎囊，右侧见一胎囊样结构，内含活胎芽，盆腔积血

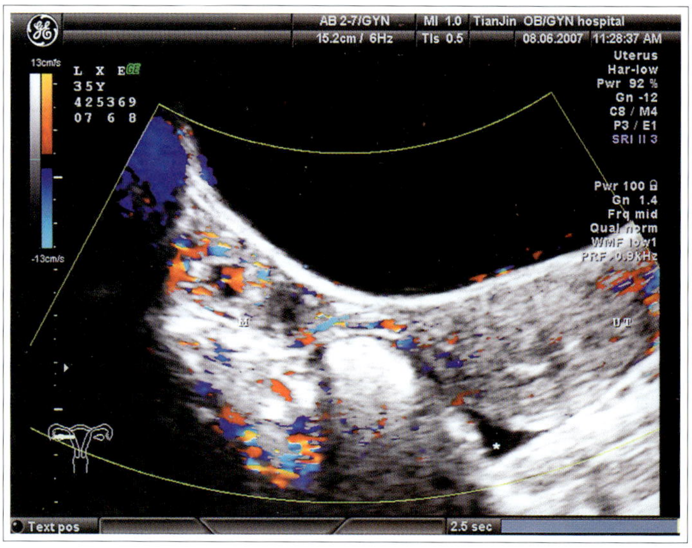

► 图 2-4-4　右侧输卵管妊娠（TAS）（胎囊型）

35 岁，闭经 52 天，血 β-hCG 18 000 mIU/ml；右侧输卵管增粗，内含胎囊样结构，其周边血流丰富，盆腔内有积血

UT-子宫；M-胎囊；*-盆腔积血

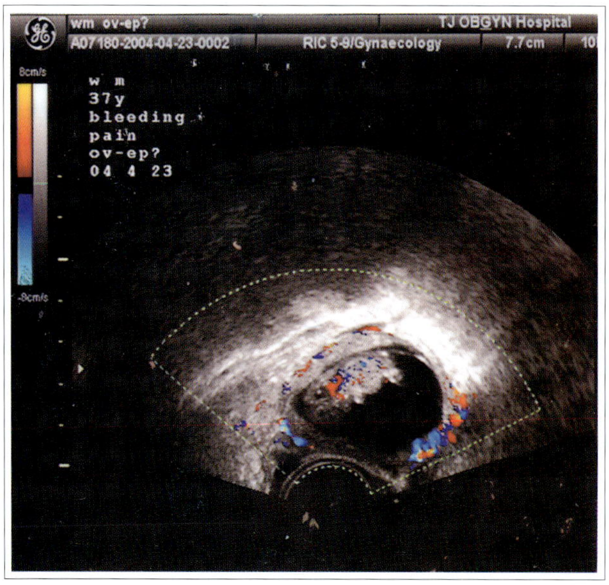

◀ 图 2-4-5　输卵管壶腹部妊娠（胎囊型）

37 岁，闭经 40 余天，腹痛阴道出血；输卵管内胎囊清晰，内含胎芽坐高 25mm，可见胎心搏动

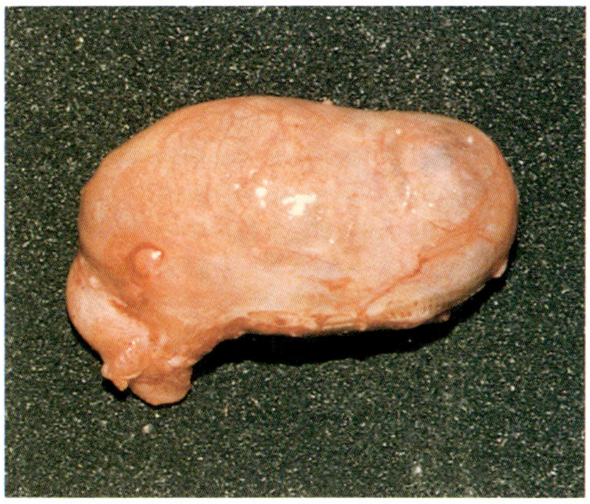

► 图 2-4-6 输卵管壶腹部妊娠尚未破裂标本

术中取下标本，伞端闭锁，壶腹部扩张膨大，胎芽在其中

(2)包块型：输卵管妊娠破裂后形成血腹或血肿，如果内出血很多或血肿很大时，需经阴道超声及腹部超声联合检查。破裂时间较长形成血块显示为复杂血肿。

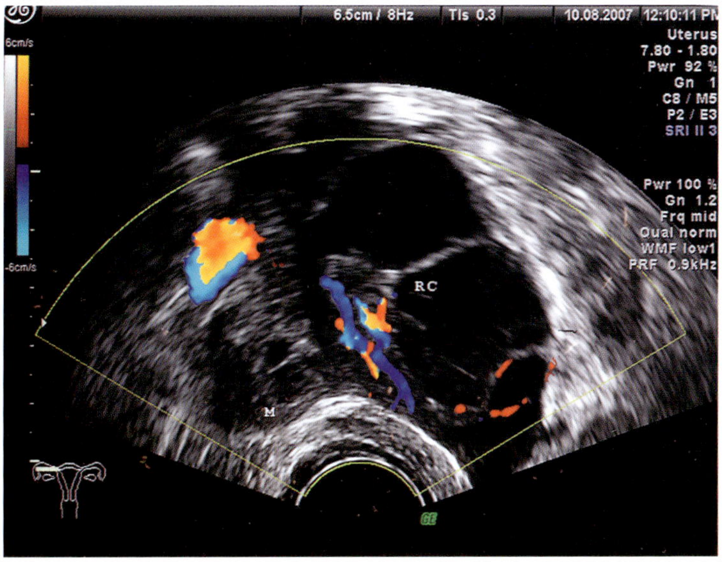

◄ 图 2-4-7A 输卵管妊娠破裂血肿

闭经 50^+天，腹痛，β-hCG1187mIU/ml；子宫右侧见一包块似胎囊样结构，其左侧见一较大血肿

M-胎囊；RC-血肿

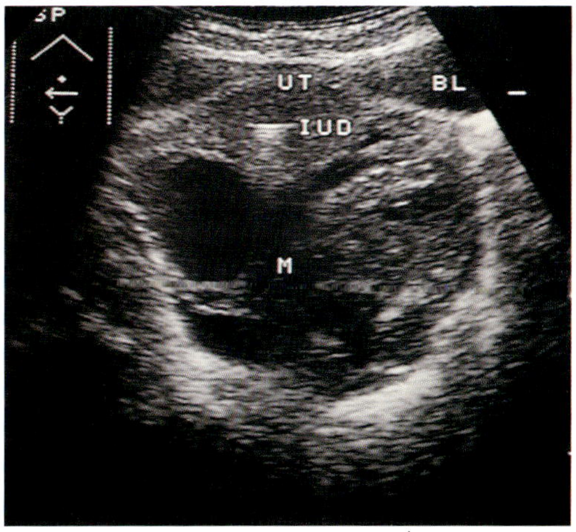

► 图 2-4-7B 输卵管妊娠破裂后形成复杂血肿(TAS)

31 岁，闭经 66 天，下腹痛 10 天，阴道出血。横切面：上方为子宫含IUD，子宫后方为一复杂血肿，内有凝血块及血液

UT-子宫；IUD-避孕器；M-复杂血块

输卵管妊娠破裂须与黄体囊肿破裂做鉴别，黄体破裂，无闭经史，在月经后半期发生。血 β-hCG(-)，常急症入院，下腹剧痛。

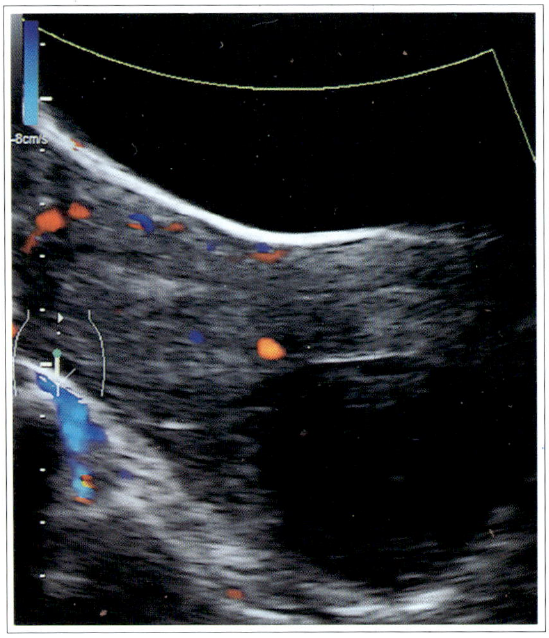

◀ 图 2-4-8 黄体囊肿破裂盆腔内血肿（TAS）

31 岁，月经后半期，性交后下腹剧痛，后穹隆穿刺穿出陈旧血液，血 β-hCG(-)。纵切面：宫内为子宫内膜梭状，子宫后侧可见血肿，触之活动

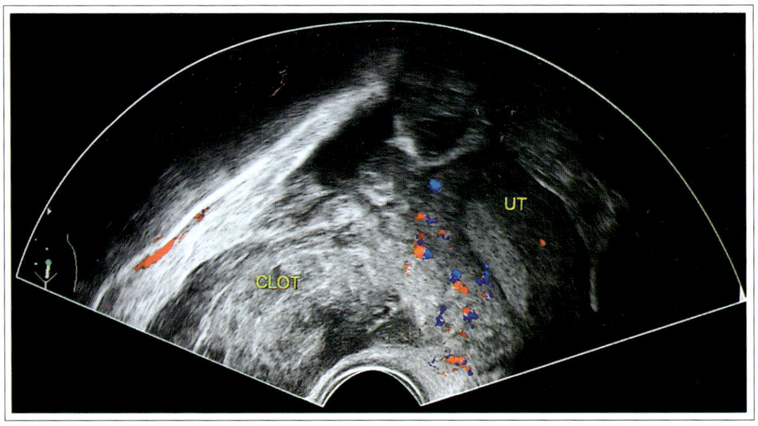

▶ 图 2-4-9 黄体囊肿破裂盆腔内血肿

上同一病人；左侧为子宫，右侧为血肿

UT-子宫；CLOT-血肿

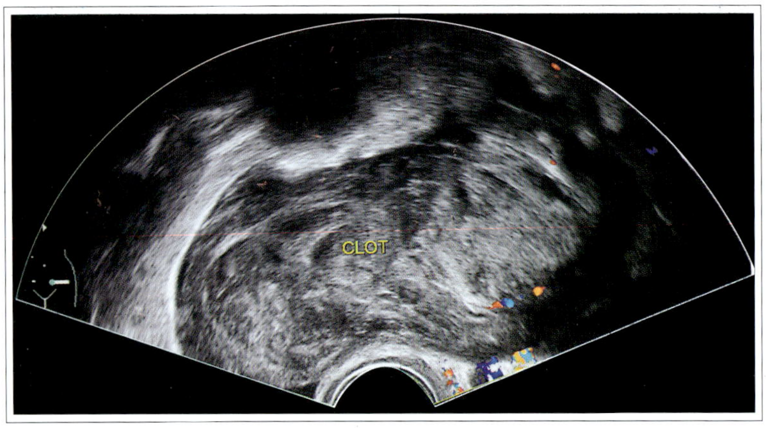

◀ 图 2-4-10 黄体囊肿破裂盆腔内血肿

上同一病人；子宫右侧血肿（需与宫外孕鉴别）

CLOT-血肿

(3)陈旧型：无明确的定义，是指输卵管妊娠破裂后形成血肿，胚胎死亡，内出血停止，胎物与凝血块积存在盆腔内，随时间延长血块机化，其外围形成一假包膜与周围组织粘连。

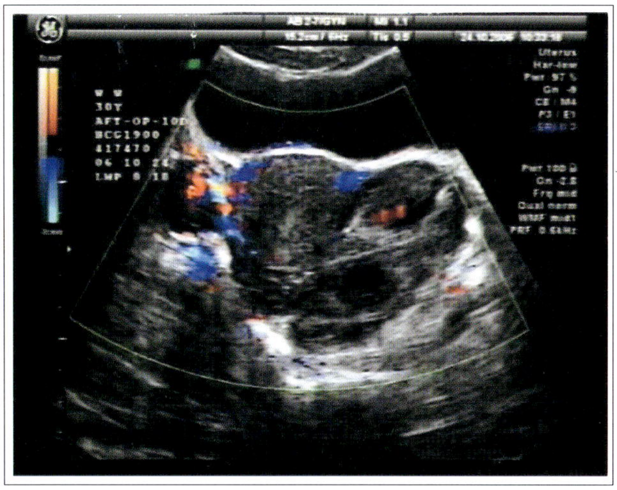

► 图 2-4-11 陈旧性宫外孕(TAS)
30 岁，刮宫后 10 天，β-hCG1 900 mIU/ml，腹痛出血。横切面：子宫偏右侧，左侧见一偏实性包块，内含暗区，可见血流，包块周边有包膜围绕

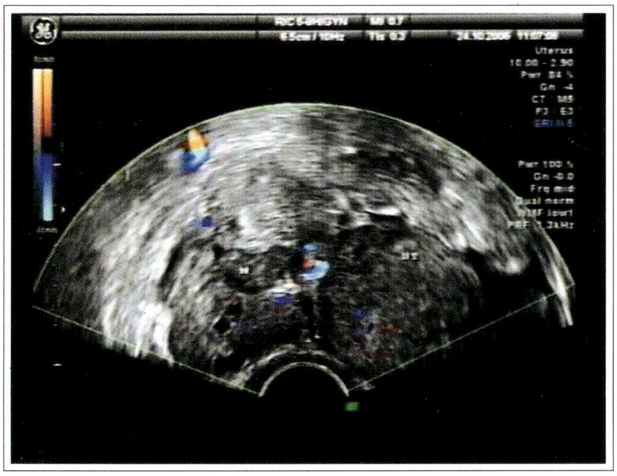

◄ 图 2-4-12 陈旧性宫外孕
上同一病人；纵切面：子宫饱满，左上方可见一实性包块，回声不均，外有包膜
UT-子宫；M-陈旧包块

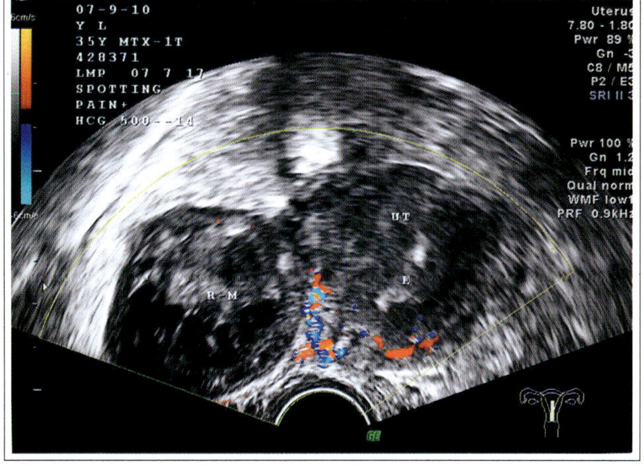

► 图 2-4-13 陈旧性宫外孕
35 岁，闭经 2⁺个月，阴道淋漓出血，轻微腹痛，MTX 一疗程后，血 β-hCG 由 500mIU/ml 降低至 14mIU/ml；子宫增大饱满，子宫右侧见一圆形包块，内为实囊混合回声，其周边有假包膜形成
UT-子宫；E-内膜；R-M-右侧陈旧性宫外孕

(4)假胎囊:据报道输卵管妊娠中出现假胎囊的概率为13%~48%。

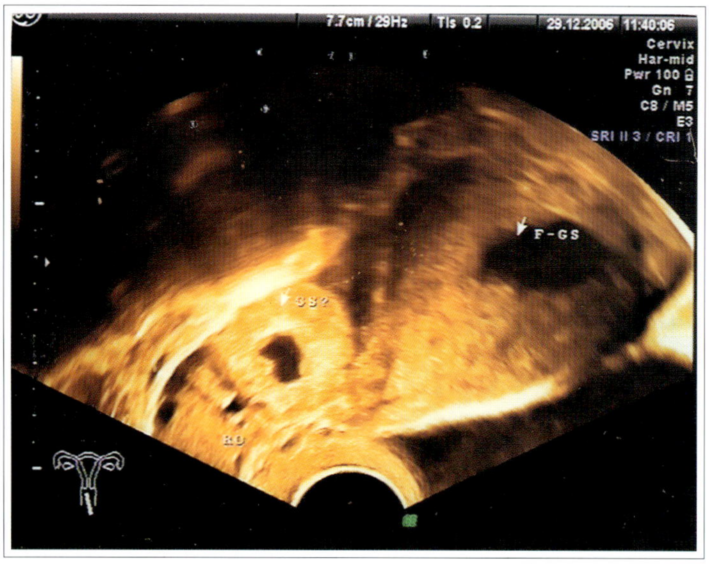

◀ 图 2-4-14 输卵管妊娠及假胎囊
29岁,闭经50天;子宫增大,宫腔内含假胎囊,右卵巢上方可见胎囊光环
F-GS-假胎囊;GS-胎囊;RO-卵巢

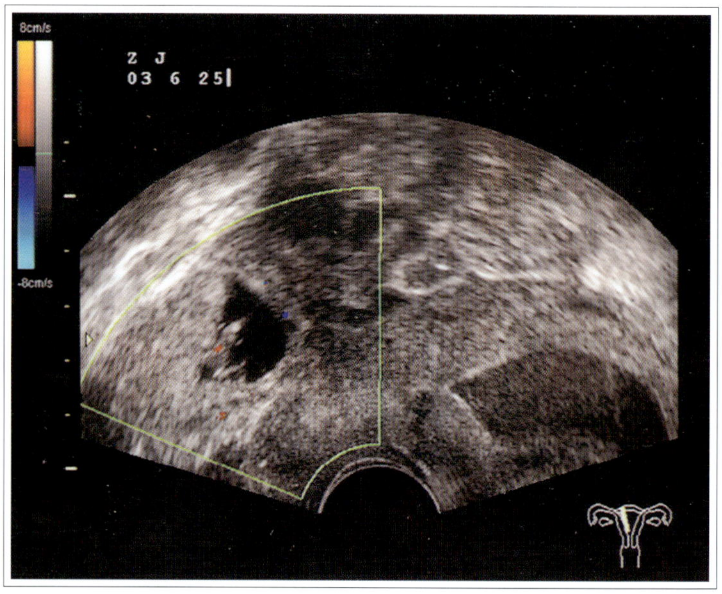

► 图 2-4-15 宫内假胎囊
31岁,闭经51天;右侧可见胎囊样结构,内可见胎芽及胎心搏动。宫腔有假胎囊

(二)输卵管间质部妊娠(interstitial pregnancy)

间质部是输卵管进入子宫壁部分,其全长为20mm。此处为子宫上行动脉与卵巢动脉相遇处,血管丰富。间质部妊娠一般在孕3个月左右破裂,出血凶猛,可危及生命(参见间质部妊娠示意图)。

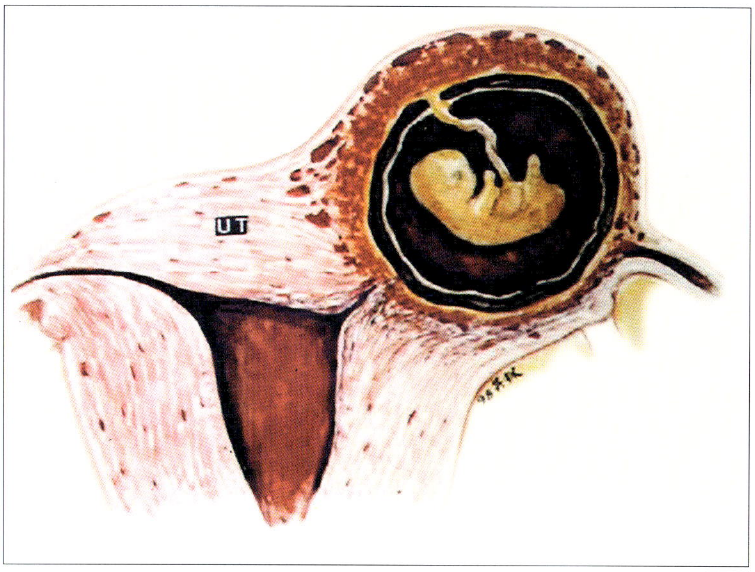

▶ 图 2-4-16 输卵管间质部妊娠示意图

●**超声诊断**

(1)子宫增大;纵切面:胎囊光环极度靠近宫底,一侧远离子宫内口,胎囊上方肌层围绕不全或消失,胎囊向外突出。横切面:一角突出,内含胎囊,边缘与宫角肌层相连。三维图像可见内膜与胎囊不相连。

(2)胎囊周边血流丰富,为滋养层血流,RI 低。

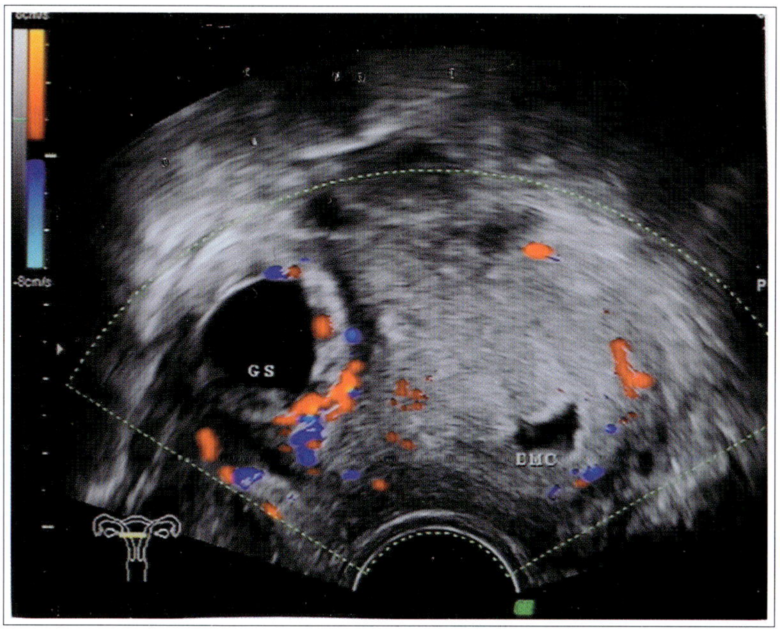

◀ 图 2-4-17 输卵管间质部妊娠

28 岁,闭经 45 天,血 β-hCG19 000 mIU/ml; 子宫右侧可见胎囊光环,有部分肌壁相连,但不在宫腔内

GS-胎囊;EMC-内膜

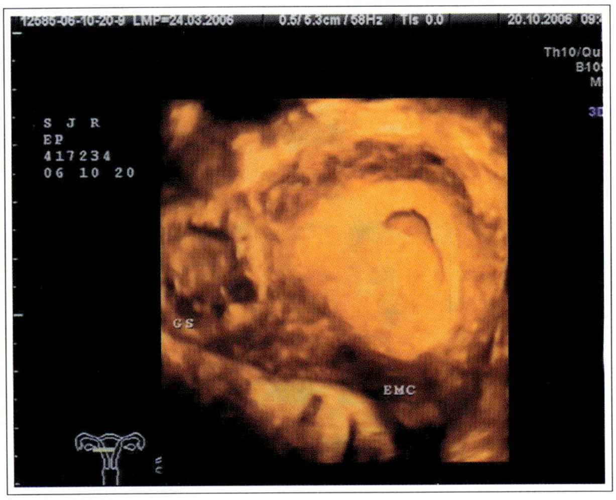

◀ **图 2-4-18　间质部妊娠三维图像**

上同一病人；子宫内膜完整，右侧胎囊不占宫腔位置，肌壁与胎囊相连

GS-胎囊；EMC-内膜

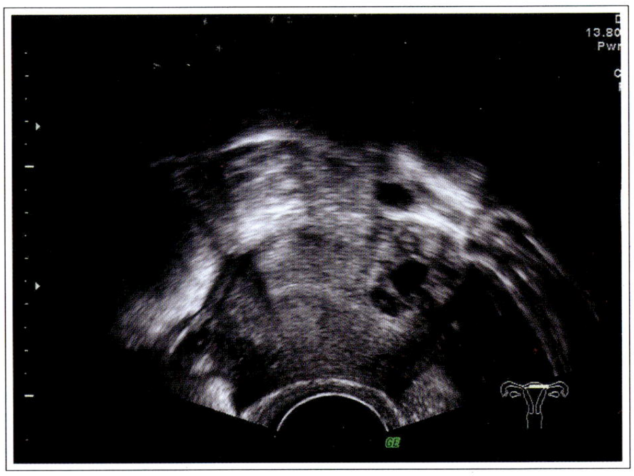

▶ **图 2-4-19　输卵管间质部妊娠**

24 岁，闭经 58 天；子宫前位，略饱满，可见宫波，左角突出，可见一圆形包块，向外突出，需与子宫角妊娠相鉴别

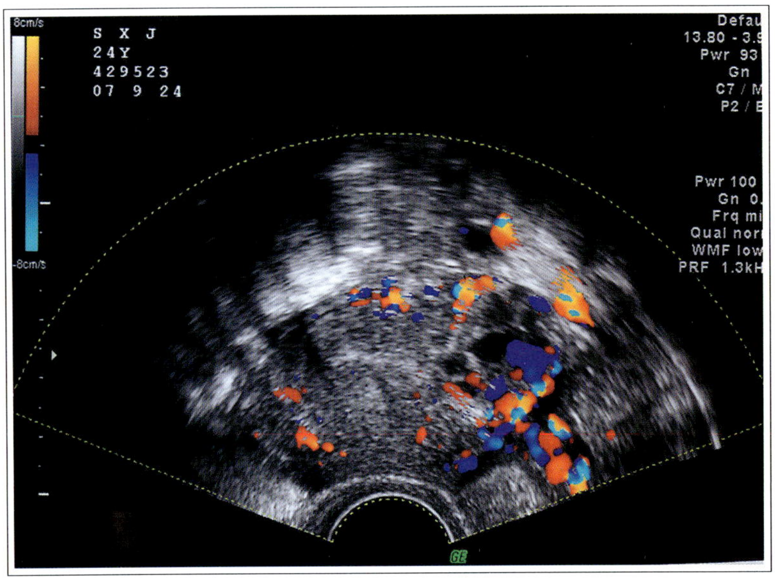

◀ **图 2-4-20　输卵管间质部妊娠**

上同一病人；彩色多普勒显示包块处血流丰富

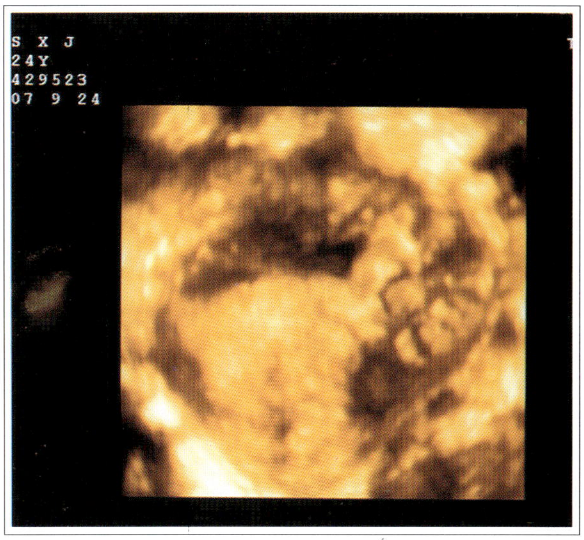

▶ 图 2-4-21 输卵管间质部妊娠

上同一病人；三维冠状切面：可见完整宫腔波，左角突出一圆形包块为间质部妊娠

（三）残角子宫妊娠（rudimentary horn pregnancy）

此为先天发育畸形，一侧副中肾管发育不全所致。其发病率为1:100 000。自从超声应用于临床后，其检出率提高。残角子宫分为三型：Ⅰ型残角子宫宫腔与正常子宫腔相通。Ⅱ型两宫腔不相通。Ⅲ型残角子宫无宫腔。其中以Ⅱ型常见。

● **超声诊断**

(1)子宫略增大，宫内含较厚内膜。

(2)妊娠的残角子宫在子宫一侧上方，张力较大，常呈正圆形，内可见完整胎囊及活胎儿，胎儿很活跃。

(3)残角子宫与主子宫相邻可很近或很远，并以一蒂相连。

(4)胎囊外包绕一层薄而完整的肌壁。多在孕4个月破裂。

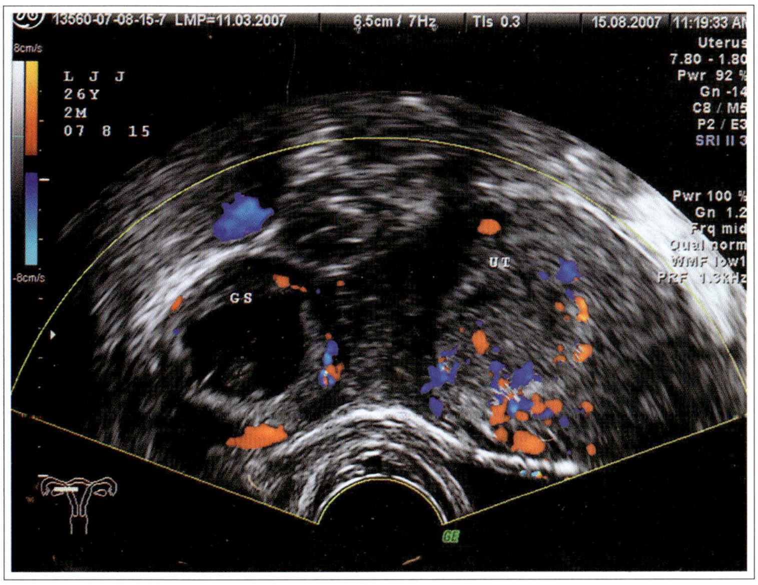

◀ 图 2-4-22 残角子宫妊娠

26岁，闭经60天，无症状；子宫增大，宫内见一大蜕膜团，右侧见一小子宫，内含胎囊，囊内有胎块，无胎心跳，胎囊周边围绕一圈宫壁，两子宫以一蒂相连

UT-主子宫；GS-残角子宫内胎囊

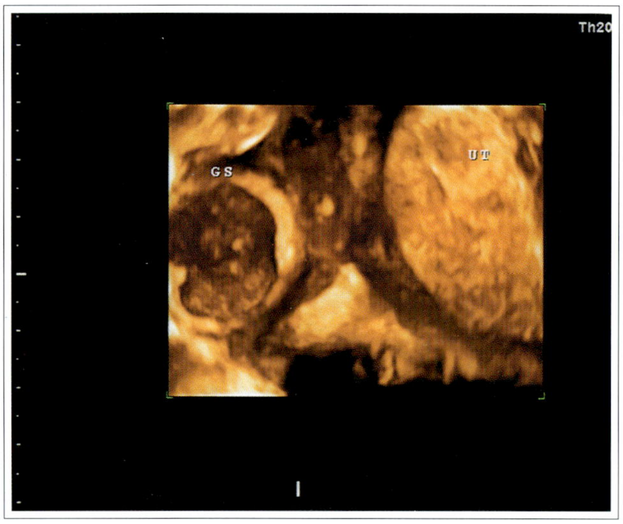

◀ 图 2-4-23　残角子宫妊娠

上同一病人；三维显示主子宫内见一大光团(蜕膜)，残角子宫内见胎囊，两宫腔内容物不相连

UT-主子宫；GS-胎囊

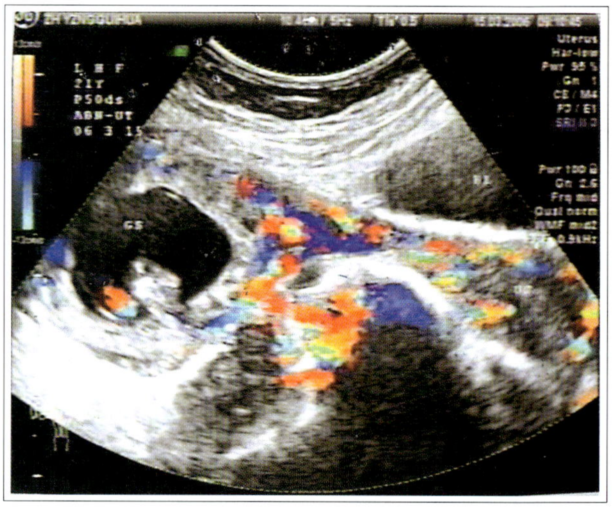

▶ 图 2-4-24　残角子宫妊娠(TAS)

21 岁，闭经 50 天；右侧可见一胎囊光环，位于残角子宫内，左侧为主子宫，二者以蒂相连，血流丰富

UT-主子宫；GS-胎囊；BL-膀胱

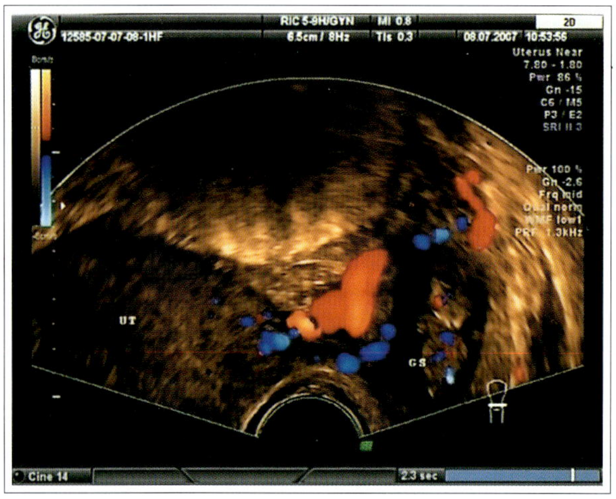

◀ 图 2-4-25　残角子宫妊娠

27 岁，闭经 55 天；子宫增大，子宫左侧可见一小子宫，内含胎儿，可见胎心搏动

UT-主子宫；GS-胎囊

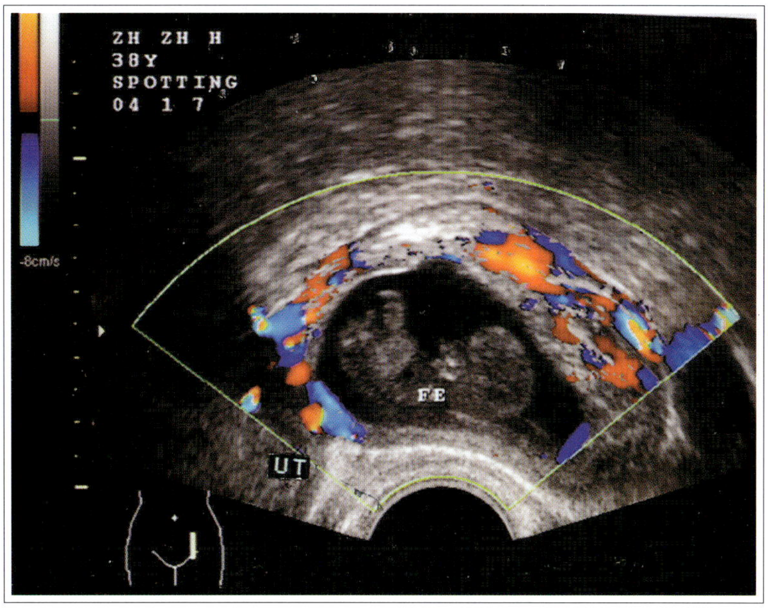

▶ 图 2-4-26 残角子宫妊娠

38 岁，闭经 85 天，阴道出血；子宫左上方髂窝内可见一残角子宫，椭圆形，肌壁血流丰富，内见胎儿，右侧可见主子宫

UT-主子宫；FE-胎儿

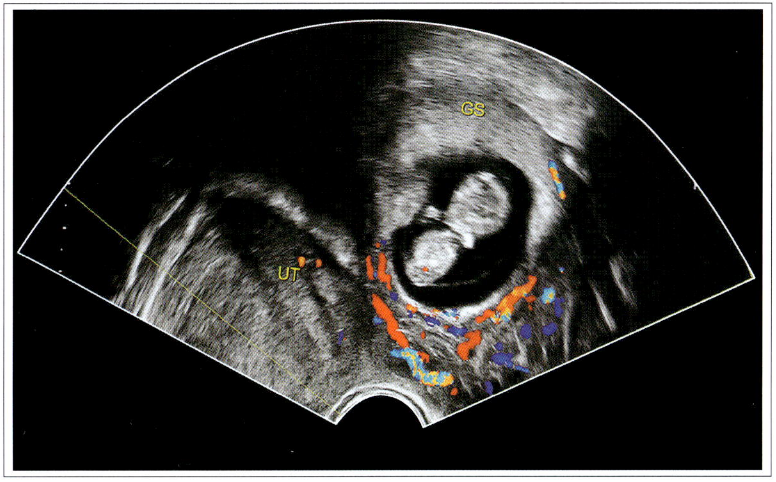

◀ 图 2-4-27 残角子宫妊娠

22 岁，闭经 11 周，无不适；子宫饱满，略大，蜕膜厚，子宫右侧见一胎囊，内含胎芽，有心脏搏动

UT-子宫；GS-胎囊

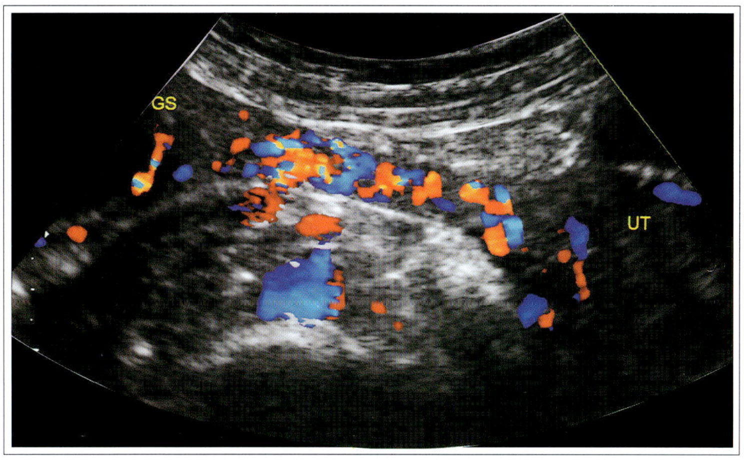

▶ 图 2-4-28 残角子宫妊娠（TAS）

上同一病人；因诊断不太明确，结合腹部超声，左侧为子宫，与右侧小子宫以一蒂相连，并有血流通过

UT-子宫；GS-胎囊

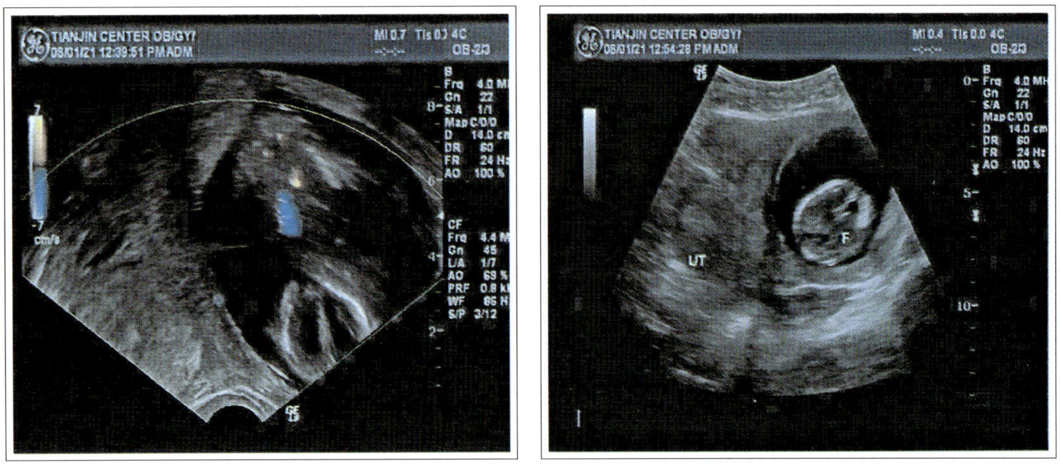

▲ **图 2-4-29　残角子宫妊娠破裂**

27 岁，孕 14^{+6} 周，左下腹痛。左图 TVS：子宫饱满，左侧见一完整胎囊，内见胎儿，可见胎心搏动，肌壁已破，有血腹。右图 TAS：子宫左侧见一胎囊，内见胎头

UT–子宫；F–胎头

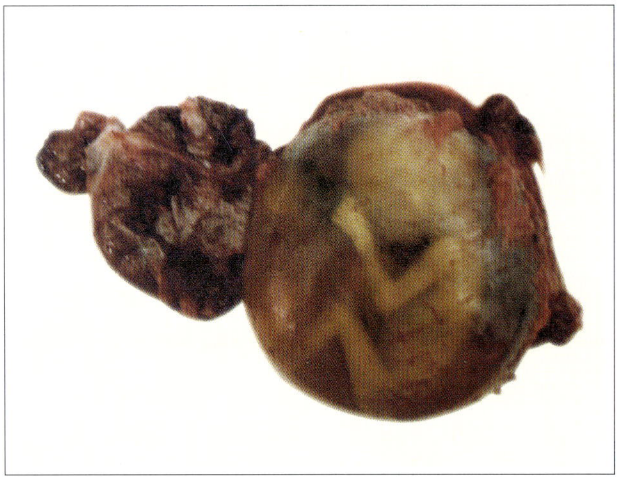

► **图 2-4-30　残角子宫妊娠，肌壁破裂标本**

上同一病人；左侧可见切下的残角子宫，已破裂，右侧脱出的完整胎囊，可见囊内一胎儿，胎囊表面有绒毛

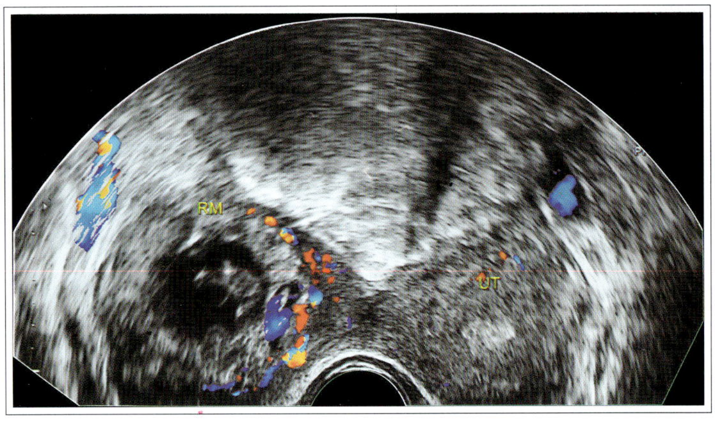

◄ **图 2-4-31　残角子宫妊娠停育**

28 岁，闭经 50 天，右下腹不适，MTX 治疗。横切面：左侧为子宫，见宫波；右侧残角子宫妊娠，内含胎儿，已无胎心

UT–子宫；RM–残角子宫妊娠

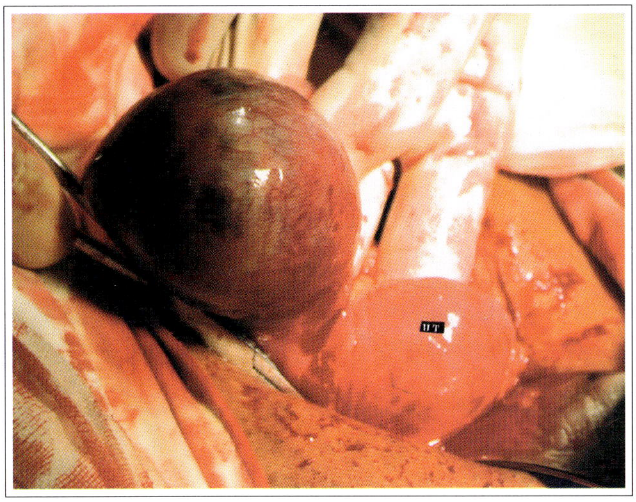

► 图 2-4-32 残角子宫妊娠手术中
左侧为妊娠的残角子宫，右侧为主子宫，中间有蒂
UT-主子宫

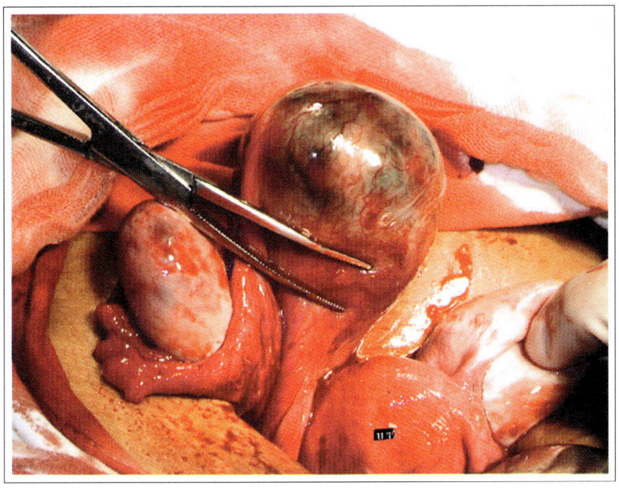

◄ 图 2-4-33 残角妊娠子宫术中所见
右下方为主子宫，有蒂与左上方残角子宫相连，内可见胎儿。卵巢、输卵管均可见
UT-主子宫

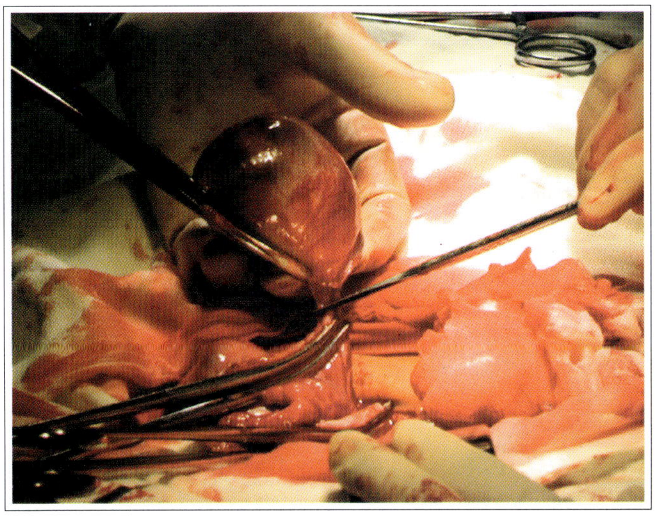

► 图 2-4-34 切下妊娠的残角子宫

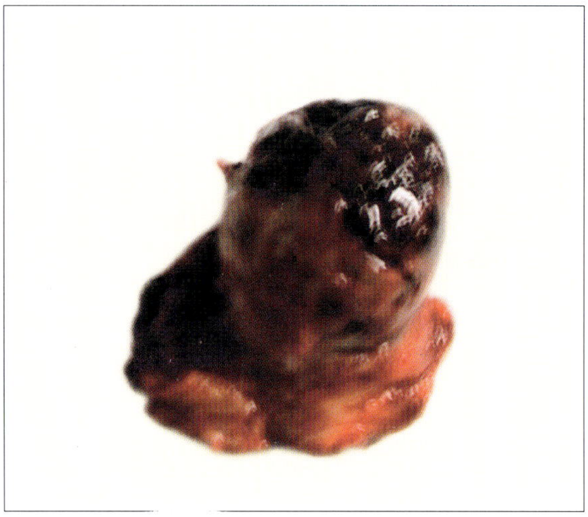

◀ 图 2-4-35　标本
切下的妊娠残角子宫，肌壁回缩，胎囊突出，胎囊已坏死

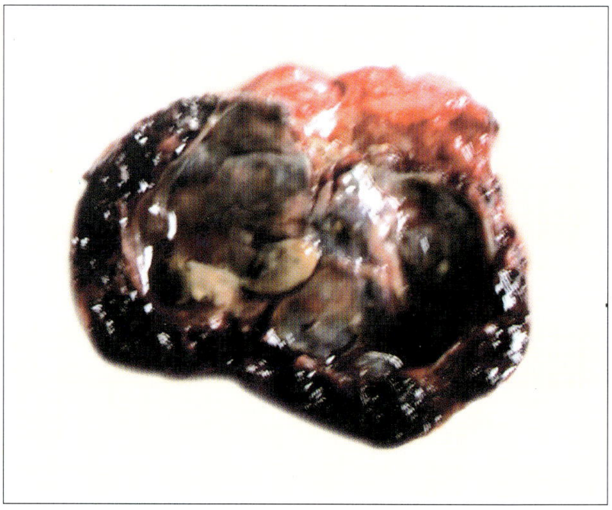

▶ 图 2-4-36　切开标本
胎囊已坏死，内含萎缩浸软的胎芽

（四）卵巢妊娠（ovarian pregnancy）

卵巢妊娠可分为原发性卵巢妊娠与继发性卵巢妊娠。

原发性卵巢妊娠系孕卵在卵巢内发育，卵巢组织完全包裹胚胎。

继发性卵巢妊娠系指孕卵种植在卵巢表面，胎囊的壁一部分为卵巢组织，病理可证实。

●原发性卵巢妊娠超声诊断

(1)子宫略饱满。

(2)子宫一侧附件区见一圆形包块，其内包含一衰减区，似胎囊，但很少见存活胎芽，多在孕 3 个月破裂。

(3)包绕胎囊的卵巢壁回声疏松。

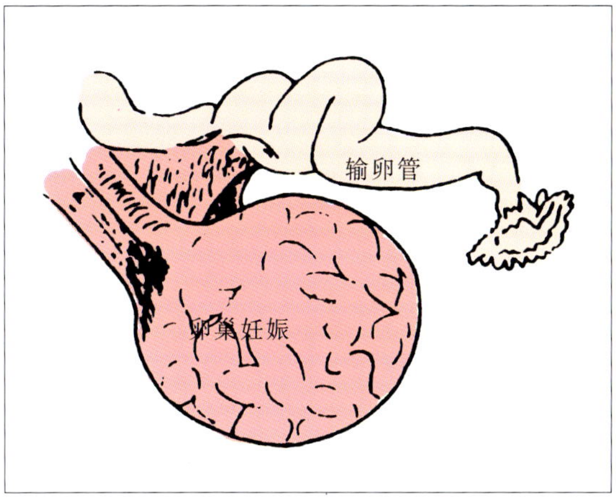

► 图 2-4-37 卵巢妊娠示意图

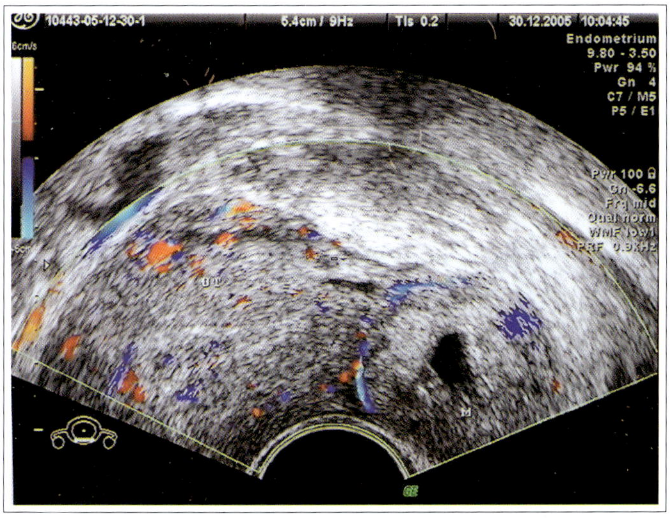

◄ 图 2-4-38 卵巢妊娠

37 岁，闭经 50 天，左下腹隐痛；子宫增大，左侧可见一包块，包块较疏松，中间可见囊性区

UT-子宫；M-胎囊

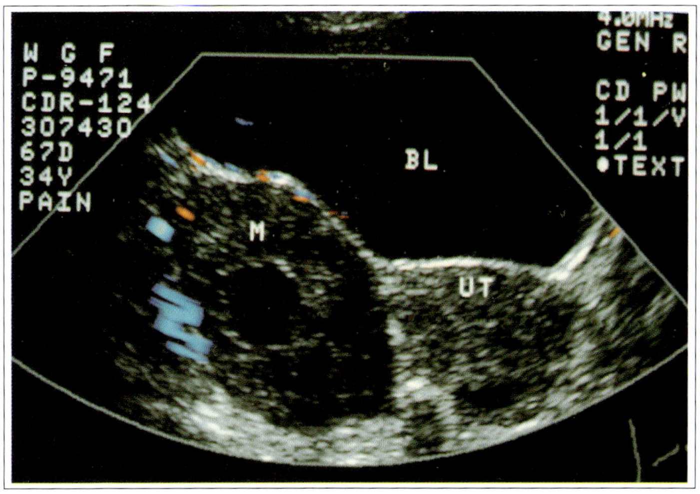

► 图 2-4-39 卵巢妊娠（TAS）

34 岁，闭经 67 天，右下腹痛。横切面：子宫略饱满，右侧可见一包块，内含胎囊，似见胎芽，血 β-hCG8 100 mIU/ml

UT-子宫；M-包块；BL-膀胱

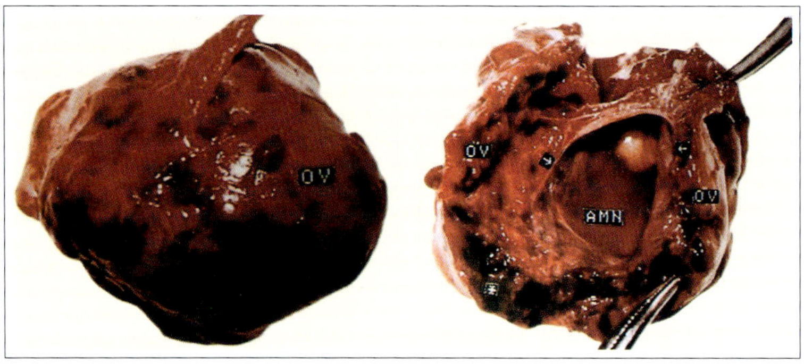

▲ 图 2-4-40　卵巢妊娠术后标本(上同一病人)

左图为外观:卵巢增大充血,外形尚光滑　右图为剖面:切开卵巢,可见内含胎囊,其内可见胎芽、羊水。卵巢完全包裹胎囊,卵巢壁疏松,有出血处

OV-卵巢;AMN-羊水

●**继发性卵巢妊娠超声诊断**

(1)主子宫饱满。

(2)主子宫外可见胎囊,胎囊壁薄,部分胎囊外可见不规则的壁(卵巢组织),随着胎囊生长,胎囊伸展至中腹部。

(3)胎囊内可见活胎儿。属于腹腔妊娠的一种。病理可证实为继发性卵巢妊娠。

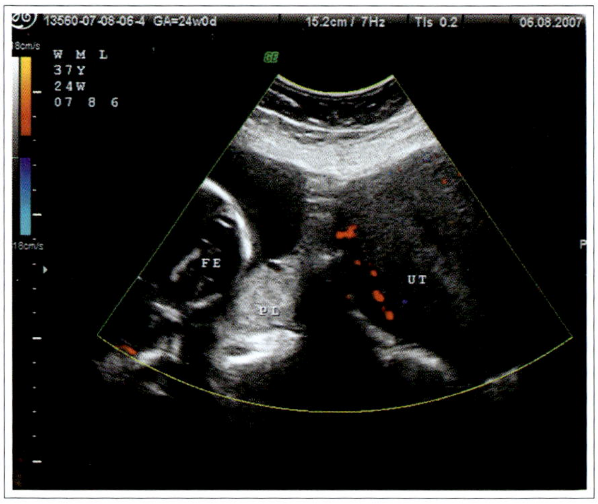

► 图 2-4-41　腹腔妊娠(继发性卵巢妊娠 TAS)

37 岁,孕 24 周,无症状;左侧可见主子宫,增大,子宫右侧可见一胎囊样结构,胎盘靠近主子宫,胎囊向右伸展至中腹,胎囊壁薄,未见肌壁,胎囊远端均为薄壁,内见活胎儿,胎盘上方厚壁为卵巢组织

FE-胎儿 ;PL-胎盘;UT-子宫

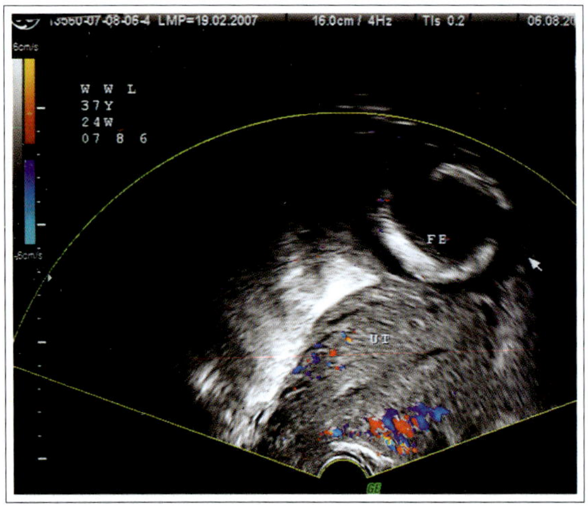

◄ 图 2-4-42　腹腔妊娠(继发性卵巢妊娠)

上同一病人;主子宫上方见胎囊,内含胎头

FE-胎儿;UT-子宫

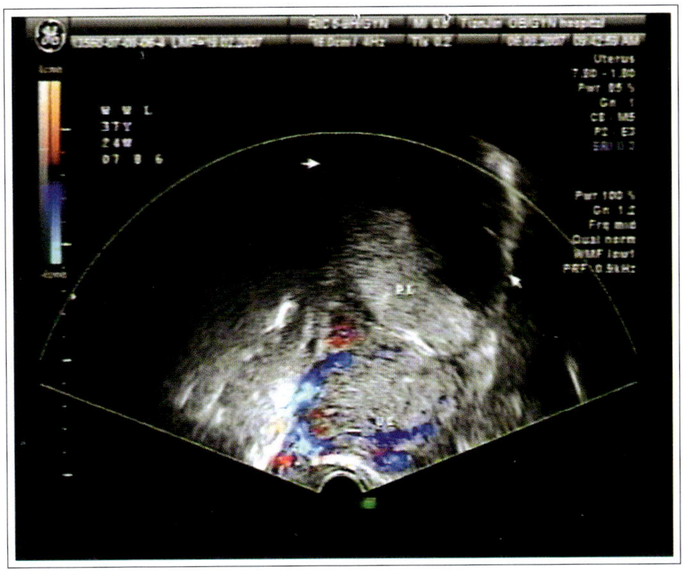

► 图 2-4-43　腹腔妊娠（继发性卵巢妊娠）

上同一病人；下方为子宫，上方连接一胎囊，内含胎盘

PL-胎盘；UT-子宫；箭头所指为胎囊增厚处有卵巢组织

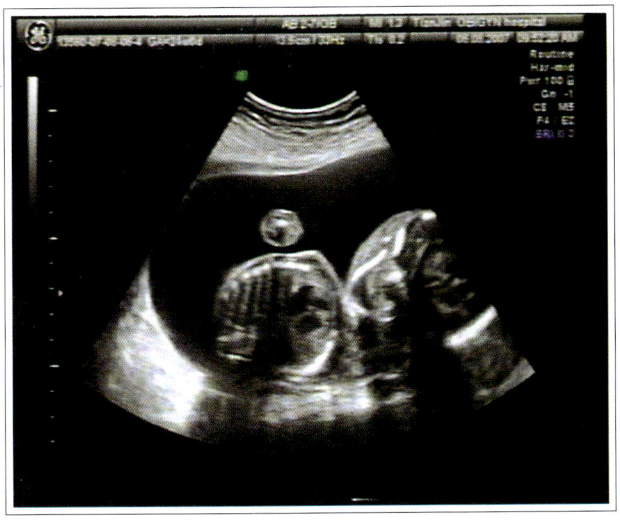

◄ 图 2-4-44　腹腔妊娠（继发性卵巢妊娠 TAS）

上同一病人；腹腔内见胎囊为薄壁胎膜组成，尤其远端明显，未见肌壁结构

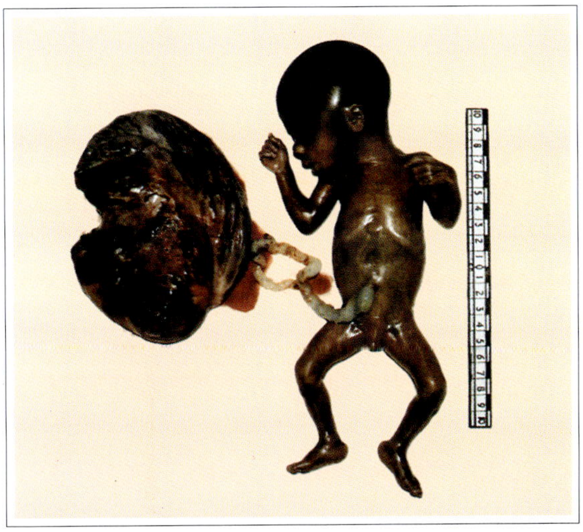

► 图 2-4-45　腹腔妊娠术后标本（继发性卵巢妊娠）

上同一病人；术后胎儿及胎盘卵巢组织

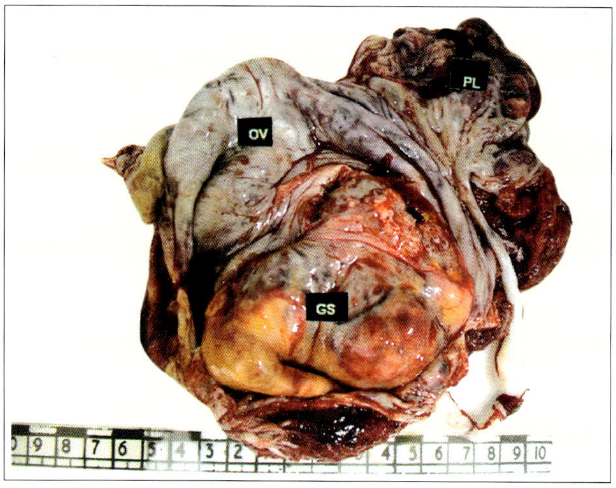

◀ 图 2-4-46 腹腔妊娠术后标本（继发性卵巢妊娠）

上同一病人；中央为胎囊，胎囊周边（左侧）为卵巢组织，右上方为胎盘

PL–胎盘；OV–卵巢；GS–胎囊

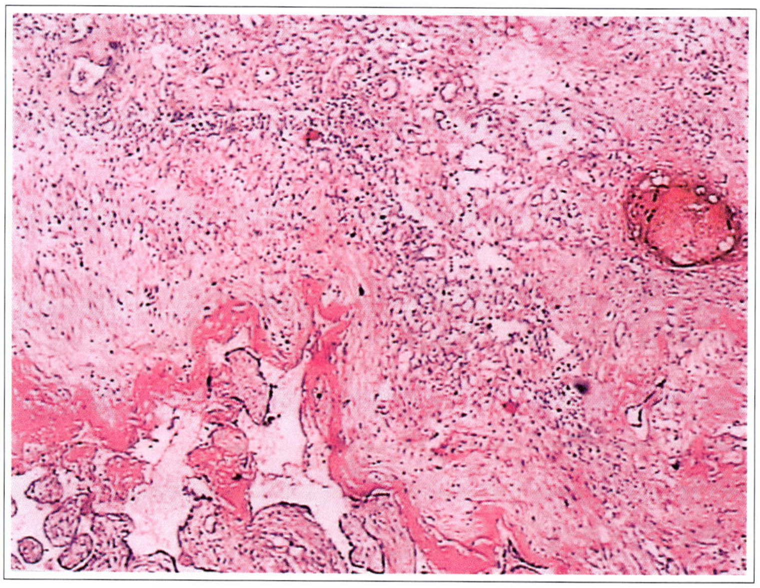

► 图 2-4-47 腹腔妊娠术后（继发性卵巢妊娠）

上同一病人；镜下观察：上方为卵巢组织，左下方为绒毛组织

(五)腹腔妊娠(abdoal pregnancy)

腹腔妊娠是指输卵管、卵巢、阔韧带以外的腹腔内妊娠，为一种罕见的危险类型异位妊娠，其发病率 1:15 000。

●腹腔妊娠分为两种

即原发性腹腔妊娠与继发性腹腔妊娠。原发性腹腔妊娠少见，系指卵子在腹腔内受精种植生长发育。

●继发性腹腔妊娠分为三种

(1)因子宫发育不良，例如残角子宫妊娠慢性破裂，胎囊徐徐突入腹腔形成腹腔妊娠。

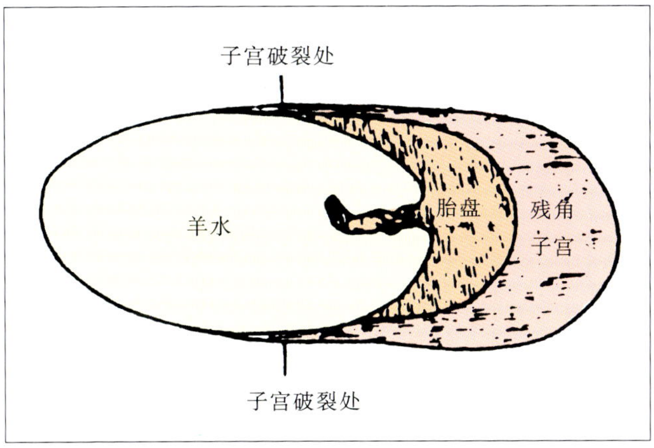

► 图 2-4-48 残角子宫妊娠慢性破裂，胎囊突入腹腔继发腹腔妊娠示意图

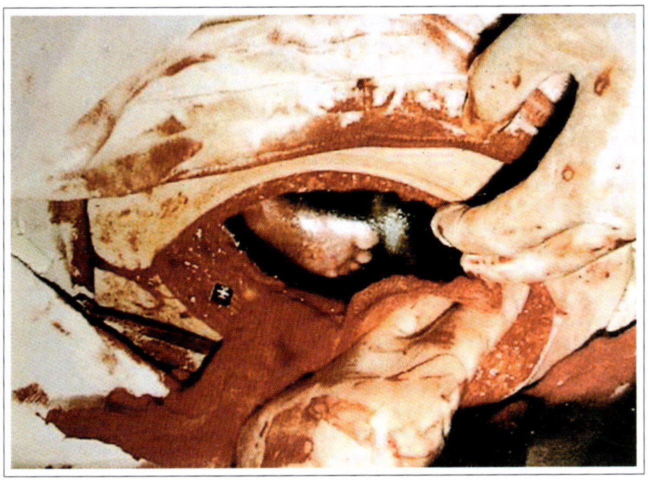

◄ 图 2-4-49 残角子宫慢性破裂，胎囊突入腹腔继发腹腔妊娠

切开腹壁，腹腔内见一大胎囊，透明，内见胎足

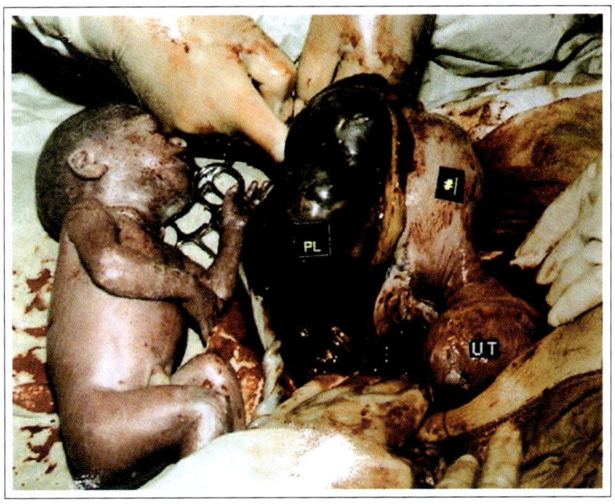

► 图 2-4-50 残角子宫慢性破裂，胎囊突入腹腔继发腹腔妊娠

上同一病人；术中观察：刺破胎囊，娩出胎儿，孕5个月大小；UT为主子宫，上方为残角子宫，主子宫与残角子宫以一蒂相连，胎盘种植在残角子宫底部，由主子宫供血

#-残角子宫；UT-主子宫；PL-胎盘

(2)继发卵巢妊娠形成腹腔妊娠(见上述)。

(3)输卵管妊娠流产或破裂,胚胎落入腹腔,继发腹腔妊娠。

●临床表现

(1)闭经、早孕反应或突发腹痛。

(2)晚期胎动剧烈。

(3)可清楚扪及胎儿及其旁子宫。

●超声诊断

(1)早孕时腹腔妊娠不易确诊。

(2)中晚期在子宫以外可见一胎囊、胎儿。

(六)复合妊娠

此种情况非常罕见，患者常有闭经、阴道出血及腹痛历史,妊娠试验阳性。

●超声诊断 子宫增大，内含胎囊或见胎芽,子宫旁或直肠窝内可见胎囊样包块。须与早孕伴妊娠黄体相鉴别。

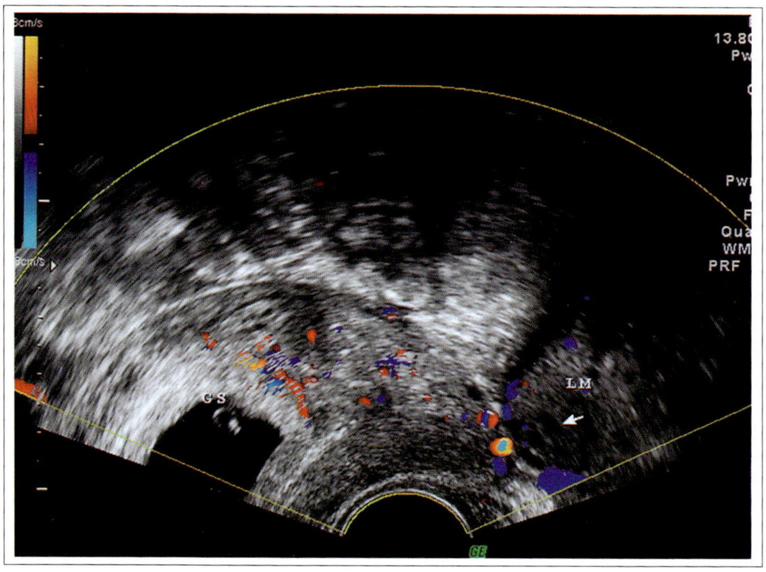

► 图 2-4-51 子宫内及子宫外同时妊娠

闭经 45 天;子宫增大,内见胎囊,其内可见卵黄囊及活胎芽,左侧见一胎囊样包块

GS–胎囊;LM–左侧胎囊样包块

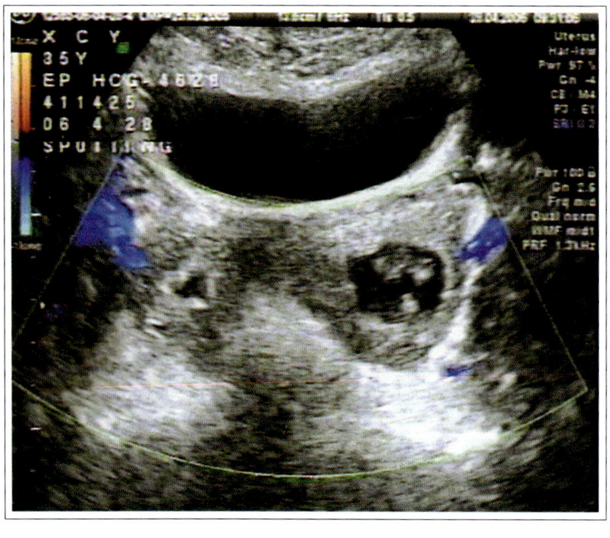

◄ 图 2-4-52 子宫内及子宫外同时妊娠(TAS)

闭经、阴道淋漓出血 10 天，血 β-hCG4628mIU/ml；子宫内可见胎芽,已停育,子宫右侧可见宫外孕胎囊

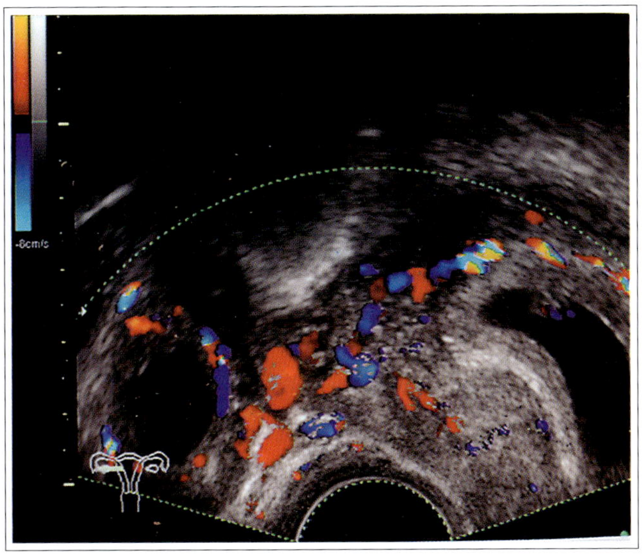

◀ 图 2-4-53 早孕及黄体

40 岁，闭经 50 天；子宫增大，内见胎囊，可见存活胎芽。右侧见一妊娠黄体，围绕血流，须与复合妊娠做鉴别

二、子宫内异位妊娠
（孕卵种植在子宫内异常部位）

（一）子宫颈妊娠(cervical pregnancy)

是一种严重类型的子宫内异位妊娠，少见，孕卵种植在子宫颈管内，种植位置高低不同，种植高者可与峡部妊娠混淆。在此着床发育，其绒毛可深入宫颈肌壁。

● **临床表现** 早期可无痛、无出血，晚期可大出血。早期宫颈增大不明显，逐渐增大，宫颈展平，外口凹入呈孔状，内可触及面团感。与宫颈壁粘连甚密，忌强力触摸以免大出血。子宫上方可触及宫体。

● **超声诊断**

(1)早期子宫颈略饱满，有时可见宫颈管内有胎囊或可见胎芽及胎心搏动。

(2)随胚胎长大，子宫呈烧瓶状，上方为正常大小宫体，内可见宫波，下方为增大宫颈。内容物紊乱，回声不均，少见完整胎囊。

(3)子宫内口关闭。

(4)子宫外口略松。

(5)血流丰富，为滋养层血流 RI≤0.4。

(6)血 β-hCG 测定有助于诊断。

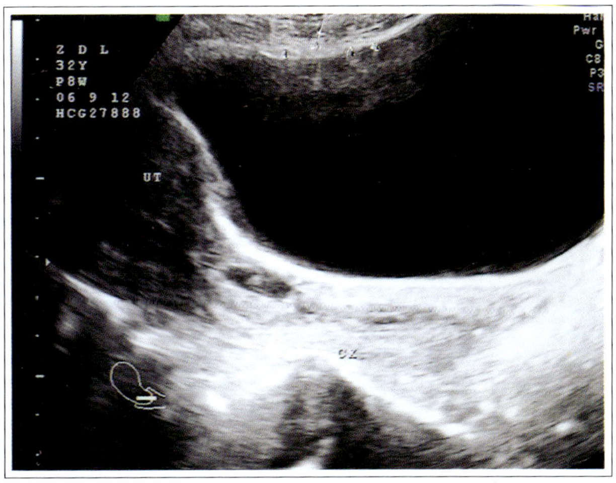

► 图 2-4-54 早期宫颈妊娠(TAS)

32 岁，闭经 56 天，血 β-hCG27 888 mIU/ml；子宫饱满，子宫颈上端可见一胎囊，内含胎芽

UT-子宫；CX-宫颈

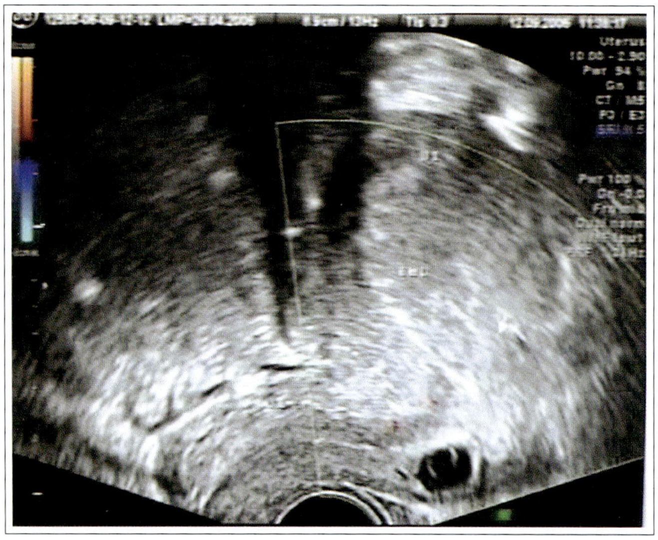

◀ 图 2-4-55　早期宫颈妊娠

上同一病人;子宫颈顶端见一胎囊,内含卵黄囊

UT-子宫;EMC-宫腔

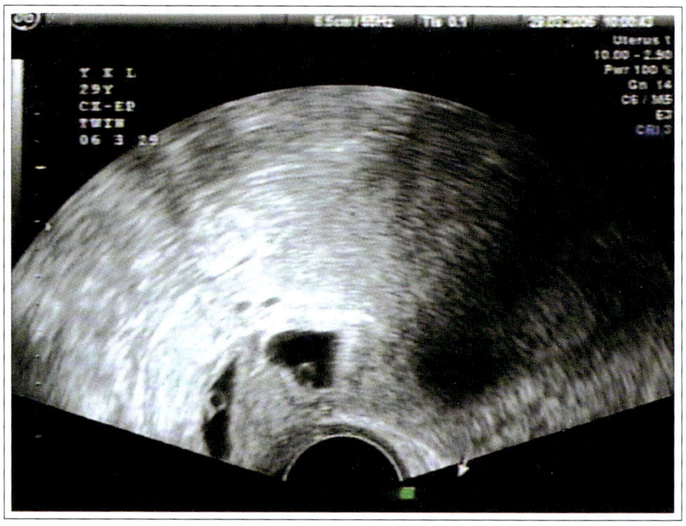

► 图 2-4-56　子宫颈双胎妊娠

29 岁,闭经 56 天;子宫增大,子宫颈管内可见双胎囊,囊内各含卵黄囊,宫内口未开

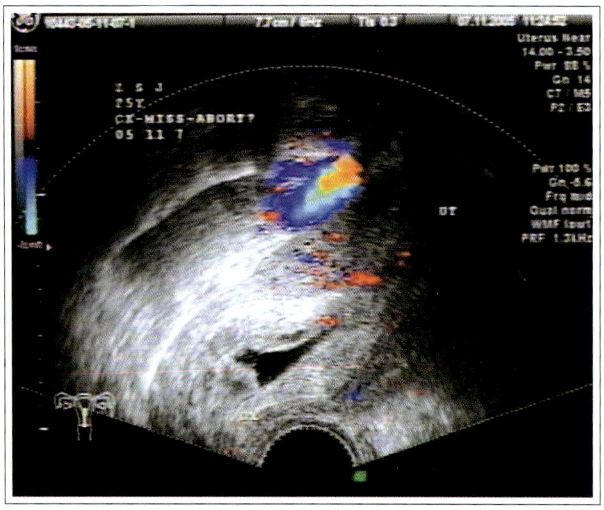

◀ 图 2-4-57　子宫颈流产(须与宫颈妊娠鉴别)

25 岁,闭经 53 天,阴道出血;子宫颈下端可见变形胎囊,内见卵黄囊,血流不丰富,B 超下刮宫手术顺利,出血不多,证实胎囊暂滞留于宫颈管内

UT-子宫;CX-宫颈

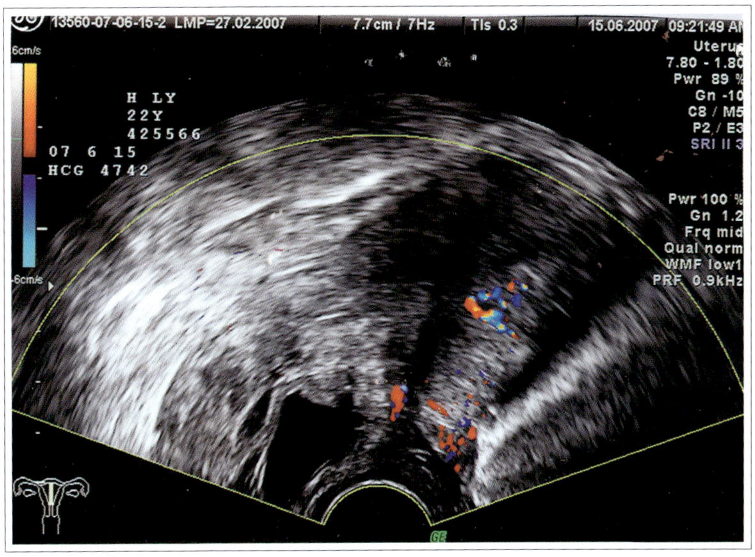

► 图 2-4-58 子宫颈妊娠

22 岁，闭经 55 天，血 β-hCG4742 mIU/ml。纵切面：子宫增大，宫颈管内见一变形胎囊，未见胎芽

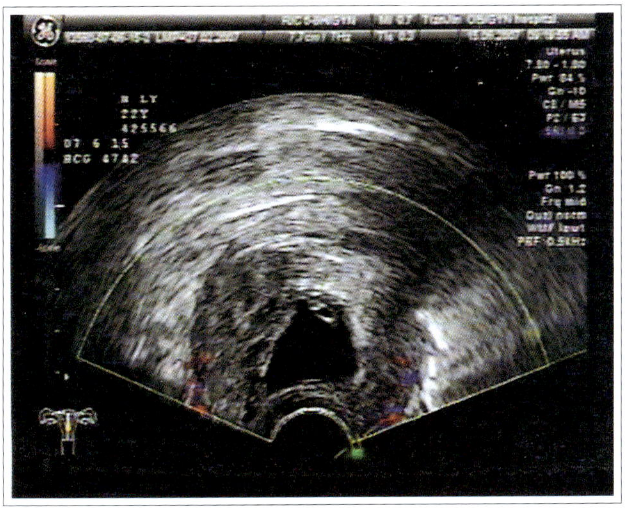

◄ 图 2-4-59 宫颈妊娠

上同一病人；宫颈横切面：内含胎囊，囊内见卵黄囊及小胎芽

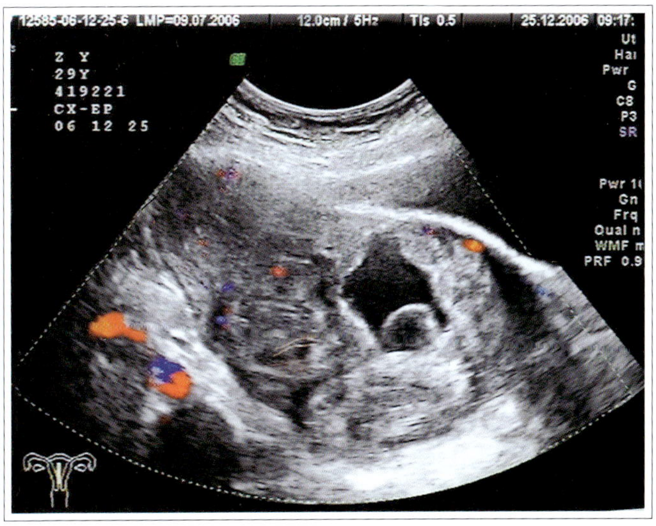

► 图 2-4-60 子宫颈妊娠（TAS）

29 岁，闭经近 3 个月；子宫呈烧瓶状，上方为子宫体，内见宫波，下方为膨大的宫颈，内含胎囊胎物，内口未见开大

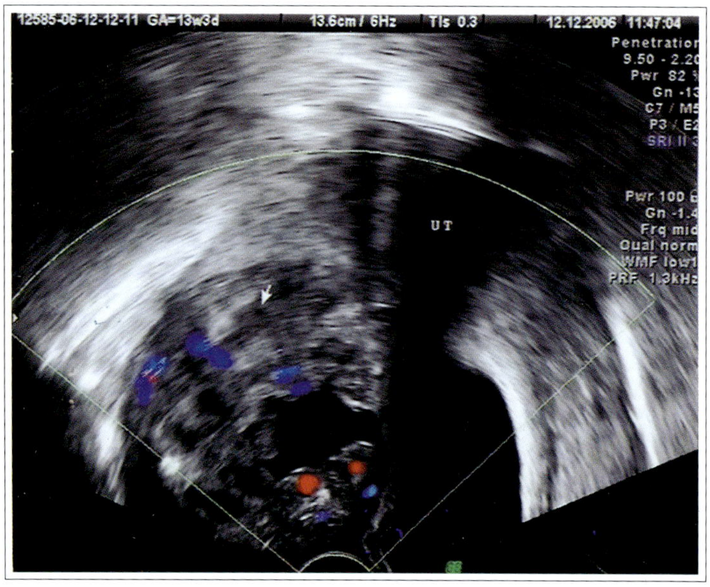

◀ 图 2-4-61　子宫颈妊娠

上同一病人；阴道超声检查因宫体过大，仅见妊娠宫颈，部分宫体位置较高，不够清楚

箭头所指为妊娠宫颈；UT–宫体

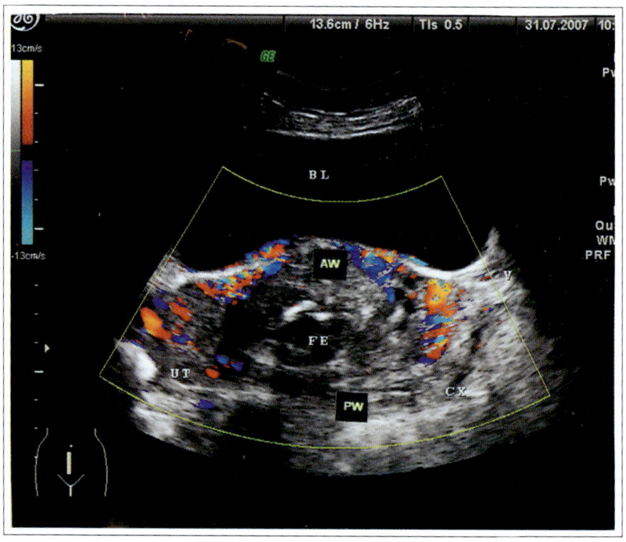

► 图 2-4-62　宫颈妊娠(TAS)

34 岁，有剖宫产史，闭经 12 周，刮宫时大出血；子宫增大，上方可见宫体，下段饱满，膨隆处见变形的胎头，宫壁血流丰富

UT–子宫；FE–胎头；AW–前壁；PW–后壁；CX–宫颈；V–阴道

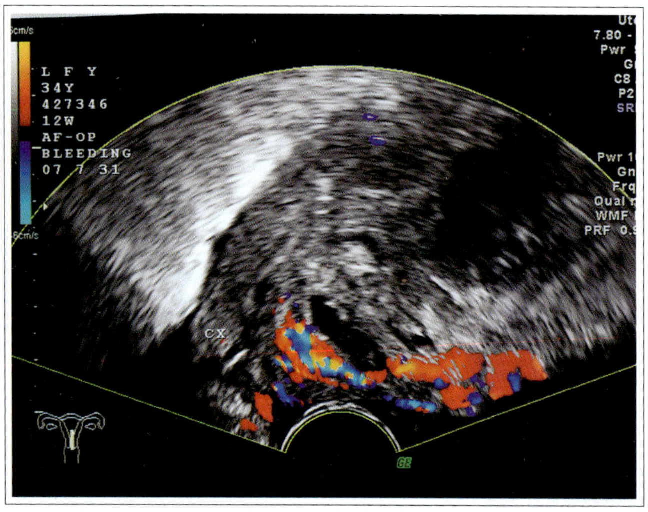

◀ 图 2-4-63　宫颈妊娠

上同一病人；宫颈处见混乱胎物，血流丰富

CX–宫颈

(二)子宫峡部妊娠(isthmus pregnancy)

孕卵种植在组织学内口以上，解剖学内口以下的峡部，本病临床表现与宫颈妊娠相似。

●超声诊断

(1)子宫形态改变：子宫呈梭形，上方为宫体，内可见宫波，下方为部分宫颈，中段为隆起的峡部，内回声复杂。早期隆起幅度较小。

(2)内口张大与否不甚清晰，从切下标本看内口开。

(3)血流丰富，为滋养层血流 RI≤0.4。

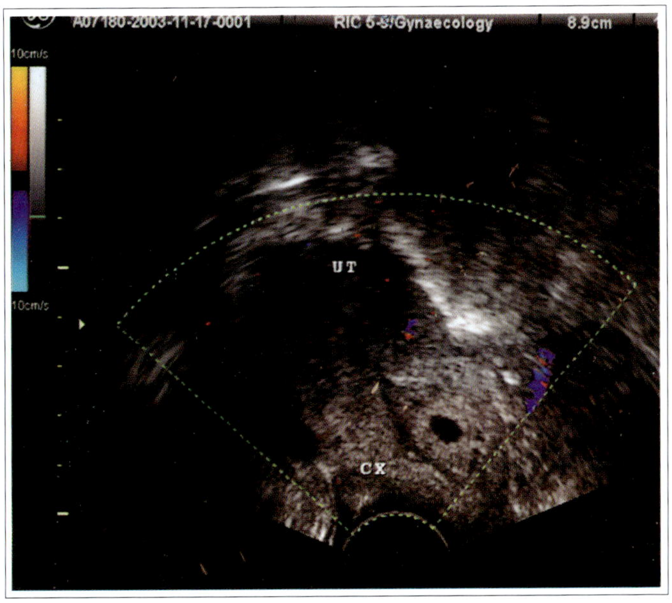

◄ 图 2-4-64 子宫峡部妊娠
28 岁，闭经 70 天，出血 1 个月；子宫峡部突出，可见胎囊样结构，上方为宫体，下方为宫颈
UT-子宫；CX-宫颈

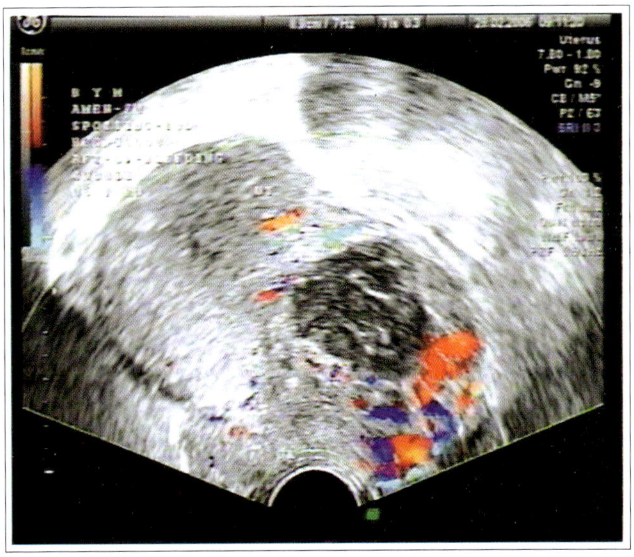

► 图 2-4-65 子宫峡部妊娠
26 岁，闭经 12 周，出血，有剖宫产史；子宫后位，饱满增大，前壁峡部突起有低回声包块，周围血流丰富
UT-子宫

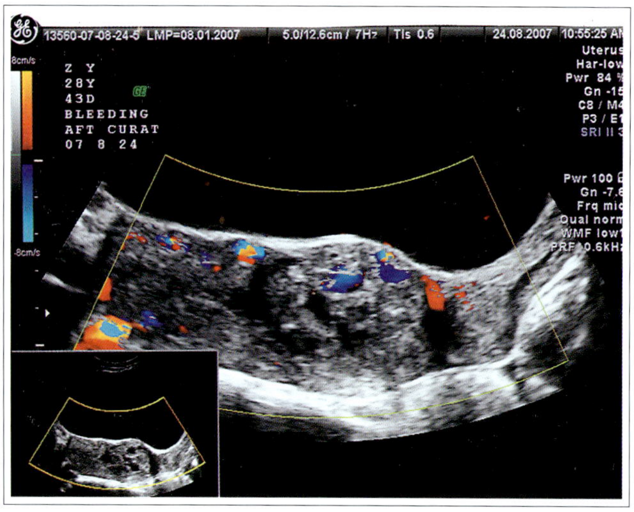

◀ 图 2-4-66 子宫峡部妊娠（TAS）

28 岁，闭经 43 天，刮宫大出血；子宫增大，外形呈梭形，上为宫体，内口开，下为宫颈，中央突起膨隆，内含胎物

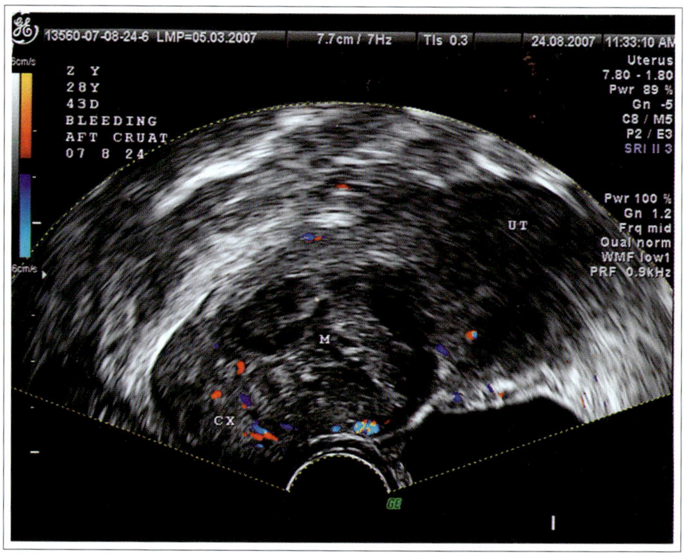

► 图 2-4-67 子宫峡部妊娠

上同一病人；左上为宫体，中央处膨隆，内含胎物，下为宫颈

UT–子宫；M–峡部妊娠；CX–宫颈

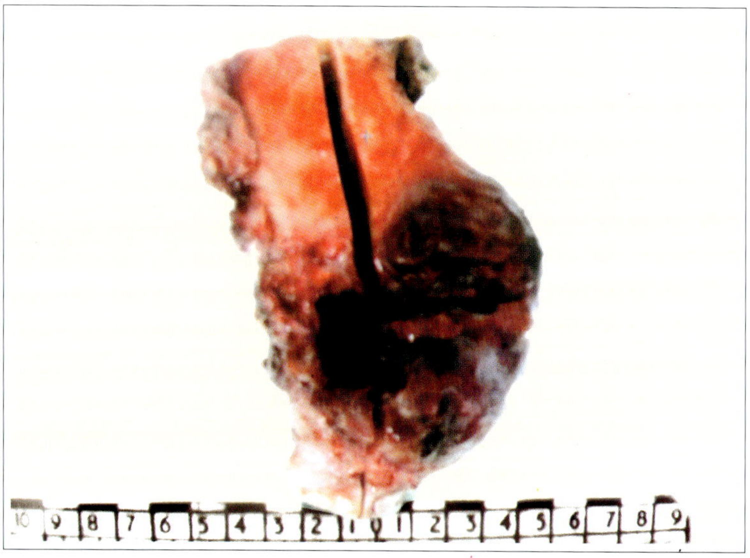

◀ 图 2-4-68 子宫峡部妊娠术后标本

子宫峡部膨出，内胎物组织糟烂并有出血

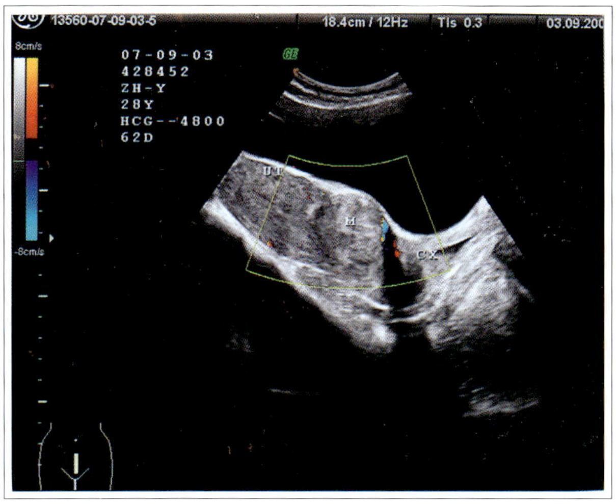

► 图 2-4-69 子宫峡部妊娠(TAS)

28 岁，剖宫产术后 6 年，闭经 62 天，阴道出血，血 β-hCG4800mIU/ml；子宫轻度增大，峡部轻度隆起，上方为宫体，内口未开，下方为宫颈，峡部胎物回声偏实

UT–子宫；M–峡部胎物；CX–宫颈

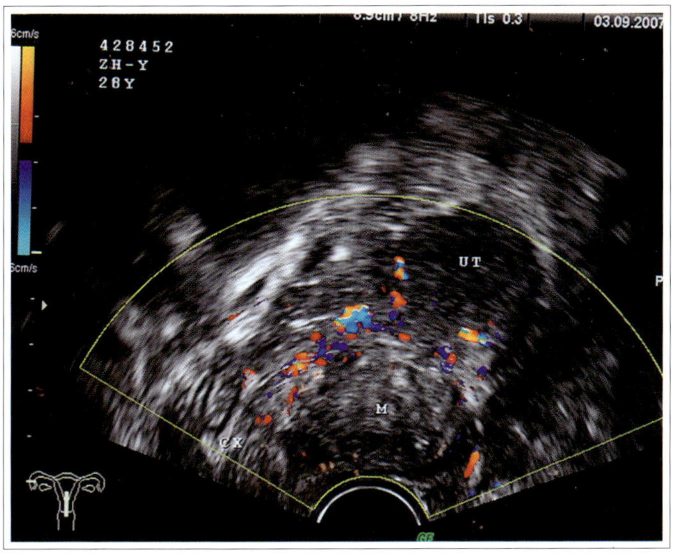

◄ 图 2-4-70 子宫峡部妊娠

上同一病人；子宫略增大，子宫峡部膨隆，内含胎物，周边血流较丰富

UT–子宫；M–峡部胎物

(三)子宫腔下段或瘢痕处妊娠(cesarean scar pregnancy)

孕卵种植在剖宫产后子宫下段瘢痕处，是一种危险类型的异位妊娠，近年来随着剖宫产率的升高，国内外屡见报道。如误诊为难免流产进行刮宫会引起无法控制的大出血，危及病人生命，应引起超声科医师的注意。因绒毛组织及血管侵入有缝隙的瘢痕，使瘢痕脆弱易破。

●**超声诊断**

(1)子宫略增大。

(2)孕卵着床在子宫下段瘢痕处，可见回声略强的胎盘雏形(绒毛)，结构位于瘢痕处。

(3)内口关闭。

(4)其上可见胎囊，突向宫腔，但位置较低。

(5)胎囊内可见胎芽或卵黄囊。

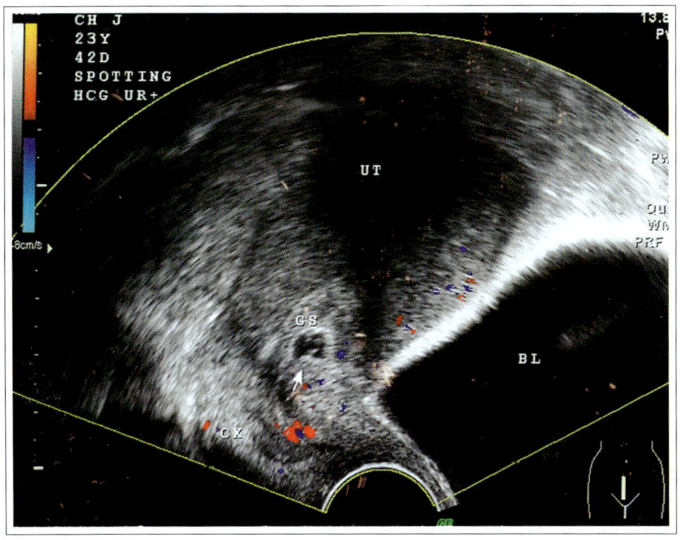

◄ 图 2-4-71 子宫腔下段瘢痕处妊娠(早早孕)

23 岁,闭经 40 天,尿 β-hCG(+)。纵切面:子宫略饱满,子宫下段见一小胎囊,内含卵黄囊,如箭头所指,内口关闭

GS-胎囊;UT-子宫;BL-膀胱

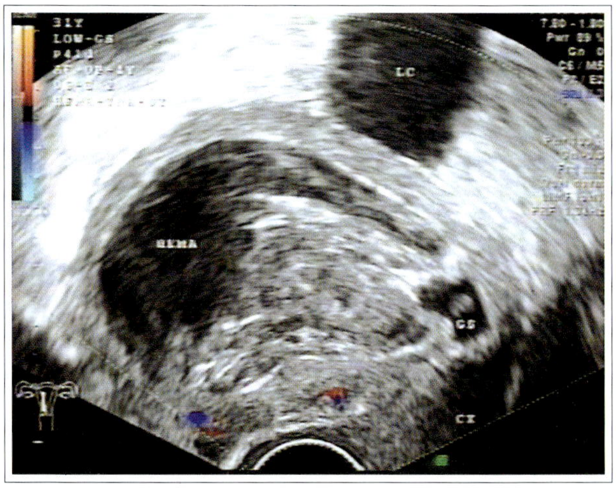

► 图 2-4-72 子宫下段早期妊娠、宫腔内出血

31 岁, 闭经 41 天,1 年前剖宫产史;子宫后位,子宫下段见小胎囊,内含胎芽,宫腔内大量出血

HEMA-血液;GS-胎;CX-宫颈

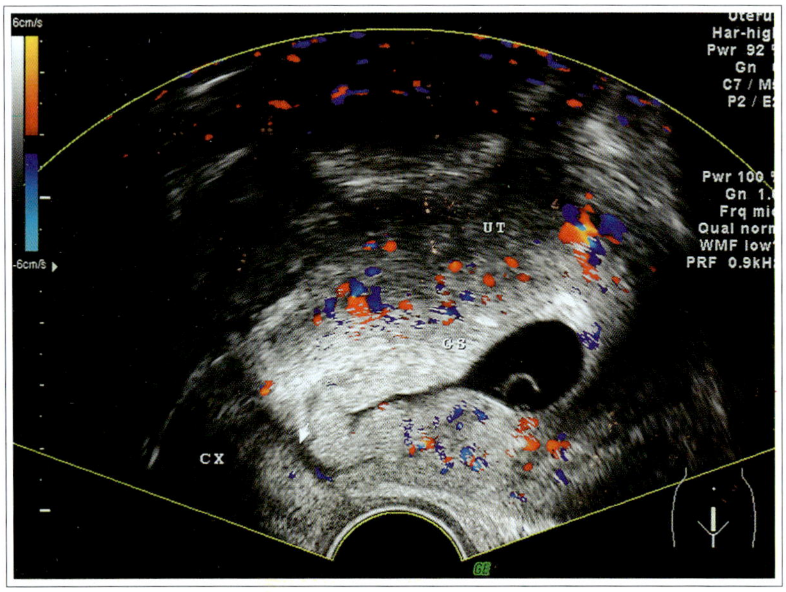

◄ 图 2-4-73 子宫下段妊娠

闭经 46 天,剖宫产史。纵切面:绒毛种植位置较低,位于子宫下段处,胎囊伸展至宫腔,内含卵黄囊,内口关闭如箭头所指

UT-子宫;GS-胎囊;CX-宫颈

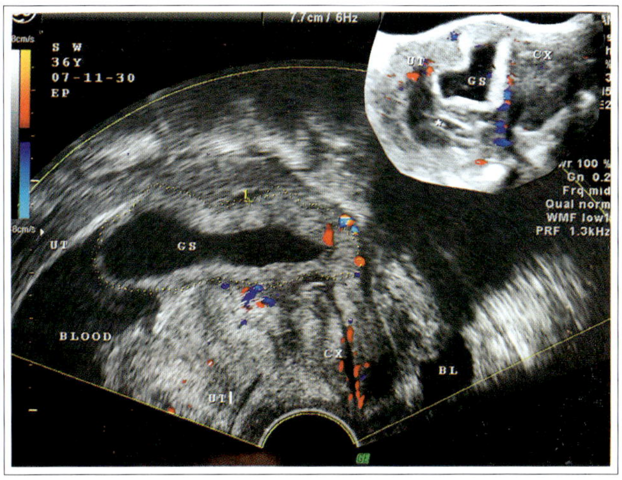

► 图 2-4-74 子宫下段妊娠、先兆流产

36 岁，闭经 56 天；右上图(TAS)：胎囊变形，宫底内出血。左下图(TVS)：子宫增大，后屈位，胎囊位于子宫下段，紧挨宫内口，内口闭，宫颈清晰可见，胎囊内未见胎芽，宫腔底部有出血

UT－子宫；GS－胎囊；CX－宫颈；BLOOD－出血；BL－膀胱

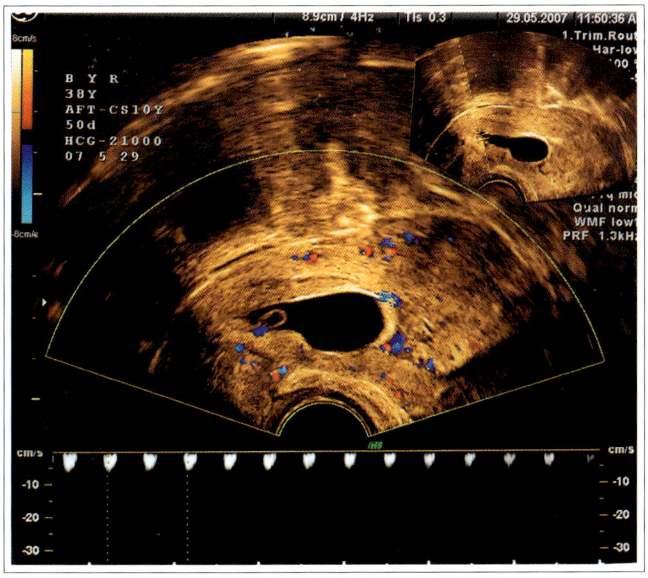

◄ 图 2-4-75 子宫下段瘢痕处妊娠

38 岁，剖宫产后 10 年，闭经 50 天，血 β-hCG21 000 mIU/ml；子宫略大，宫腔内见位置较低的胎囊，其内可见卵黄囊及活胎芽，胎囊下方回声强处为绒毛侵入瘢痕处，血流星点状，可见胎心搏动频谱

UT－子宫；CX－宫颈

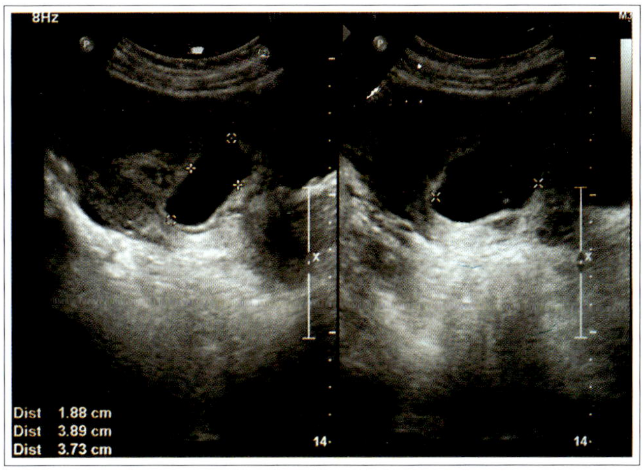

► 图 2-4-76 子宫下段瘢痕处妊娠(TAS)

29 岁，剖宫产后 4 年，闭经 50 天；子宫略大，胎囊种植位置较低，位于瘢痕处

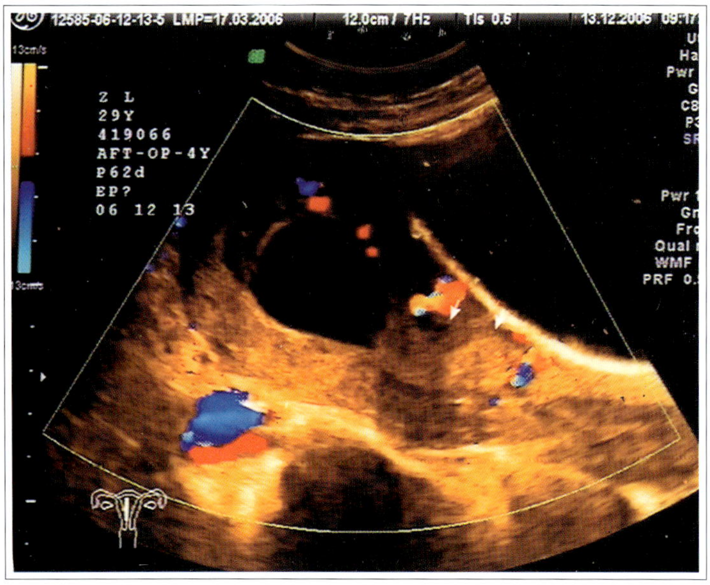

◀ 图 2-4-77　子宫下段瘢痕处妊娠（TAS）

上同一病人；12 天后，胎囊突入宫腔，箭头所示绒毛种植在瘢痕处

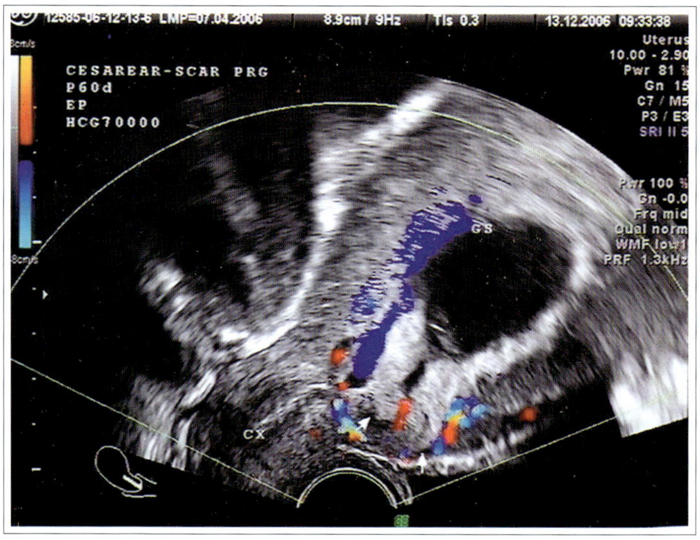

▶ 图 2-4-78　子宫下段瘢痕处妊娠

上同一病人；阴道超声可见孕卵着床于瘢痕处，胎囊突向宫腔，内可见胎芽，瘢痕周围血流丰富,内口闭

GS-胎囊；CX-宫颈；箭头所指为瘢痕处

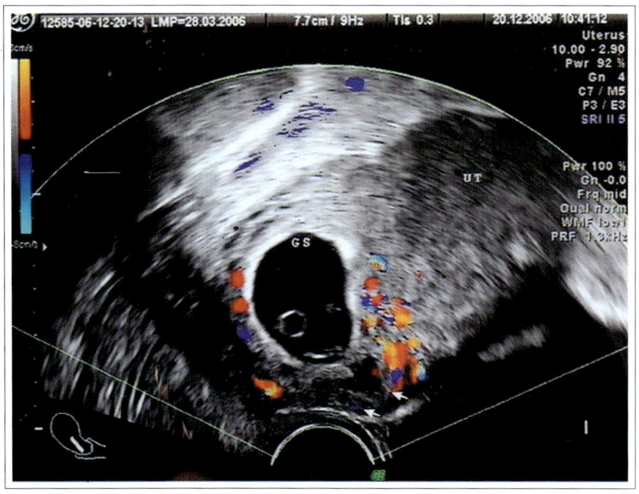

◀ 图 2-4-79　子宫下段瘢痕处妊娠

胎囊位置较低，种植在瘢痕处，有血流围绕，内见卵黄囊及胎芽

UT-子宫；GS-胎囊；箭头所指为瘢痕处

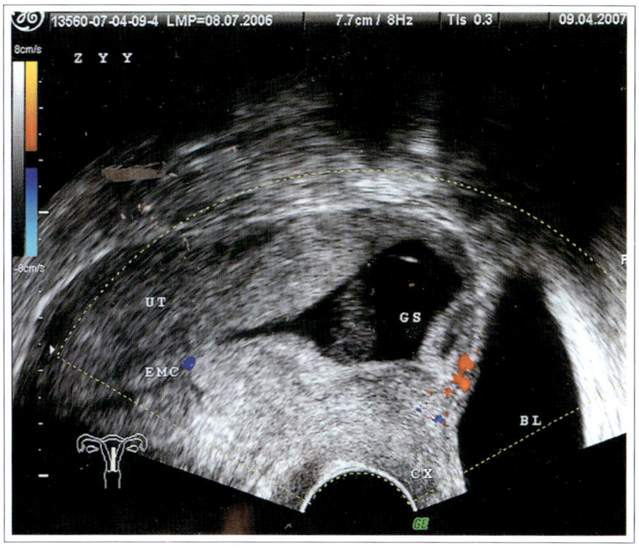

▶ 图 2-4-80　子宫下段瘢痕处妊娠

32 岁，有剖宫产史；子宫后位增大，子宫下段内含一不规则的胎囊，内见模糊胎芽，未见胎心搏动，右前壁宫壁较薄

UT－子宫；EMC－内膜；GS－胎囊；CX－宫颈；BL－膀胱

(四)子宫角妊娠(cornual pregnancy)

孕卵种植在子宫角部，按其种植深浅分为两类（宫角妊娠示意图，如图 2-4-81）：

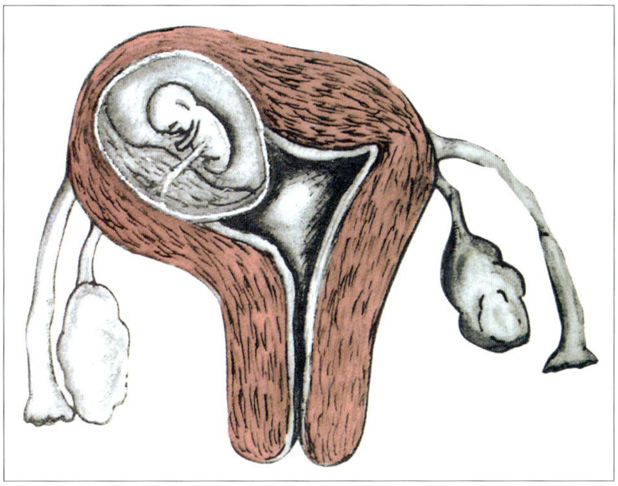

◀ 图 2-4-81　宫角妊娠示意图

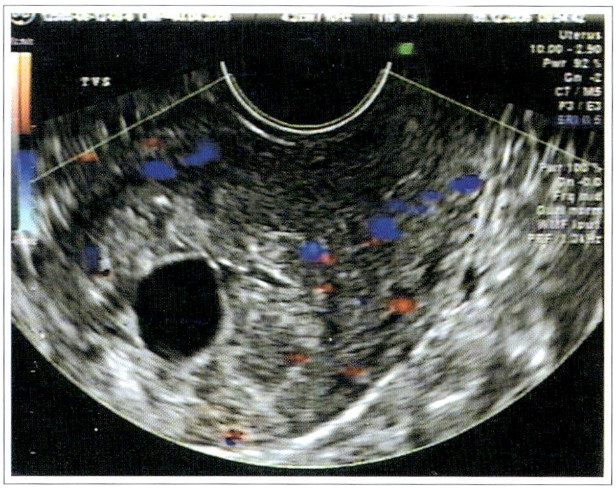

▶ 图 2-4-82　宫角妊娠

30 岁，闭经 45 天；子宫增大，宫角处见一较大胎囊光环，内可见囊性区

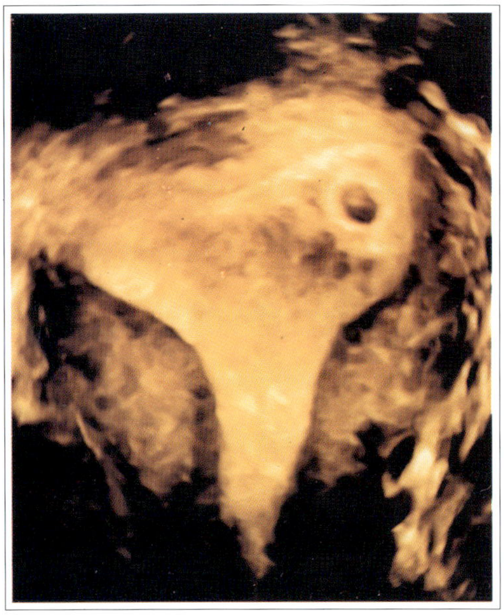

◀ 图 2-4-83　宫角妊娠（三维）
闭经 35 天；宫腔波回声较强，左侧宫角可清晰显示胎囊光环，内似见卵黄囊

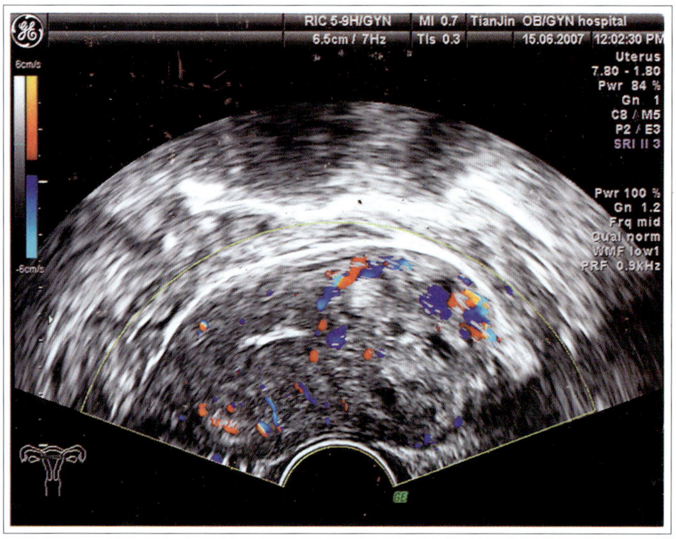

▶ 图 2-4-84　宫角妊娠
38 岁，闭经 75 天；圆形胎物靠近宫底，周边可见薄层肌壁，血流星点状

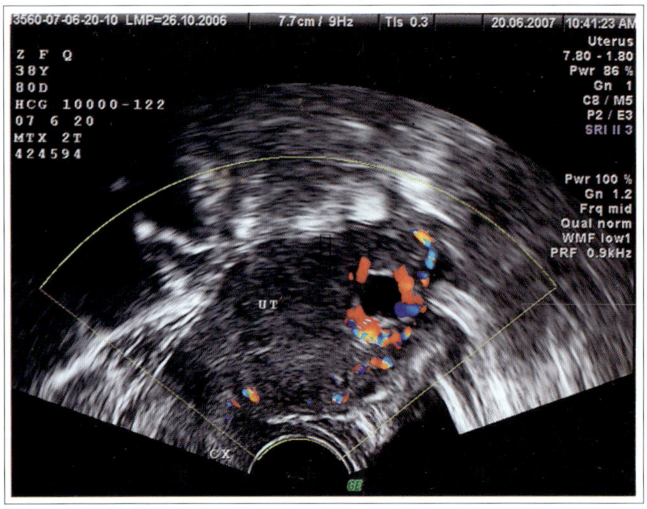

◀ 图 2-4-85 宫角妊娠
38 岁，闭经 80 天，宫角妊娠保守治疗后；子宫饱满增大，宫角部胎囊向外突，肌壁变薄，周围血流丰富
UT–子宫

(1)孕卵种植在宫角较深部位,接近间质部,则胎囊向外生长,其结局可能造成破裂,刮宫不易成功。

(2)孕卵种植在宫角较浅部位,则胎囊向压力小的宫腔内发展,可以获得一足月胎儿,但在胎盘种植处形成一憩室,产后胎盘常滞留在憩室内。

●超声诊断

(1)纵切面:胎囊接近宫底,但其外围有一层肌壁。

(2)横切面:两角不对称,一角突出,内含胎囊。

(3)胎囊周围血流丰富,为滋养层血流。

(4)血 β-hCG 升高有助于诊断。

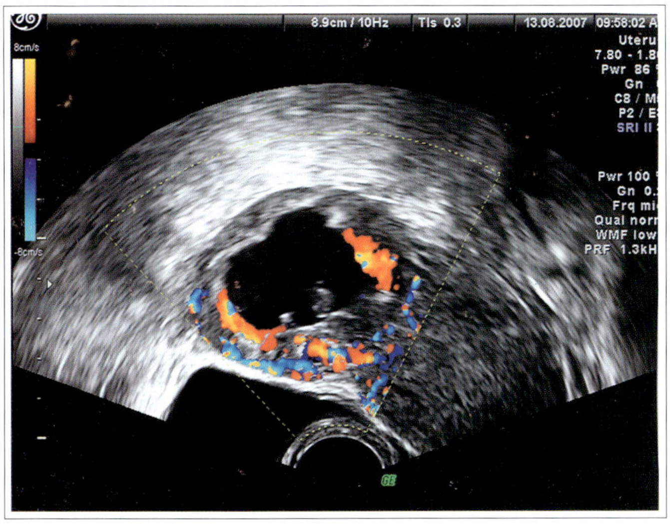

◀ 图 2-4-86 宫角妊娠

31 岁,闭经 51 天,无腹痛;子宫略大,右角突出,似有肌壁围绕,内可见一胎囊,囊内见胎块,胎囊周边血流丰富,切下标本病理证实为宫角妊娠(内膜为宫内膜)

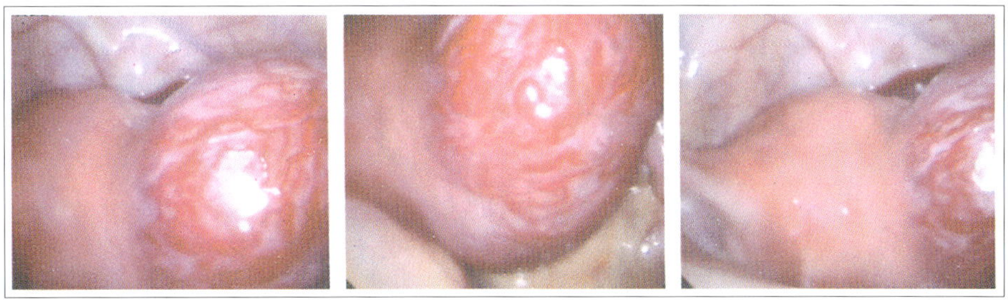

▲ 图 2-4-87 腹腔镜诊断:右宫角妊娠

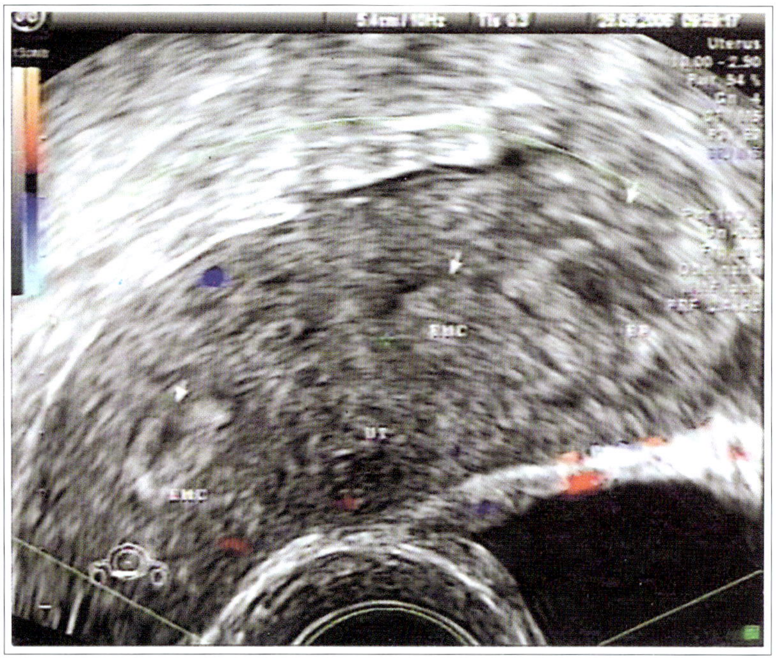

◀ 图 2-4-88　纵隔子宫、左宫角妊娠

32 岁，闭经 50 天；横切面：子宫横径宽，中央可见纵隔，两侧各见宫波，左角可见胎囊

EMC–宫波;UT–子宫;EP–左角胎囊

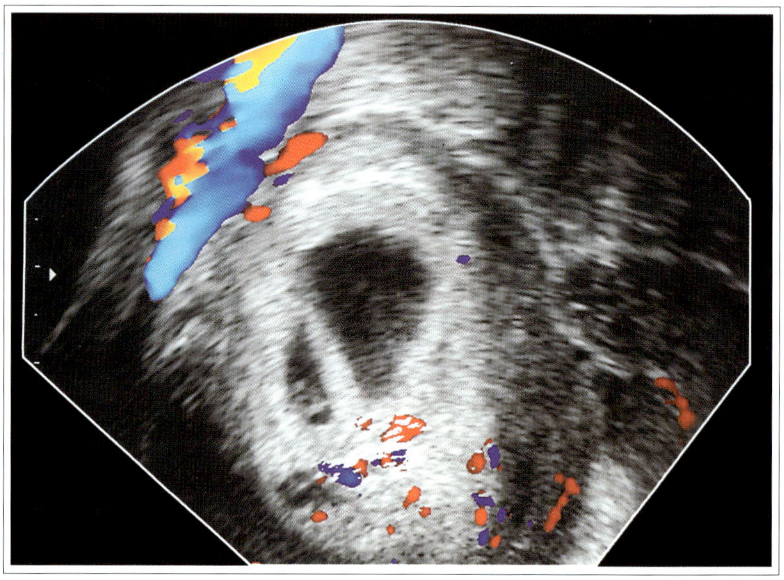

▶ 图 2-4-89　宫角妊娠、双胎

27 岁，闭经 70 天；子宫右角膨出，内含两个胎囊，其一含卵黄囊，另一较大为空胎囊，胎囊外围绕一层肌层

(吴钟瑜　李慧东)

第五节 早中期先天性胎儿畸形的超声诊断

- 无脑儿
- 露脑畸形
- 脑积水、水脑儿、Dandy-Walker综合征
- 脊膜膨出、脊柱成角畸形、脊柱裂
- 胎儿脐膨出、隔疝、裂腹畸形、体外心
- 孕 $11 \sim 13^{+6}$ 周 NT 厚度的测量
- 胎儿淋巴水囊肿
- 致死性软骨发育不全
- 胎儿腹腔内肿物
- 羊膜带综合征
- 羊水过少

多基因畸形，形态异常表现显著，超声检查不易被遗漏，因此超声检查为此类畸形检出的首选方法。此外还有染色体畸形及单基因畸形，形态改变轻微不明显，易被漏诊，可详见腹部超声。

早中期阴道超声所能见到的胎儿畸形不全面，大致包括以下：

一、无脑儿(anencephalus)

- **超声诊断**

(1)缺少颅骨光环。

(2)可见颅底骨及颜面骨，其上可见眼眶及鼻骨，呈“瘤结”状。

(3)“瘤结”后方有时可见脑膜囊在羊水中漂动。

(4)常合并颈胸部脊柱裂。

(5)羊水过多。

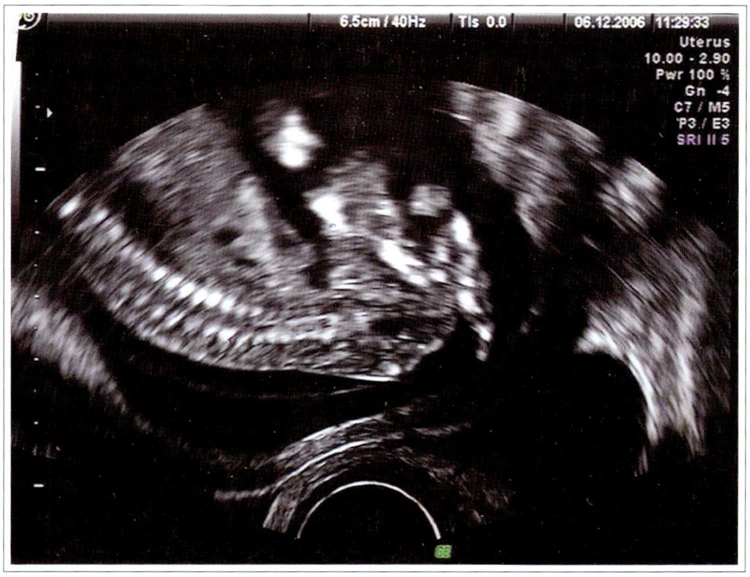

图 2-5-1 无脑儿

24 岁，孕 4^{+}月；无颅骨光环，可见颜面骨，脊柱正常

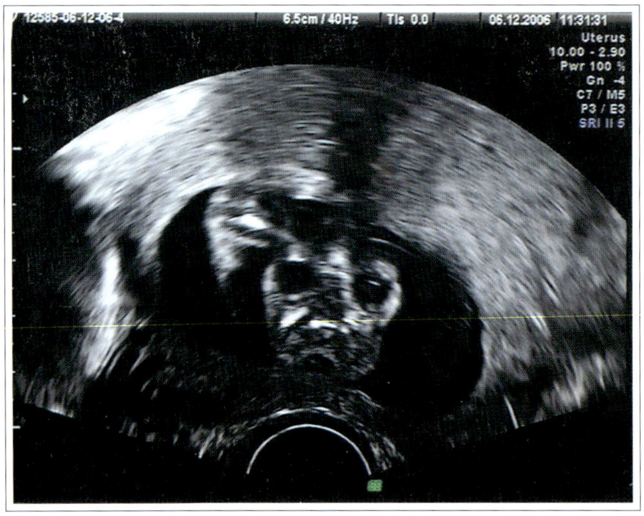

◄ 图 2-5-2　无脑儿

上同一胎儿；胎儿头部横切面：无颅骨光环，可见两眼眶，顶部有软组织

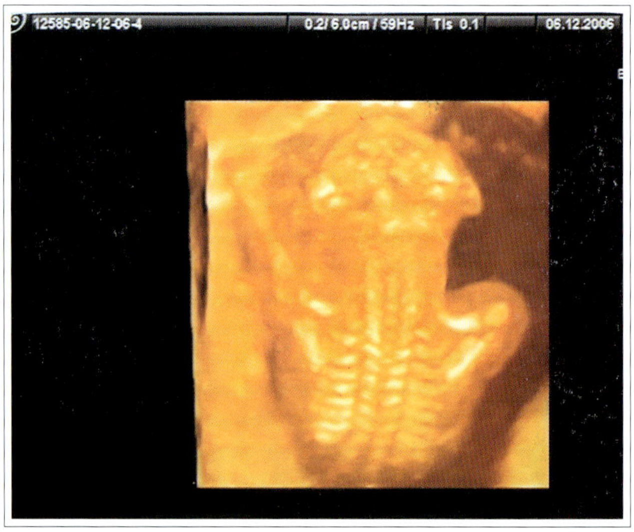

► 图 2-5-3　无脑儿

上同一胎儿；三维骨骼模式显示胎儿背面：无颅骨光环，仅见颅底骨，脊柱未见明显异常，肩胛骨、锁骨均可见

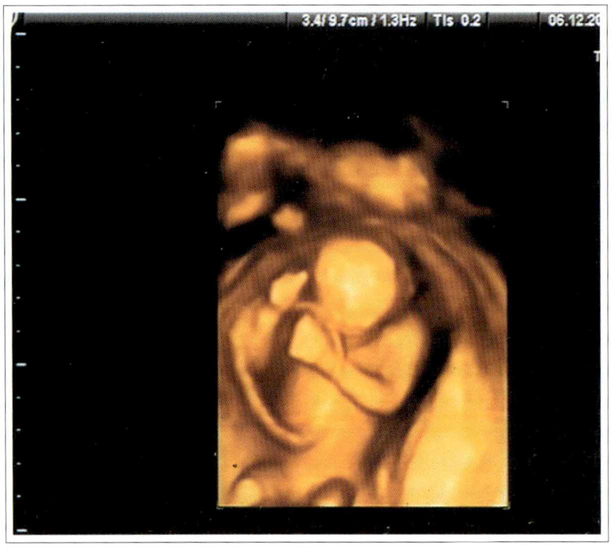

◄ 图 2-5-4　无脑儿

上同一胎儿；三维显示胎儿正面：无颅骨光环，可见颜面骨及肢体

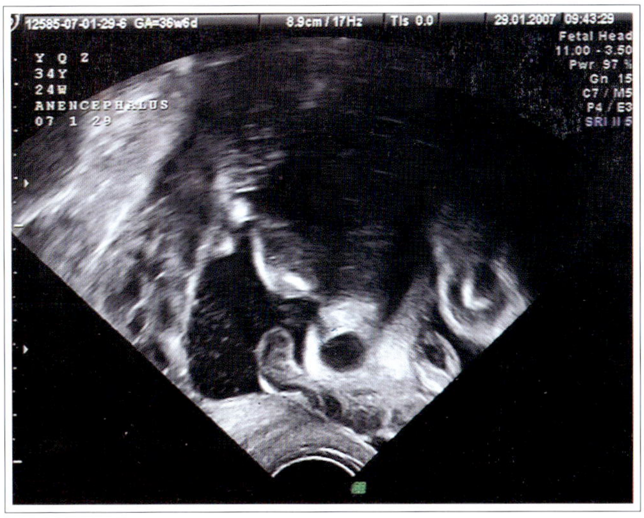

► 图 2-5-5　无脑儿、脑膜囊

34 岁，孕 24 周；胎儿颜面冠状切面：见两眼眶，无颅骨光环，顶部可见被压缩的脑膜囊

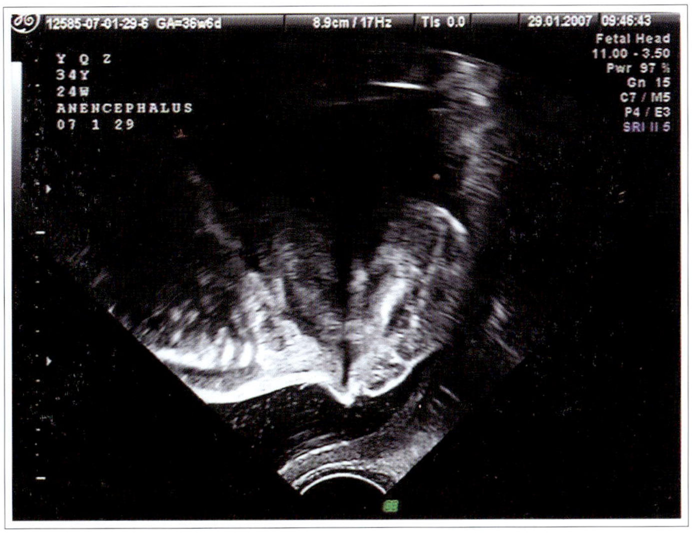

◄ 图 2-5-6　无脑儿、脑膜囊

上同一胎儿；胎儿矢状面：无颅骨光环，顶部可见脑膜囊

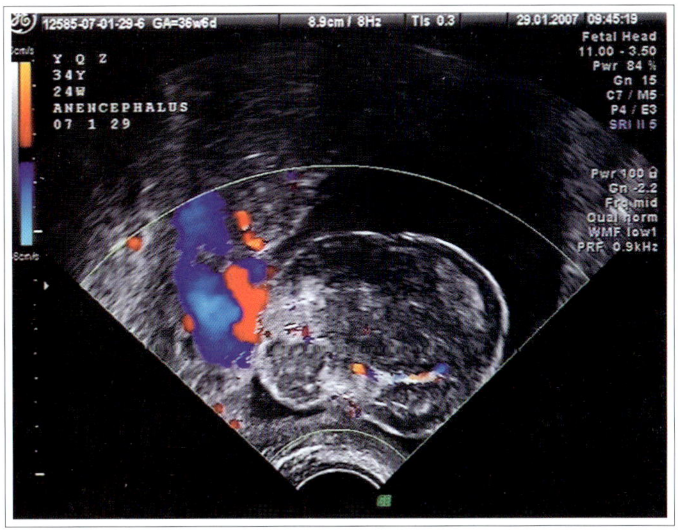

► 图 2-5-7　无脑儿、脑膜囊

上同一胎儿；无脑儿，头顶部可见脑膜囊在羊水中飘动

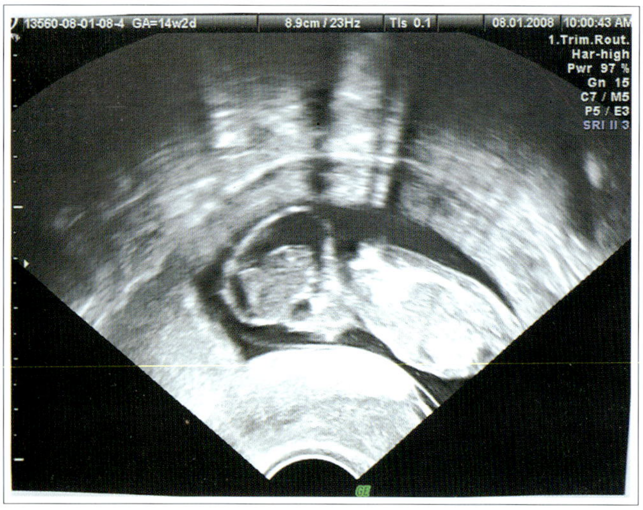

◀ 图 2-5-8 无脑儿、脑膜囊、水肿

28 岁，孕 14 周；胎儿纵切面：无颅骨光环，可见颜面骨、眼眶，颅内有发育不全的脑组织，外包脑膜囊，胎儿皮肤水肿

二、露脑畸形(exencephaly)

● 超声诊断

(1)颅骨缺损或发育不全，裂开、脑组织外露。

(2)可见颅底骨和颜面骨。

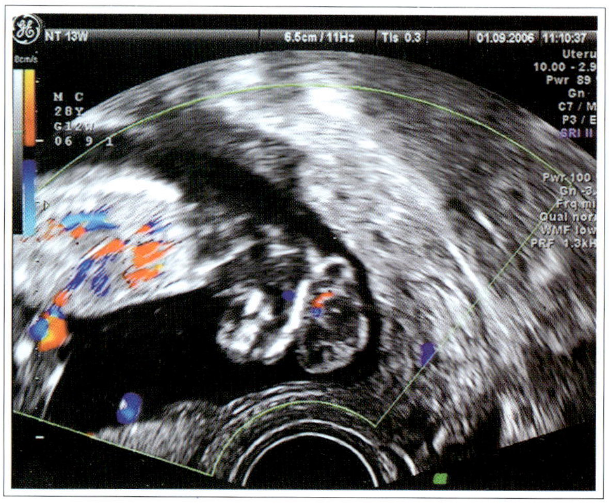

► 图 2-5-9 露脑畸形

28 岁，孕 12 周；无颅骨光环，顶部可见脑膜脑膨出，可见颜面骨

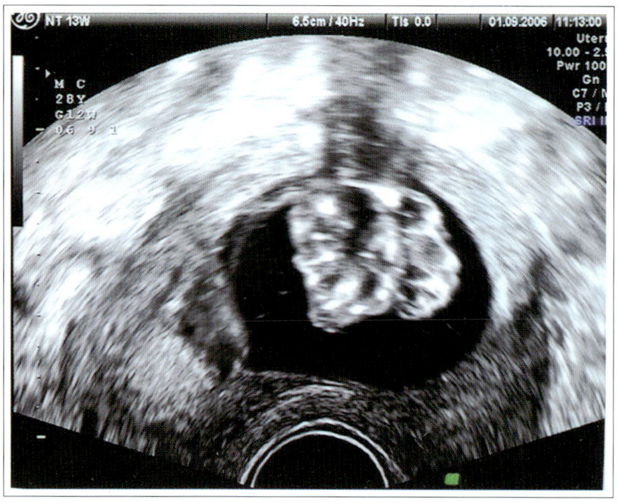

◀ 图 2-5-10 露脑畸形

上同一胎儿；脑部纵切面：右侧为颅底骨及颜面骨，左侧为露出脑组织

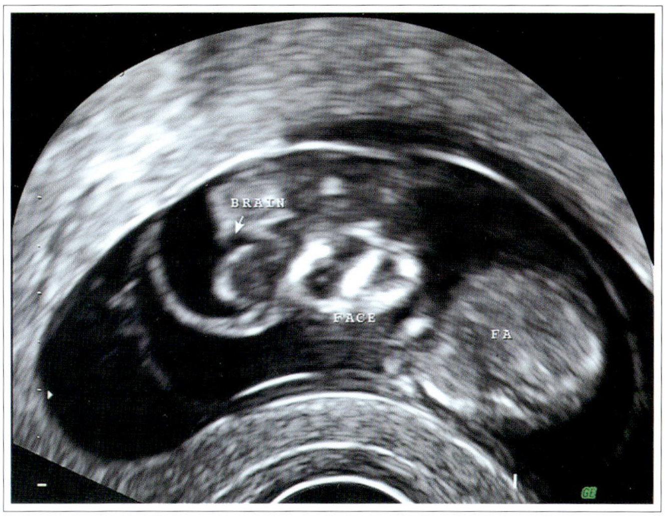

► 图 2-5-11 无脑儿、露脑、脑膜囊
25 岁，孕 12 周；可见颜面骨，未见颅骨光环，可见脑膜囊，头顶部可见发育不良的脑组织
BRAIN－脑组织；FACE－颜面骨；FA－胎体

三、脑积水(hydrencephalus)、水脑儿、Dandy-Walker 综合征

侧脑室积水占绝大多数。

● **超声诊断** 如怀疑侧脑室积水，须做侧脑室率测量，大于 0.5 应考虑脑积水存在。侧脑室后角扩张至 10mm，为边界值。

● **轻度脑积水**

(1)胎儿双顶径、头围与孕周相符，因侧脑室扩张先于颅骨扩张。

(2)如孕周未满，可追访观察其长大或缩小情况，侧脑室率轻度>0.5。

(3)生产后新生儿看不出异常。

● **重度脑积水**

(1)双顶径大大超过胎龄，头围大大超过腹围。

(2) 颅骨内绝大部分被液性暗区占据，脑组织被压扁变薄。

(3)多数可见中线在脑积水中漂动。

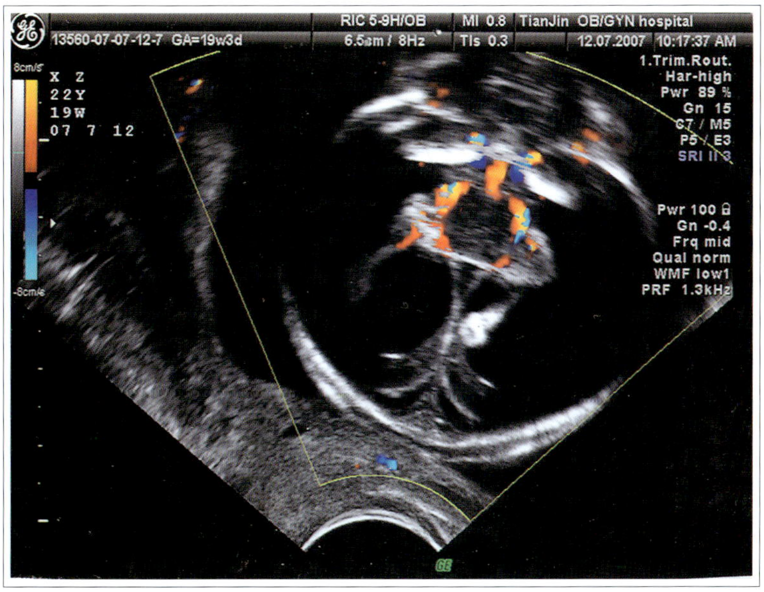

◄ 图 2-5-12 脑积水
22 岁，孕 19 周；胎头冠状切面：颅骨扩大，颅内侧脑室大量积水，可见中线，丘脑，及 Willims 环

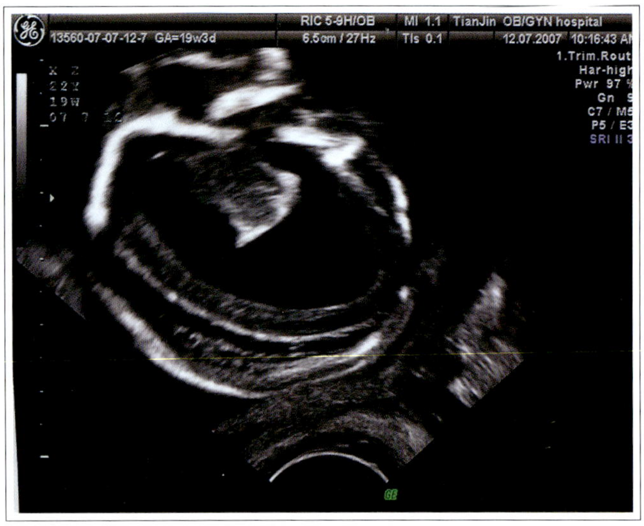

◀ 图 2-5-13 脑积水

胎头矢状面：颅内侧脑室大量积水，可见丘脑及胼胝体

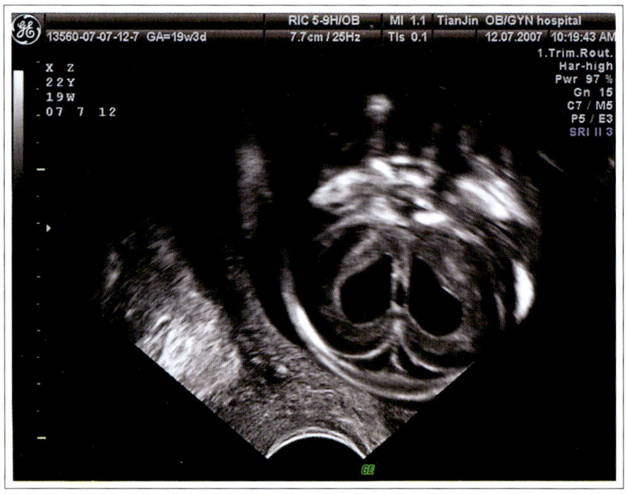

▶ 图 2-5-14 脑积水

冠状切面：可见双侧脑室积水

●**水脑儿** 脑脊液积存在脑室外间隙，即脑与硬膜之间则称为脑外积水（水脑儿），脑组织可不发育，或仅见脑干，或脑组织被压缩。

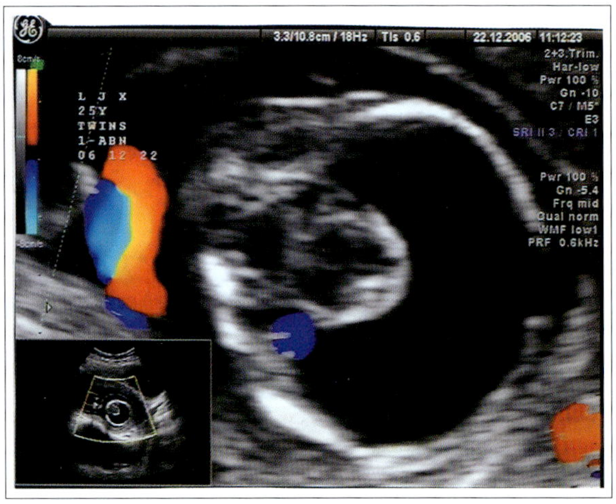

◀ 图 2-5-15 水脑儿

25 岁，孕 30 周，双胎；其一胎儿颅骨扩大，内含大量液体，可见丘脑

●**Dandy-Walker综合征** 发生率约 1:30 000 其典型图像为小脑蚓部缺失，第四脑室和后颅凹池扩张，常合并染色体异常。

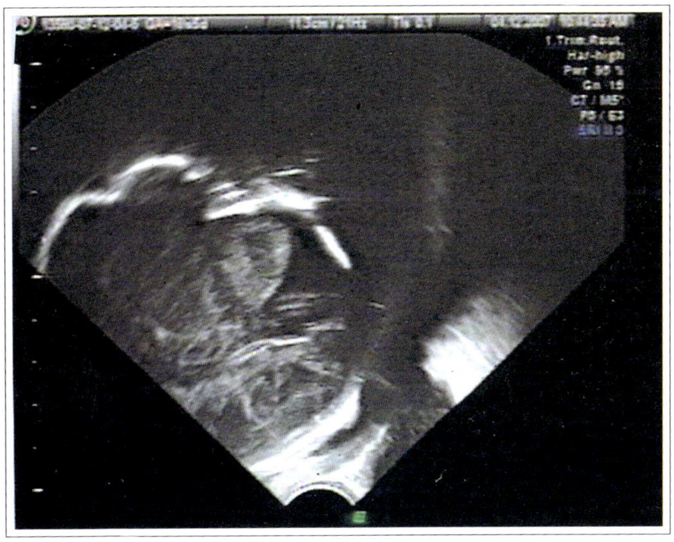

► 图 2-5-16 Dandy-Walker 综合征
28 岁，孕 28 周；胎儿后颅窝积水呈菱形，小脑分离，蚓部缺失

四、脊膜膨出(spinal meningocele)、脊柱成角畸形、脊柱裂

自颈椎至尾椎沿脊柱中线任何部分均可发生脊膜膨出，以骶尾部多见。本例为胸椎部位突出一囊性包块，内含液性区及软组织回声，脊膜膨出处骨质有缺损。

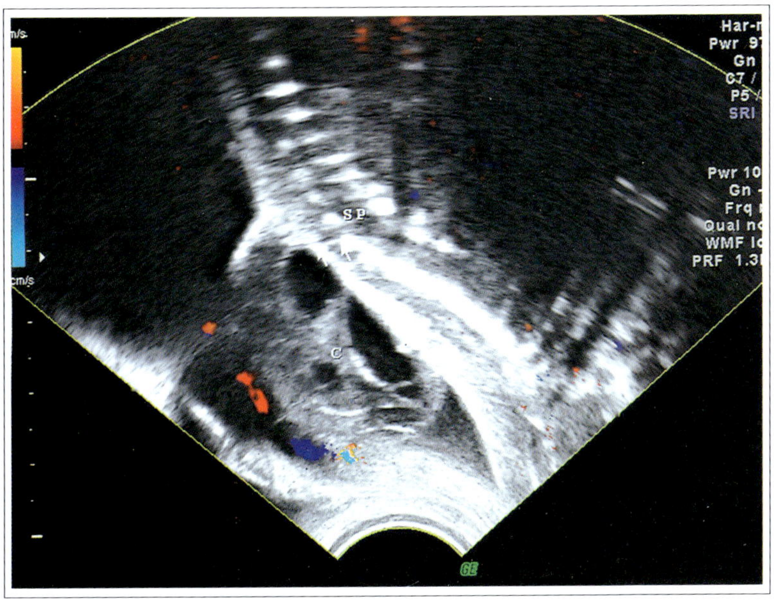

◄ 图 2-5-17 胸椎部脊膜膨出
32 岁，孕 19 周。纵切面：胸椎处可见有肿物膨出，箭头所指处有小骨质缺损
SP-脊柱；C-脊膜膨出

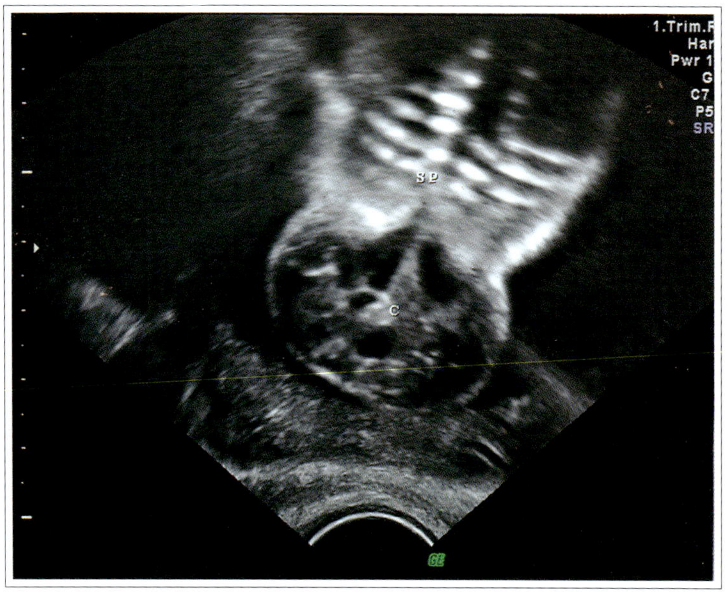

◀ 图 2-5-18　胸椎部脊膜膨出

上同一胎儿;冠状切面:可见膨出的脊膜

SP-脊柱;C-脊膜膨出

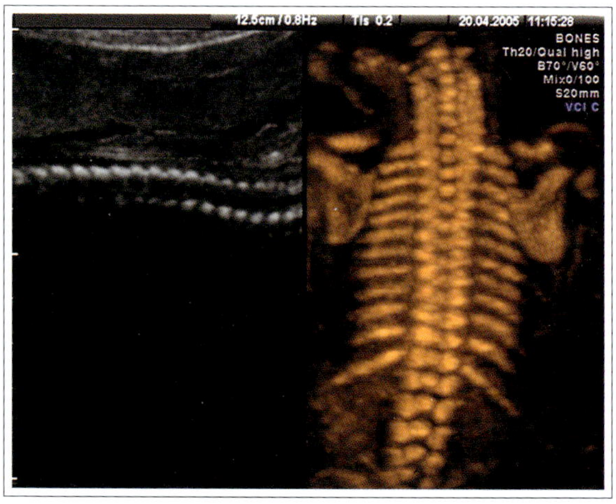

▶ 图 2-5-19　正常胎儿脊柱三维图像

中期妊娠;胎儿冠状面及纵切面图像

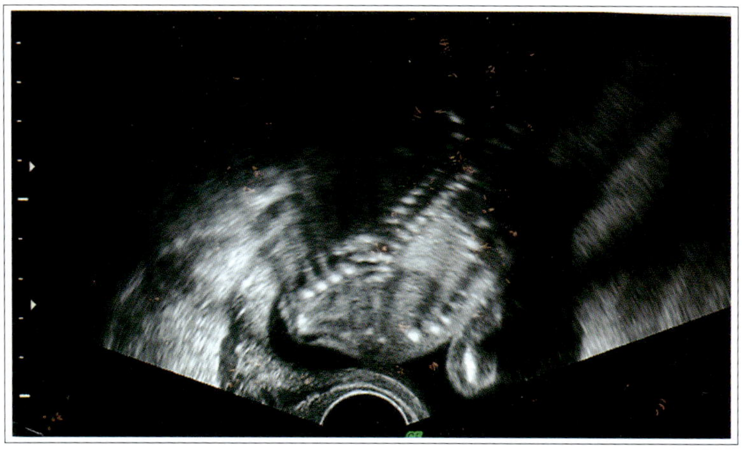

◀ 图 2-5-20　脊柱成角畸形

25 岁,孕 22 周;胎儿脊柱纵切,腰骶部成角畸形

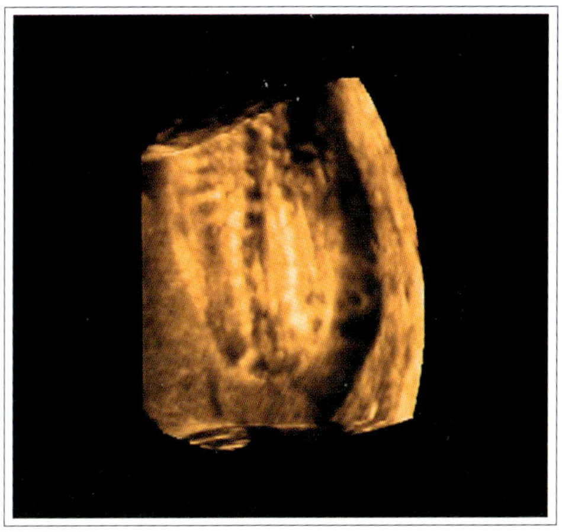

► 图 2-5-21 胎儿骶尾部脊柱裂三维图像

胎儿脊柱骶尾部变宽，结构异常

五、胎儿脐膨出(omphalocele)、隔疝(diaphragmatocele)、裂腹畸形(gastroschisis)、体外心

胎儿脐部缺损，可见内脏突出于腹腔外，有疝囊包裹；如有较大隔疝，心脏可落入疝囊内。

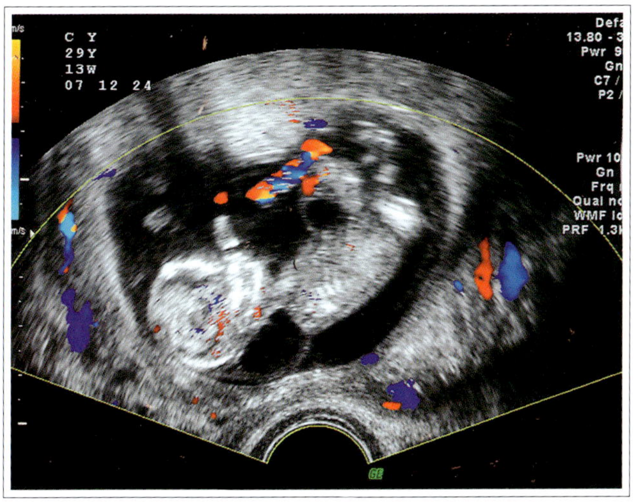

◄ 图 2-5-22 脐膨出合并后颈部淋巴水囊肿

29 岁，孕 13 周；脐膨出合并胎儿后颈部淋巴水囊肿

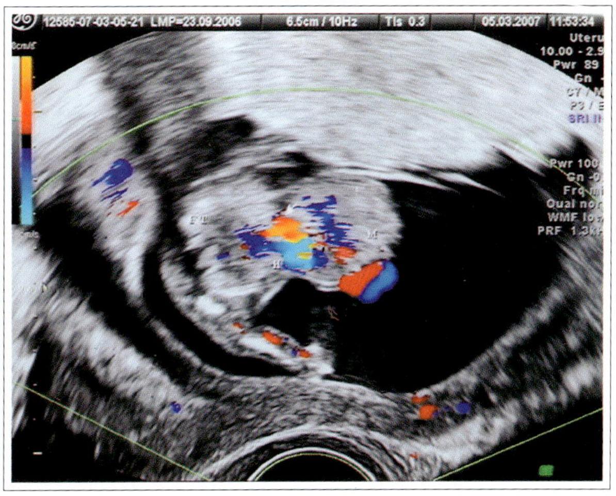

► 图 2-5-23 胎儿脐膨出、隔疝

24 岁，孕 13^{+}周；胎儿腹部可见突出一包块，有包膜包裹，内可见心脏搏动及脐血管

M-包块(脐膨出)；H-心脏；FT-胎体

●**胎儿裂腹畸形** 胎儿腹壁缺损，肠管突出在羊水中散乱漂浮，无包膜包裹，此点为与脐疝鉴别点。

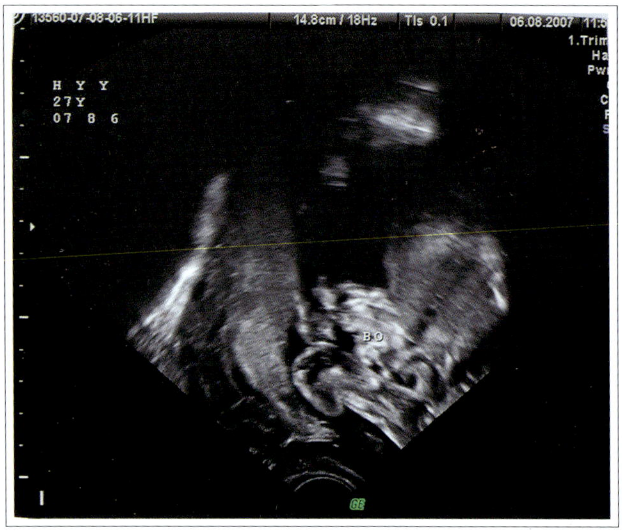

◀ 图 2-5-24 胎儿裂腹畸形

27 岁，无症状；胎儿腹部前方可见突出肠管，无包膜

BO-肠管

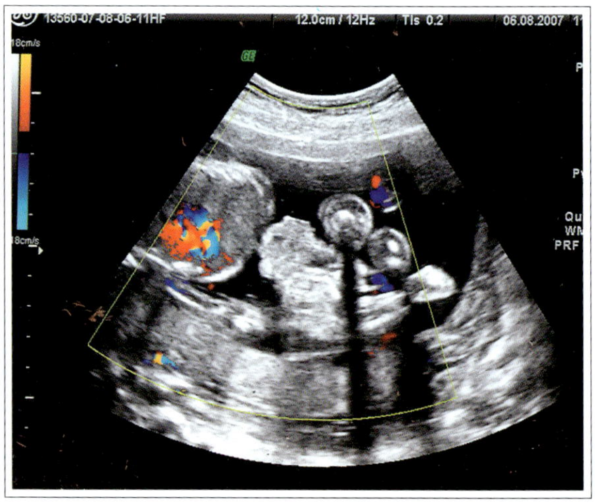

► 图 2-5-25 胎儿裂腹畸形（TAS）

上同一胎儿；由胎儿腹壁前方突出一团肠管，无包膜

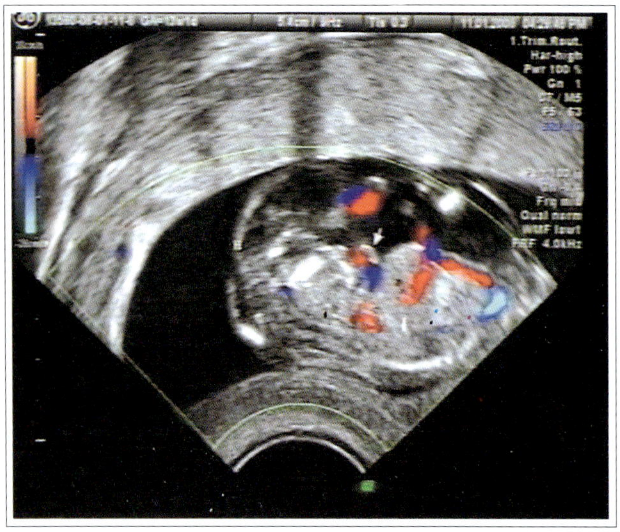

◀ 图 2-5-26 无脑儿、体外心

27 岁，孕 13 周；无脑儿，脑膜囊，胎心脏位于胸腔以外，如箭头所指

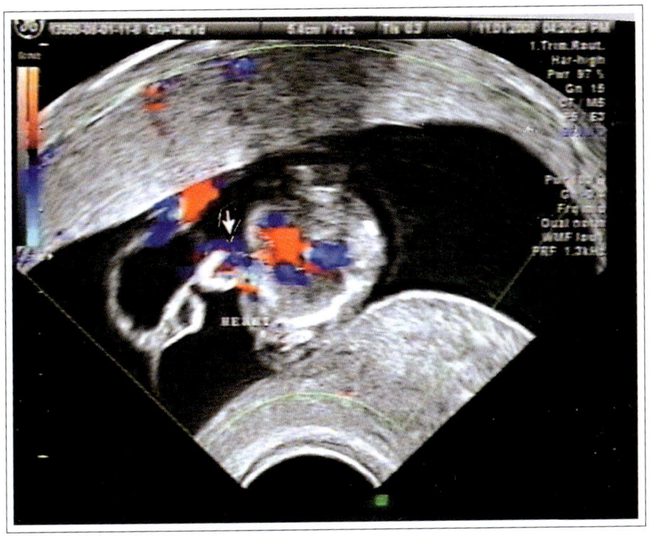

◀ 图 2-5-27 无脑儿、体外心

上同一胎儿;横切面:胎儿胸部突出胎儿心脏,可见其搏动,右侧为脑膜囊

HEART-箭头所指为外露胎心

六、孕11~13^{+6}周NT厚度的测量

NT(nuchal translucency)是指胎儿颈部透明层。是利用超声观察胎儿颈后皮下液体聚积的厚度,目的是检出异常胎儿。大多数学者认为孕 11~13^{+6} 周 NT 厚度应小于 3mm,少数学者认为应小于 2.7mm。NT 厚度与多种胎儿不良临床结局有关,其中最常见的是染色体异常。如 21-三体、18-三体及 13-三体。其中 21-三体 NT 增厚较多见。NT 增厚的厚度与胎儿染色体异常的发生率成正比。

NT 测量是在 1992 年由英国胎儿医学基金会公布, 大部分发达国家 1997 年全面开展该项技术。目前在全球范围内 NT 技术已成为一种早孕期胎儿筛查的重要手段。该方法可以独立应用,也可以与孕妇年龄及孕妇血清学检查联合应用,与后者联合使用可以将阳性率提高。

●**NT的测量方法** 按照英国胎儿医学基金会公布的方法。

(1)头臂长(CRL)要求在 45~84mm 之间。

(2)取胎儿自然屈度状态下的正中矢状切面。

(3)将影像放大至胎儿头部及上胸部占据图像的 3/4。

(4)分清胎儿皮肤与其后方的羊膜。

(5)测量胎儿颈部脊柱上方的软组织和皮肤之间的透明区最大厚度。

(6)标尺横线应与 NT 厚度界线重叠。

(7)测量 3 次,取其最大值。

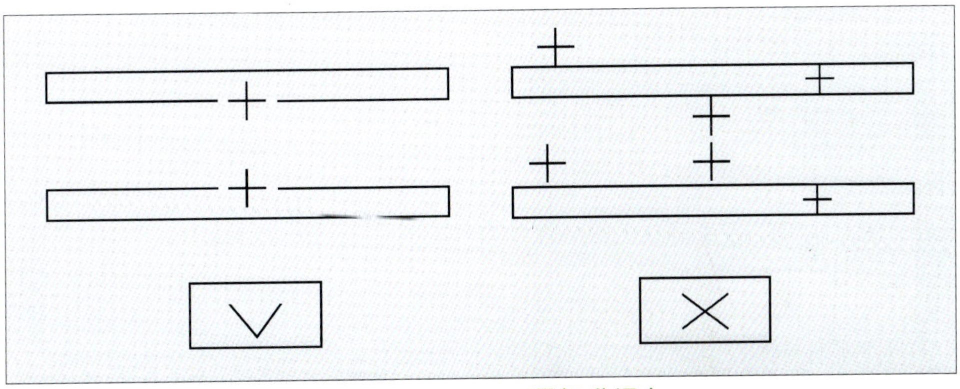

▲ 图 2-5-28 胎儿 NT 测量标准据点

●测量 NT 厚度的临床意义

由于染色体异常的胎儿在孕 $11\sim13^{+6}$ 周常有 NT 增厚的表现，故 NT 测量使染色体异常筛查又增加了一个时间窗口，它可将异常在第一时间检出，同时对于确诊的病例能够做到早期干预。

这种筛查手段便利、无痛，孕妇容易接受。可在低危人群中广泛实施，当筛出阳性时可作进一步评价，使介入性染色体诊断的检查更具有针对性，同时节约了有限的医疗资源。

已知 NT 增厚常见的原因为淋巴系统发育异常或循环系统发育异常。国外一些发达国家的诊断中心将早期 NT 增厚作为一项中孕期筛查胎儿心脏异常的指标。

NT 增厚是筛查胎儿异常的指标，不能作为染色体异常的诊断，需作进一步评价，特别是当 NT>3mm 但<3.5mm 时，仍有一大部分是正常胎儿，可排除染色体异常后继续妊娠，并严密监测。对于 NT—度增厚又不消失的胎儿，应当在孕中期进行一次胎儿心脏超声筛查及系统超声检查，以排除其他异常。

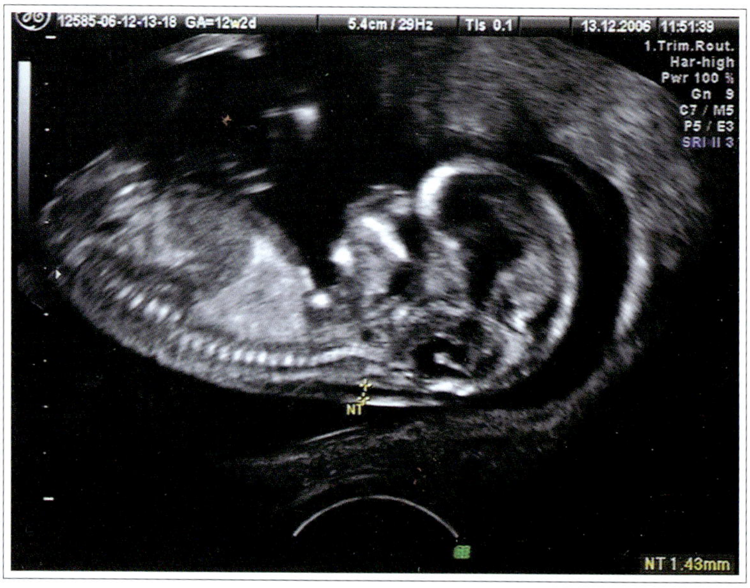

► 图 2-5-29 胎儿 NT 的测定（正常）
25 岁，孕 12^{+}周；胎儿仰卧位，胎儿后颈部 NT 测定为 1.43mm

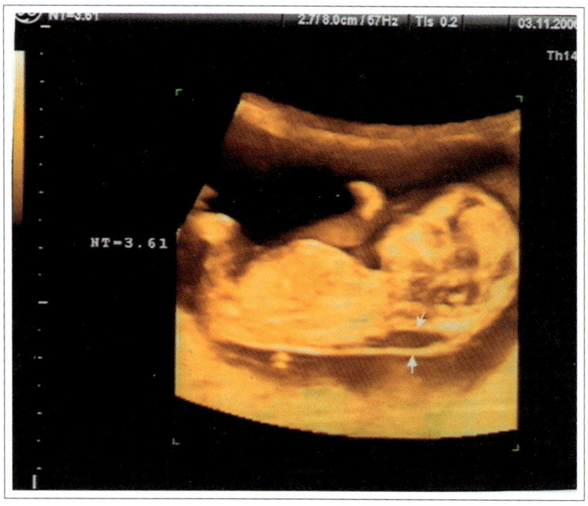

◄ 图 2-5-30 胎儿 NT 增厚
26 岁，孕 11^{+}周；胎儿仰卧位，NT 增厚为 3.61mm，如箭头所指

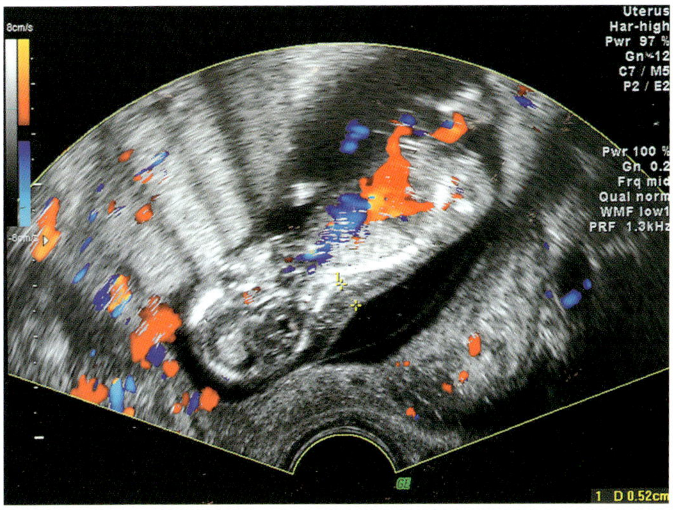

▶ 图 2-5-31 胎儿 NT 增厚

38 岁，孕 13 周；NT 为 5.2mm，全身水肿

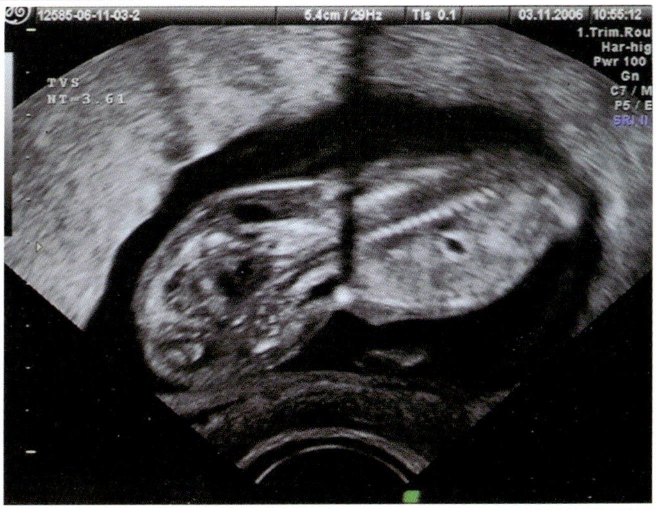

◀ 图 2-5-32 胎儿后颈水肿

经 TVS 可清楚看到胎儿颈至头部水肿增厚，NT 为 3.61mm

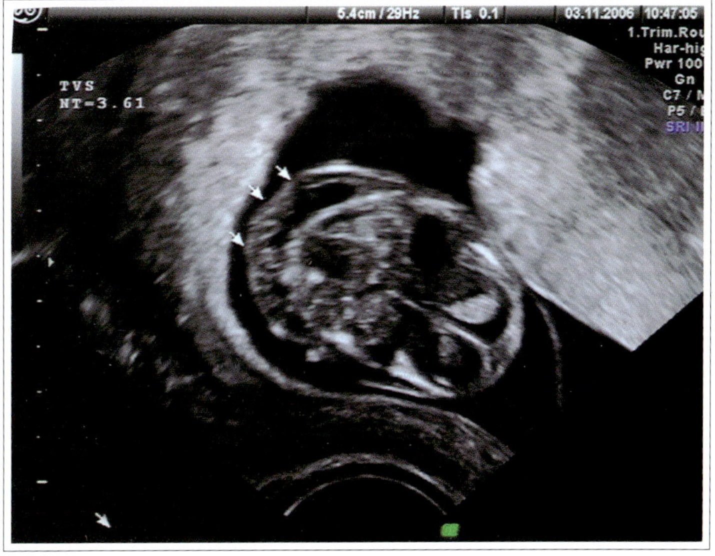

▶ 图 2-5-33 胎儿后颈水肿

后枕部可见明显增厚

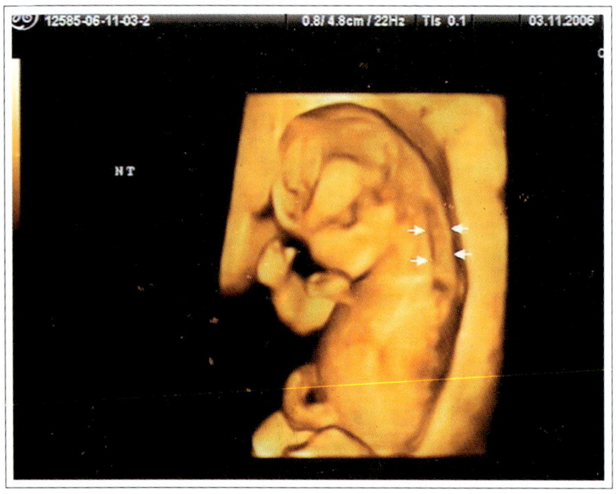

◀ **图 2-5-34　胎儿后颈水肿**
上同一胎儿；三维图像显示胎儿后枕部水肿

●**胎儿水肿**　多种原因会造成水肿。

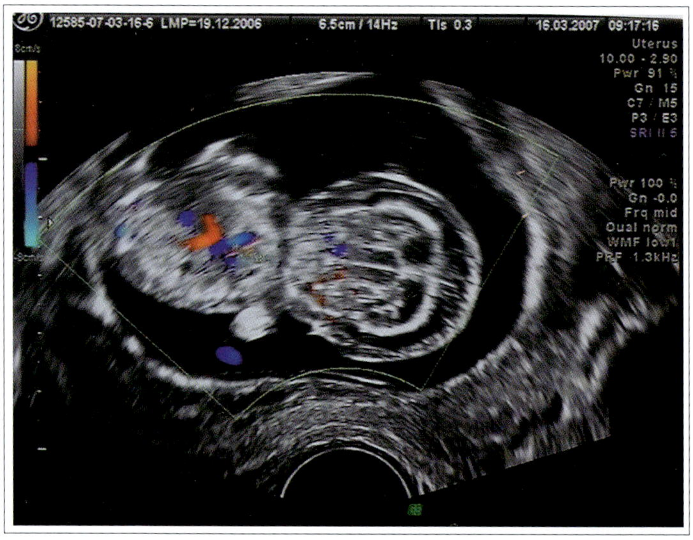

► **图 2-5-35　胎儿头部水肿**
30 岁，孕 13 周；纵切面：胎儿头部水肿，似茧状物包绕胎头

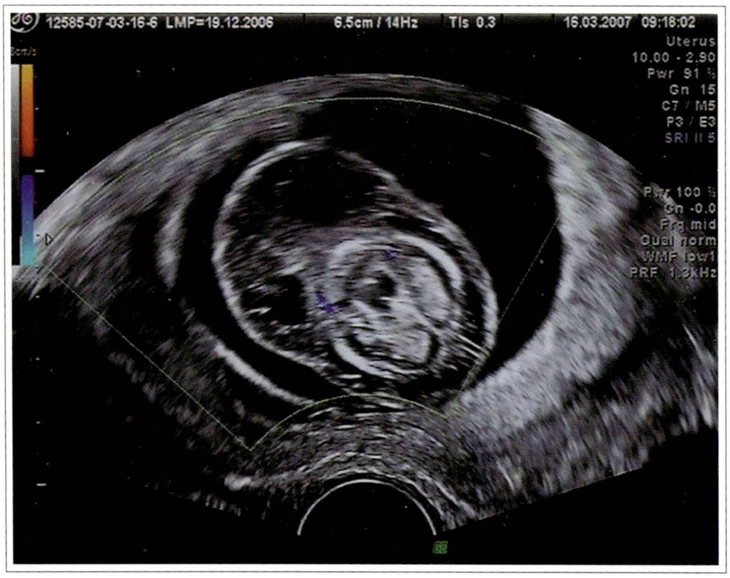

◀ **图 2-5-36　胎儿头部水肿**
上同一胎儿；胎头周围及胎儿后颈部高度水肿，似半透明茧状物

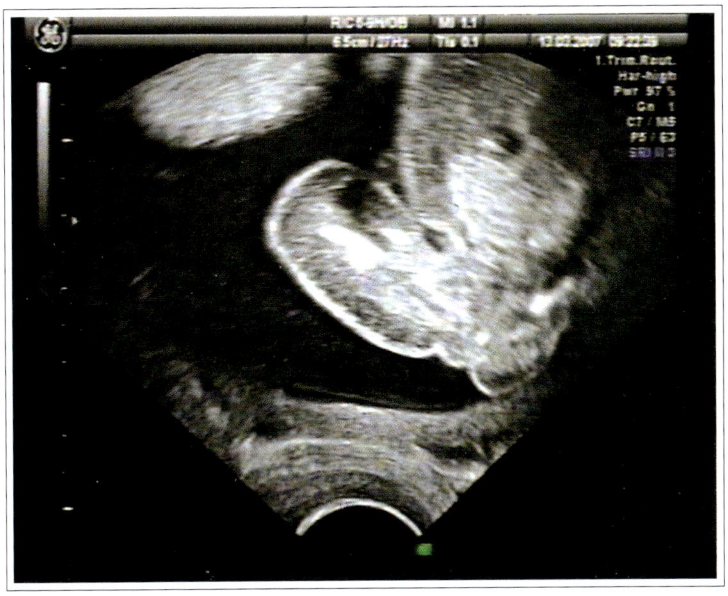

► 图 2-5-37　胎儿水肿

上同一胎儿；全身及下肢水肿

七、胎儿淋巴水囊肿(cystic hygroma)

由胎儿淋巴系统发育缺陷所致，常见的有水囊状淋巴管瘤，多发生在胎儿头、颈及躯体部，呈囊状包围在头颈。

●超声诊断

(1)在胎儿头颈部周围，围绕一个较大囊肿，囊壁较厚，囊内有网状隔。

(2)胎儿全身可有水肿，皮肤厚呈“茧状”物。

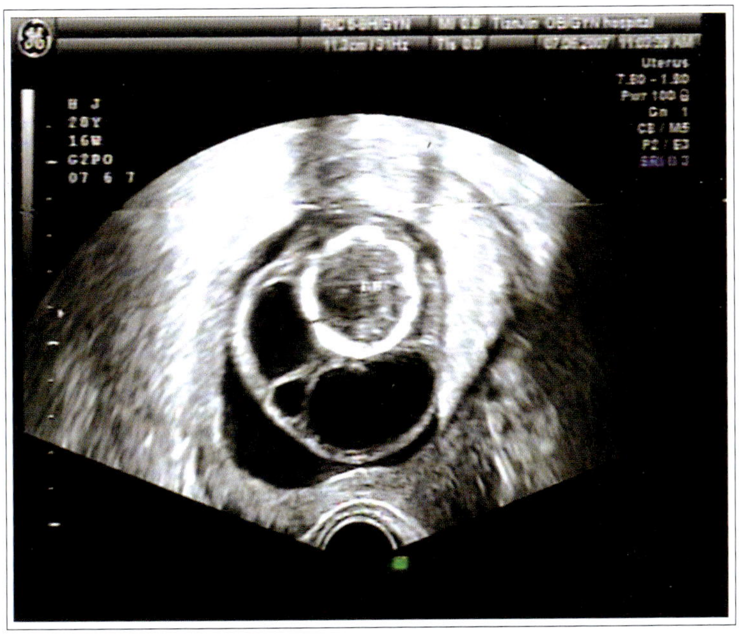

◄ 图 2-5-38　胎儿淋巴水囊肿

28 岁，孕 16 周；胎头周围为多囊围绕

FH-胎头

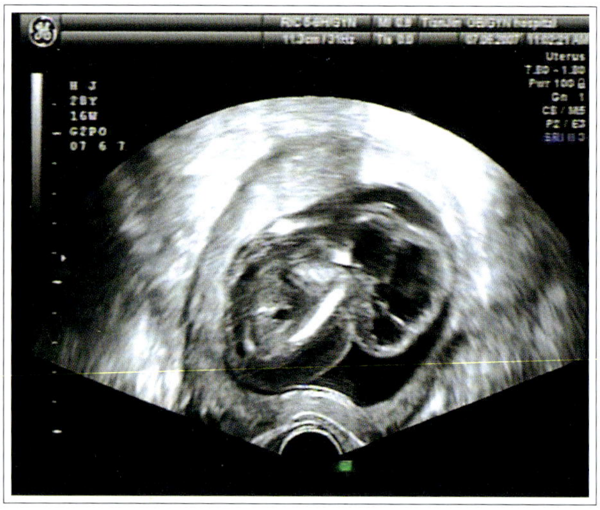

◀ 图 2-5-39 胎儿淋巴水囊肿

上同一胎儿；胎体水肿，可见淋巴囊肿成团状

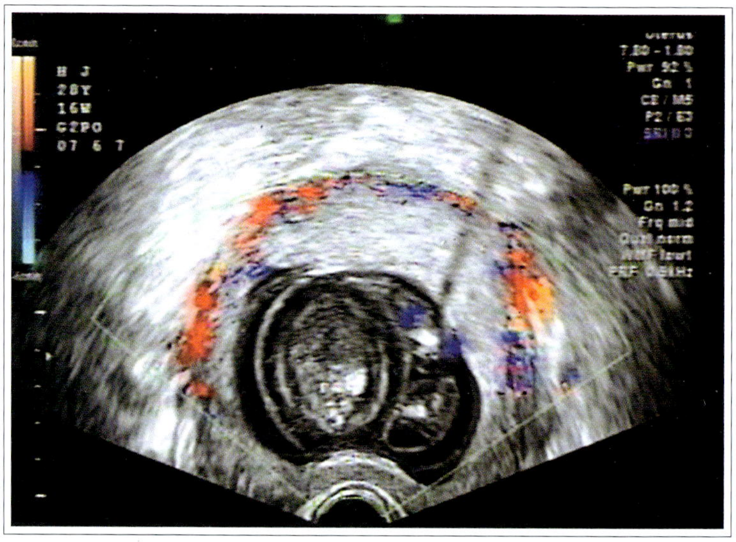

► 图 2-5-40 胎儿淋巴水囊肿

上同一胎儿；胎儿腹部水肿，围绕胎腹可见"茧状物"

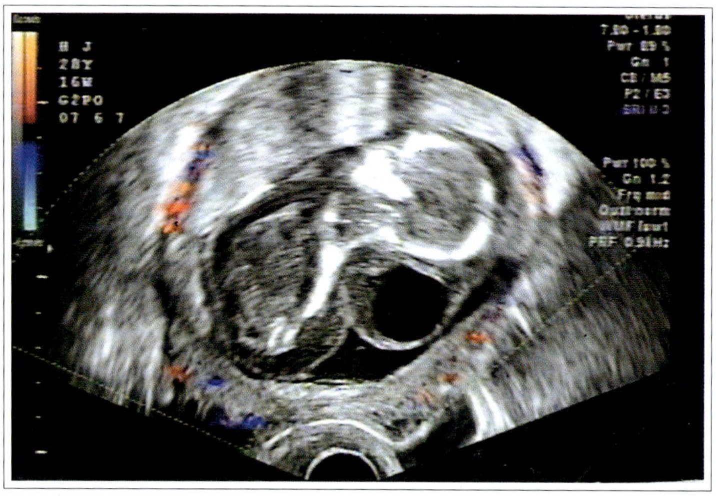

◀ 图 2-5-41 胎儿淋巴水囊肿

上同一胎儿；胎儿头后方淋巴囊肿，全身水肿

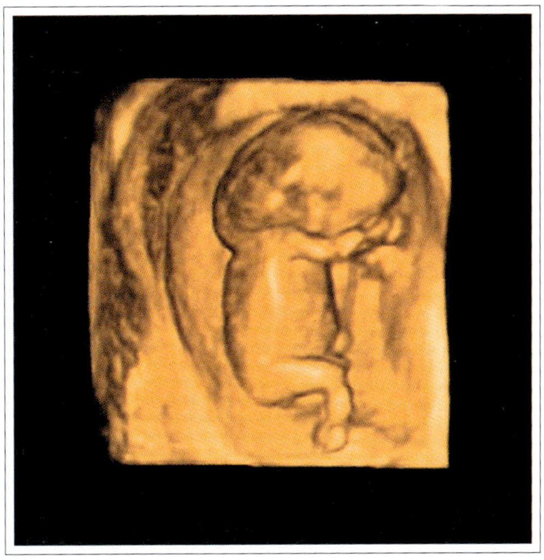

► 图 2-5-42 胎儿淋巴水囊肿
三维显示胎儿后枕部囊性肿物

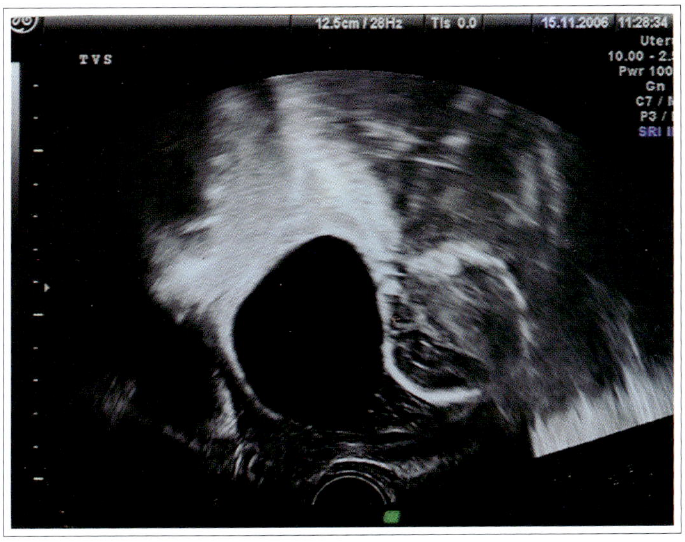

◄ 图 2-5-43 胎儿头颈部淋巴水囊肿
30 岁，孕 20 周；胎头的侧后方可见一较大囊肿，内含细条

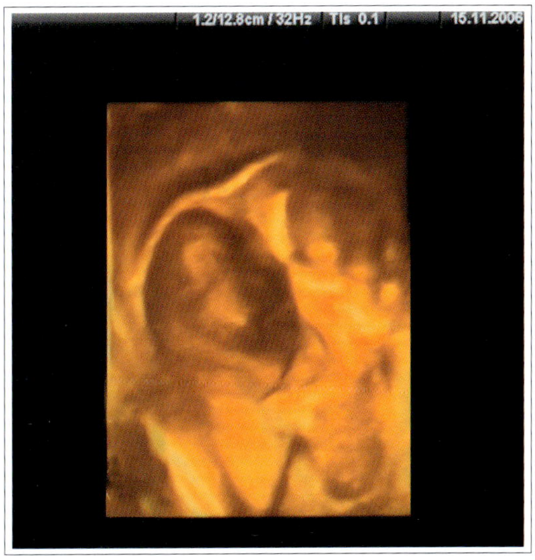

► 图 2-5-44 胎儿头颈部淋巴水囊肿
上同一胎儿；三维图像显示颅骨后方可见一较大囊性肿物，前方可见颅骨及颜面骨

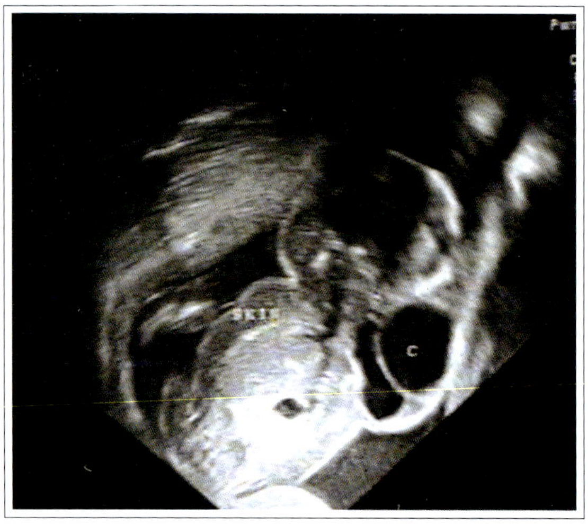

◀ 图 2-5-45　胎儿淋巴水囊肿
孕 17 周；胎儿后颈部淋巴水囊肿，皮肤水肿
C–囊肿；SKIN–皮肤

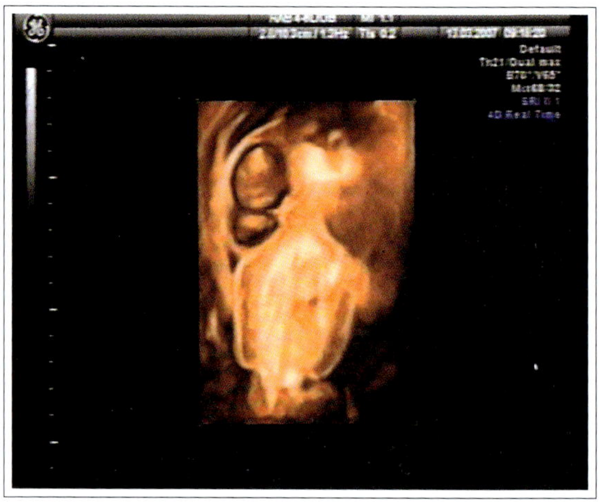

▶ 图 2-5-46　胎儿淋巴水囊肿
上同一胎儿；三维图像显示胎儿颈部淋巴水囊肿，躯体水肿

八、致死性软骨发育不全(thanatophoric dysplasia)

为常染色体显性遗传病，表现为双顶径、头围、腹围均增大，股骨及肱骨均短小。严重软骨发育不全，因胸腔发育不良致胸腔狭小，肺脏发育不良，胎儿出生后不能成活。

●超声诊断　①窄胸；②头颅较大；③腹部膨隆；④四肢短小；⑤羊水过多。

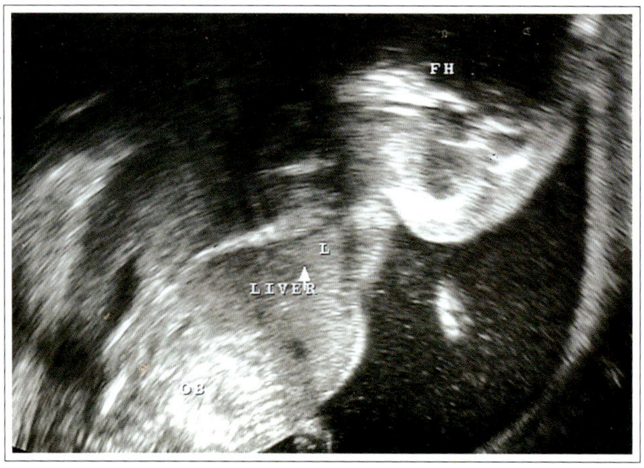

◀ 图 2-5-47　致死性软骨发育不全
30 岁，孕 20 周；胎儿俯卧位，可见窄胸、头大、腹部膨隆、羊水较多
FH–胎头；LIVER–胎肝；L–肺；BO–肠管

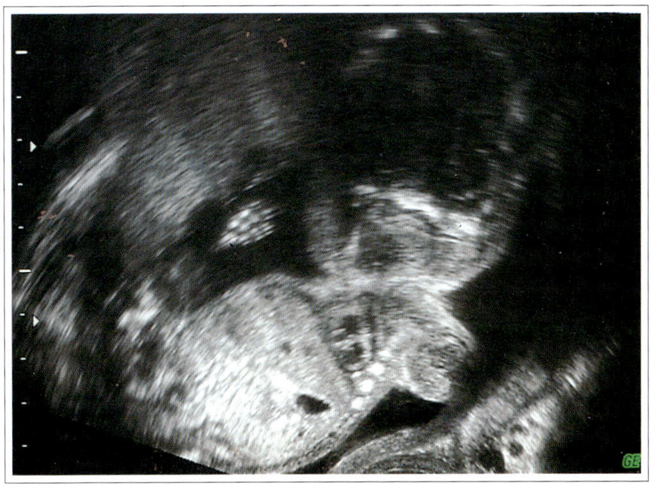

► 图 2-5-48 致死性软骨发育不全

上同一胎儿；胎儿仰卧位，窄胸、大头、大腹、四肢短小、羊水较多

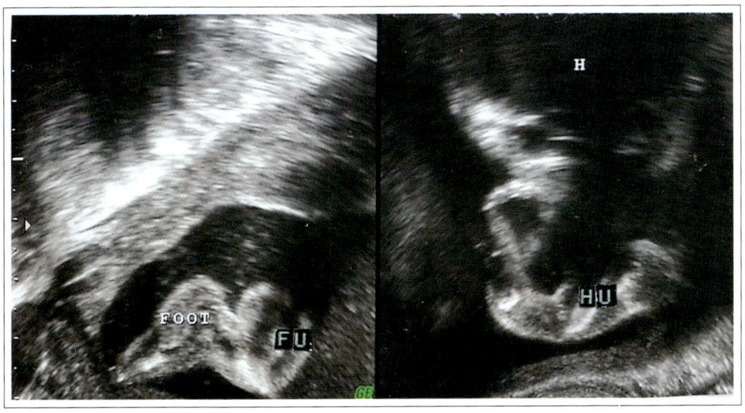

◄ 图 2-5-49 致死性软骨发育不全

上同一胎儿；左图：下肢短小，股骨极短，胫腓骨短，可见胎足；右图：上肢弯曲、短

H–胎头;HU–肱骨;FU–股骨;FOOT–胎足

九、胎儿腹腔内肿物 (abdominal neoplasms)

胎儿腹腔内大囊肿，常占据整个腹腔，诊断其来源常有一定困难。

●**泌尿系统畸形** 由于尿道梗阻，尿液潴留膀胱内，逐渐扩张以致充满腹腔，注意合并有两侧肾盂积水。

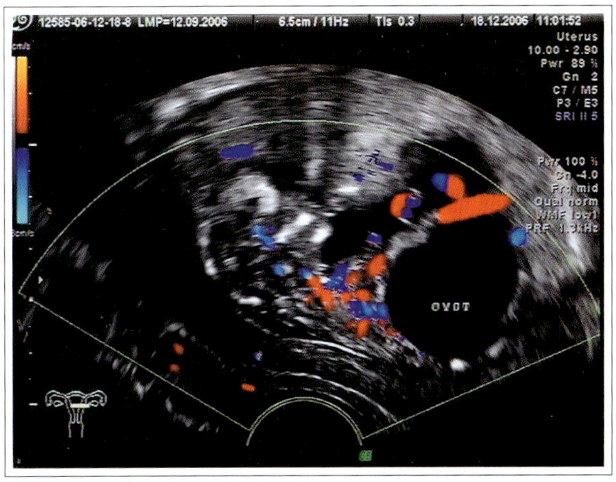

► 图 2-5-50 胎儿腹腔内大囊肿

24 岁，孕 4⁺月；胎儿腹腔内见一大囊肿，推测为巨大膀胱，可见胎心搏动，羊水过少，胎儿颜面骨可见

CYST–囊肿

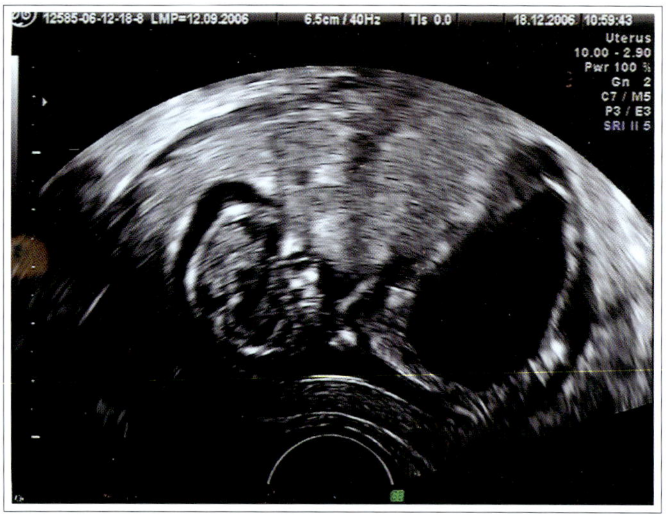

◀ 图 2-5-51　胎儿腹腔内大囊肿

上同一胎儿；二维显示胎儿腹腔内大囊肿

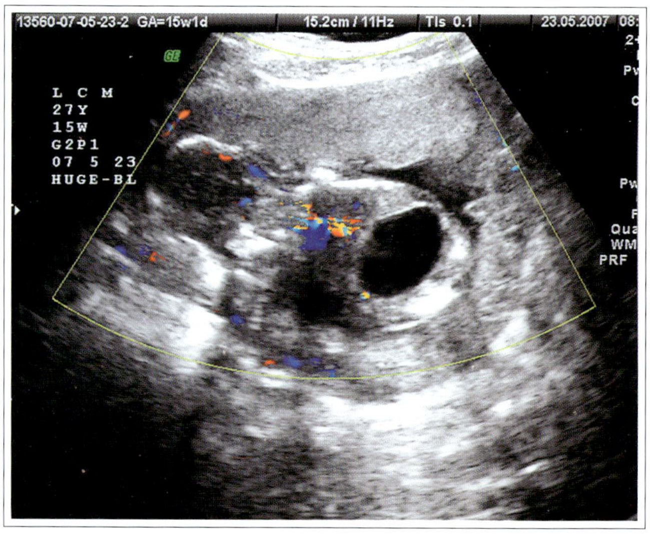

► 图 2-5-52　胎儿大膀胱(TAS)

27 岁，孕 15 周；胎儿存活，下腹部可见大膀胱

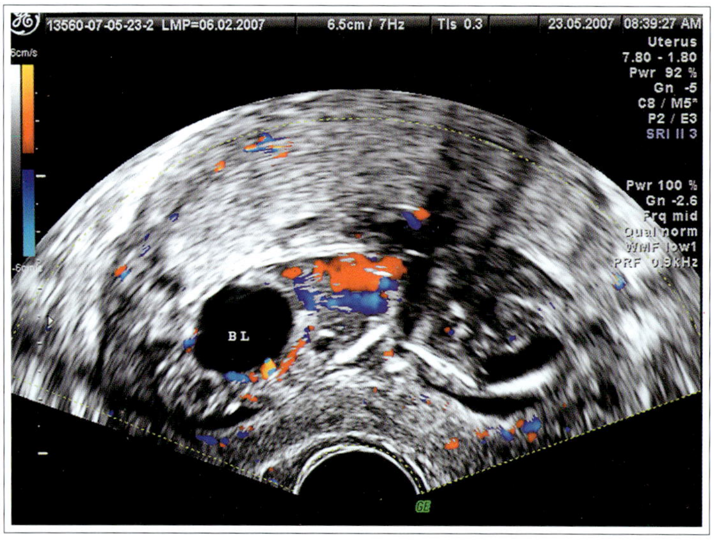

◀ 图 2-5-53　胎儿大膀胱

上同一胎儿；胎儿下腹部可见大膀胱

BI–膀胱

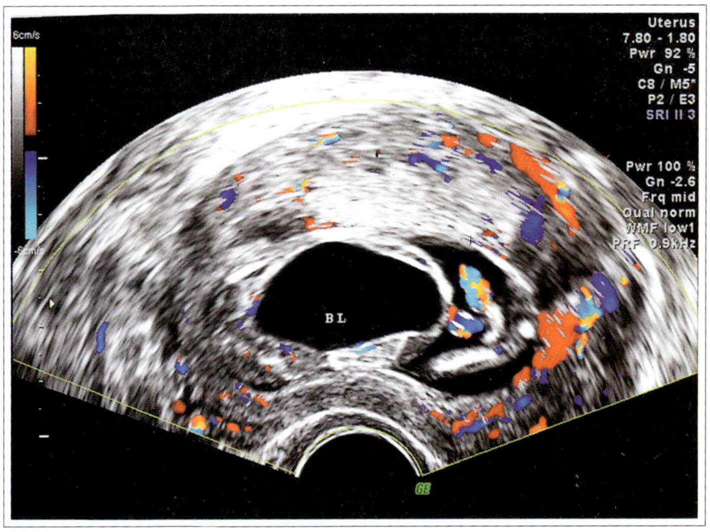

► 图 2-5-54 胎儿大膀胱

上同一胎儿；另一切面显示大膀胱，可见胎心搏动

●胎儿腹水

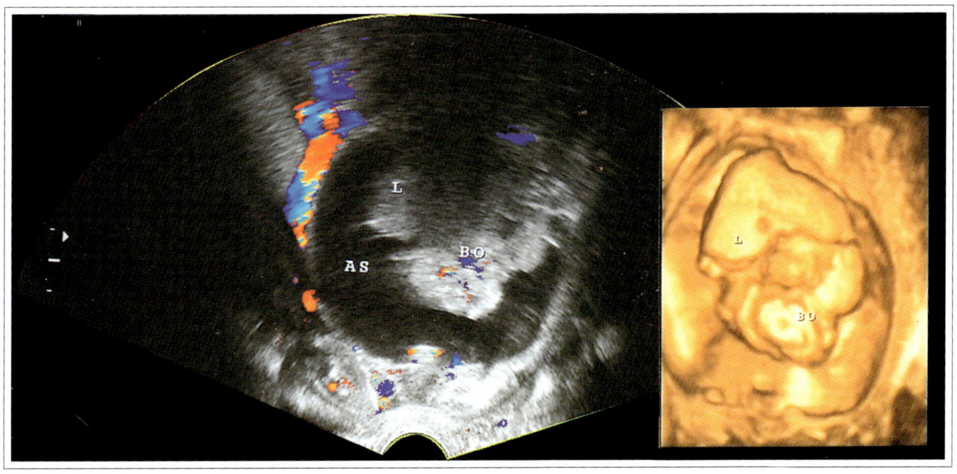

▲ 图 2-5-55 胎儿腹水

26 岁，孕 19 周；横切面：腹腔内大量腹水，内含肠管、肝脏。右图为三维图像

L-肝脏;BO-肠管;AS-腹水

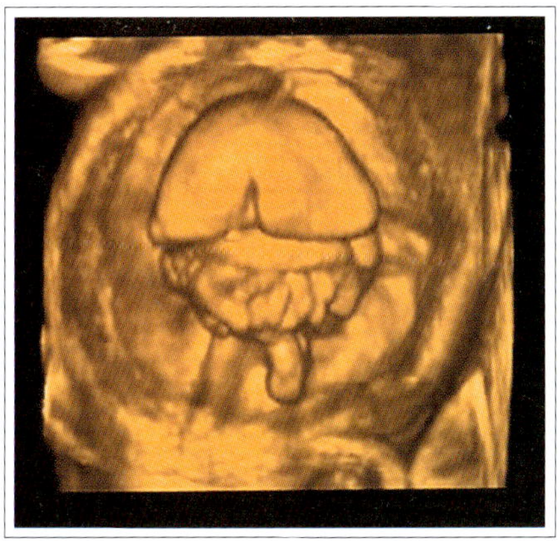

◄ 图 2-5-56 胎儿腹水三维图像

胎儿腹腔内可见大量腹水，内可见肝、胰、肠管等脏器

（摘自 GE）

●卵巢囊肿 胎儿卵巢囊肿较少见，有文献报道较小的胎儿卵巢囊肿84%为生理性卵泡囊肿，随其发展，部分囊肿可演变为较大的单纯性或复杂性囊肿，可造成扭转或出血，影响胎儿存活。此外，胎儿卵巢肿物可以有畸胎瘤，胎儿恶性卵巢肿瘤极少见。

●超声诊断 女性胎儿，囊肿多位于肾脏与膀胱之间。

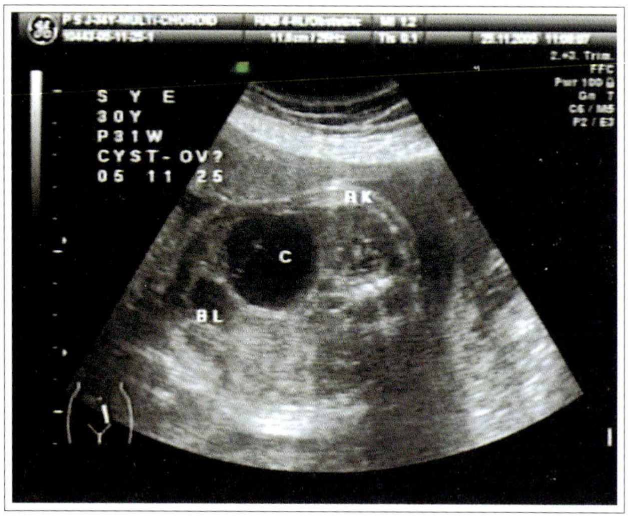

◄ 图 2-5-57 胎儿卵巢囊肿(TAS)
30岁，孕30^{+}周，无不适；纵切面：胎儿为♀，在肾脏与膀胱之间可见一薄壁囊肿，囊液清亮
C-囊肿；RK-右肾；BL-膀胱

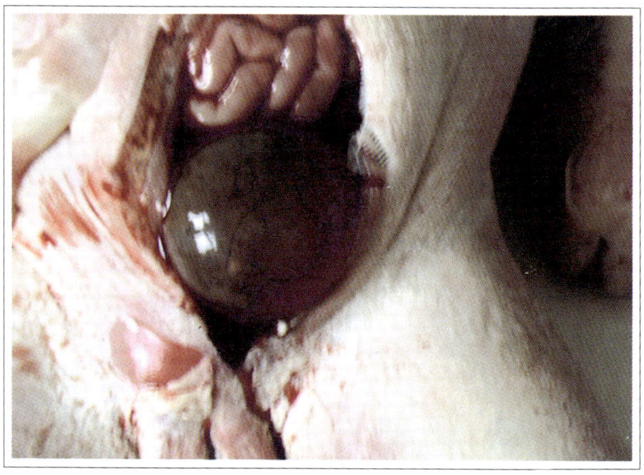

► 图 2-5-58 胎儿卵巢囊肿标本
上同一胎儿；切开胎儿腹壁可见一薄壁透明囊肿突出

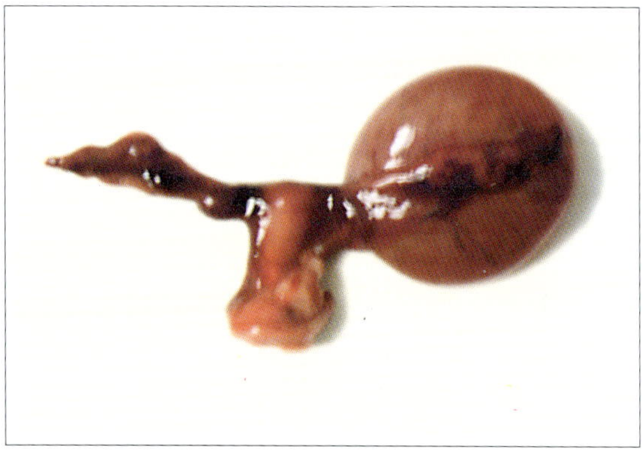

◄ 图 2-5-59 胎儿卵巢囊肿标本
上同一胎儿；子宫左侧为卵巢囊肿

十、羊膜带综合征(amniotic band syndrome)

发病率为1:1300。

羊膜带综合征是由于早期羊膜部分破裂后产生纤维带，粘连、缠绕胚胎或胎儿，使得胎儿受累部分发生分裂或畸形。纤维带缠绕胎儿越早，畸形越严重。

●**超声诊断**

(1)羊水内可见多条带状结构漂浮，部分羊膜带贴附于胎儿某部分。

(2)羊膜带可粘连胎儿各个部分，粘连缠绕胎儿头颅，可出现脑膨出，膨出组织可粘连于胎盘部位而固定，亦可出现颅骨缺如。如粘连胎儿腹部可出现胎儿腹裂，或膀胱外翻。如粘连缠绕胎儿肢体可造成肢体畸形。

(3)羊水过少。羊水内亦可见到羊膜带漂浮，但并未缠绕胎儿。

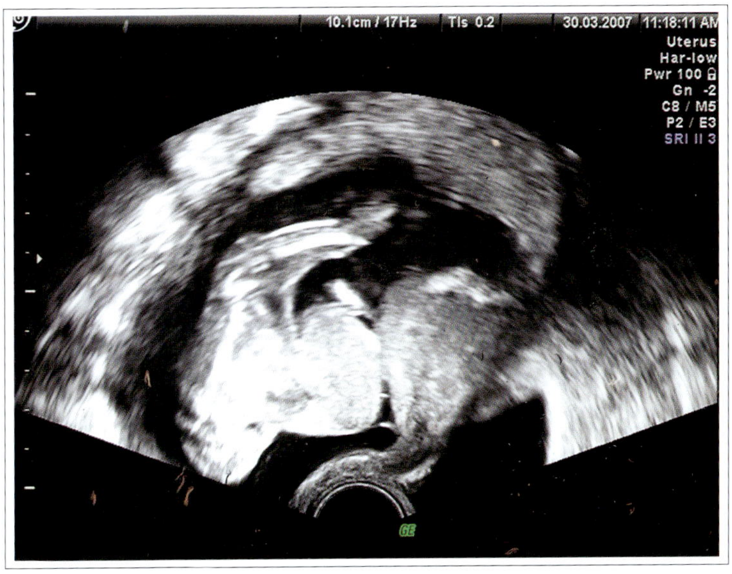

► 图2-5-60 羊膜带综合征

25岁，孕18周；羊水中可见带状物与胎儿缠绕，可见脐膨出，胸部胎心搏动，胎儿形态变形

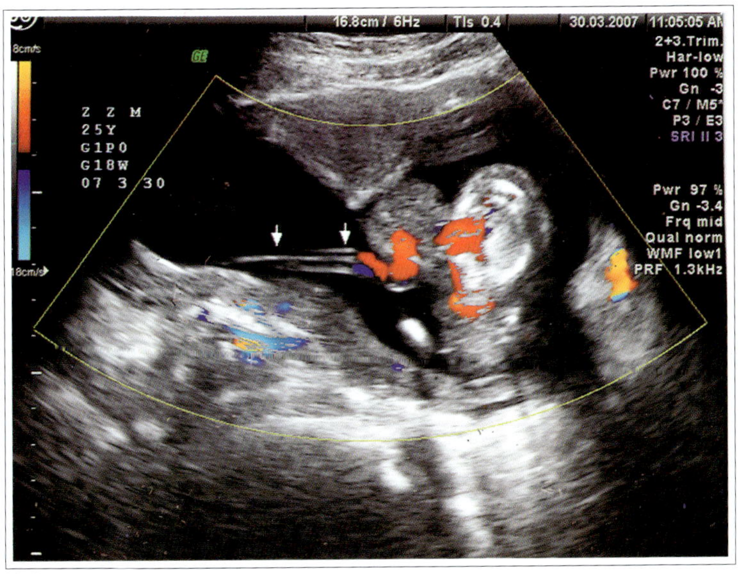

◄ 图2-5-61 羊膜带综合征(TAS)

上同一胎儿；胎儿变形严重，可见肢体，脐膨出，脊柱均形态紊乱

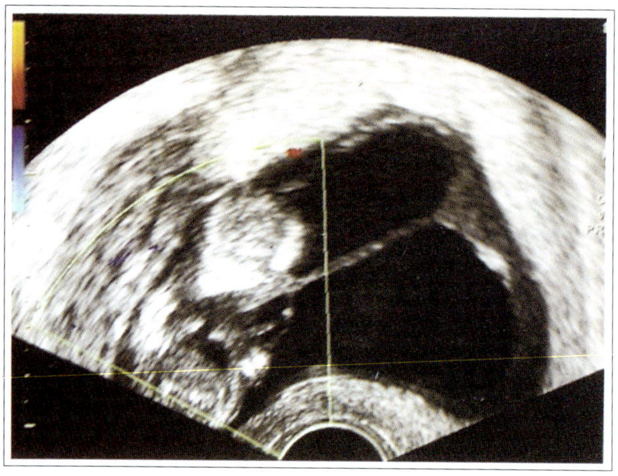

◄ 图 2-5-62 羊膜带综合征
孕 4 个月；横切面：宫腔内可见一胎儿被一羊膜带缠绕，胎儿躯体已扭曲，胎心跳消失

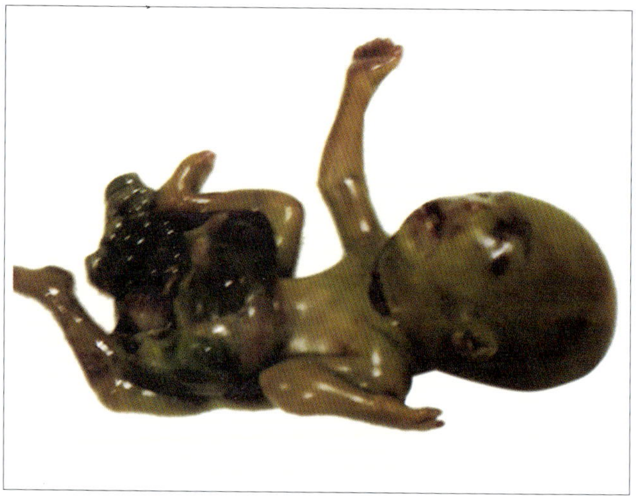

► 图 2-5-63 羊膜带综合征胎儿标本
胎儿青紫状，腹部内脏膨出，可见肝及肠管

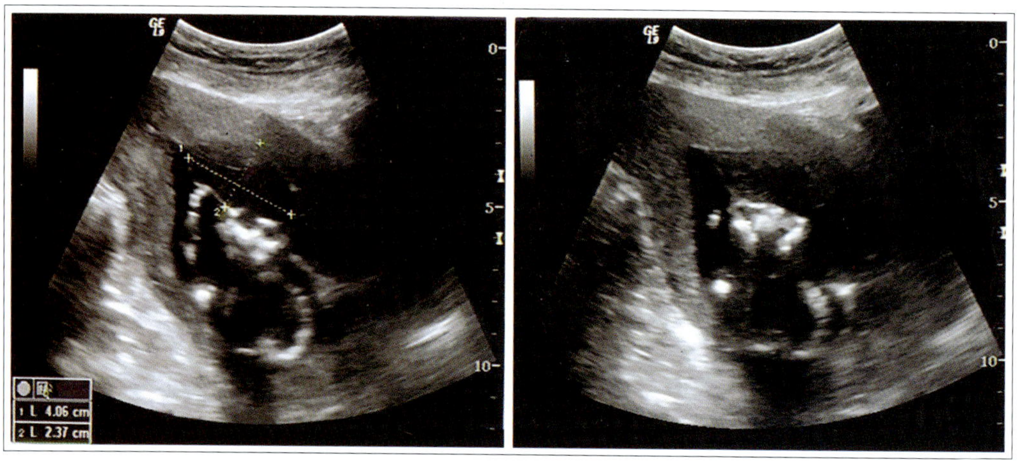

▲ 图 2-5-64 羊膜带综合征（TAS）
孕 23 周，检查发现异常；上两图可见颜面骨，颅骨缺失，颅底部与胎膜相连，下方可见脊柱

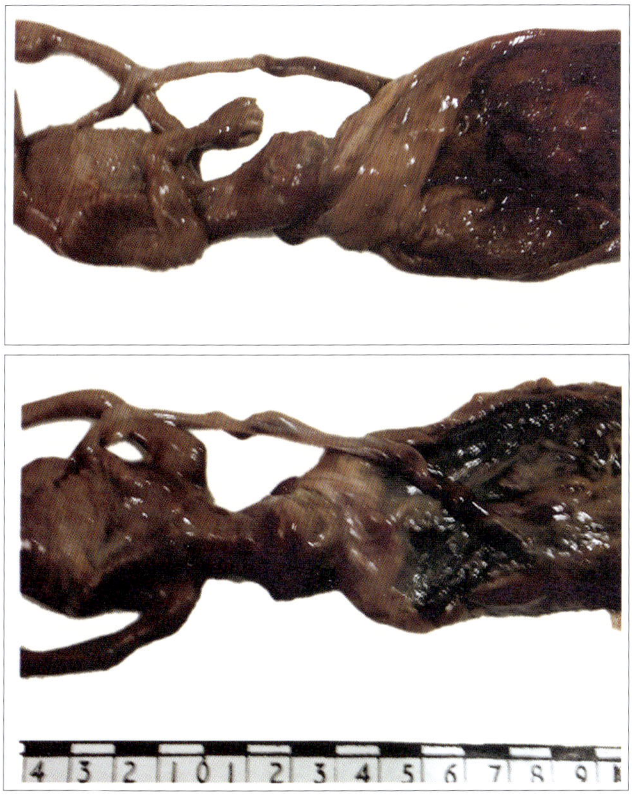

◀ 图 2-5-65 羊膜带综合征标本

上同一病人；上图：为侧面观，颜面及颅底骨与胎膜粘连，下图：为正面观，可见颜面

十一、羊水过少

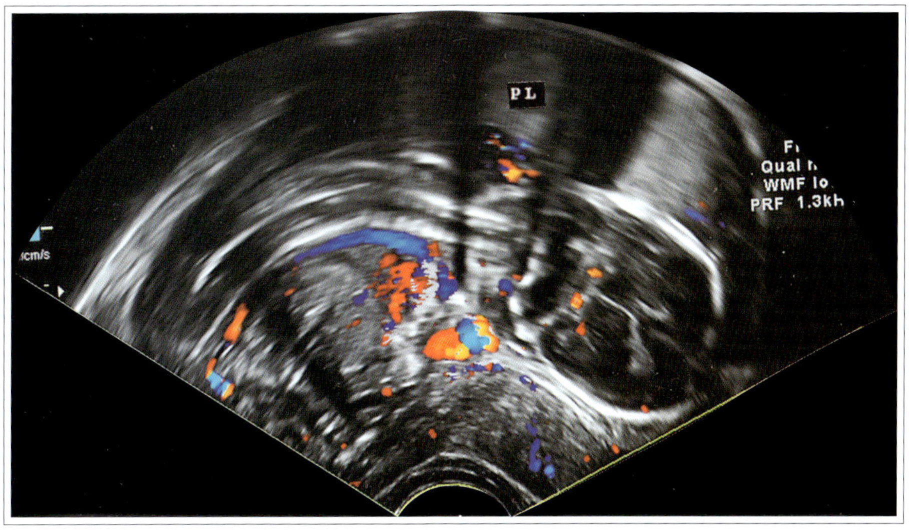

▲ 图 2-5-66 羊水过少

孕 18 周，无症状；宫腔内见一胎儿，胎头、脊柱正常，心血管清晰，胎儿被胎盘与子宫紧包裹，几乎看不到羊水

PL-胎盘

（周 敏 王小莉）

第六节　胎盘疾患的超声诊断

- 胎盘滞留
- 胎盘粘连
  - 粘连性胎盘
  - 植入性胎盘
  - 穿透性胎盘
- 胎盆发育不良
- 前置胎盘

一、胎盘滞留(placental retention)

第三产程，胎盘自然剥离时间延长，但有阴道活动性出血，应即刻做阴道检查将剥离的或部分剥离的胎盘取出。

●**超声诊断**　宫腔内可见胎盘小叶残留，与宫壁关系不密切。胎盘接近宫壁者与胎盘粘连不易鉴别。

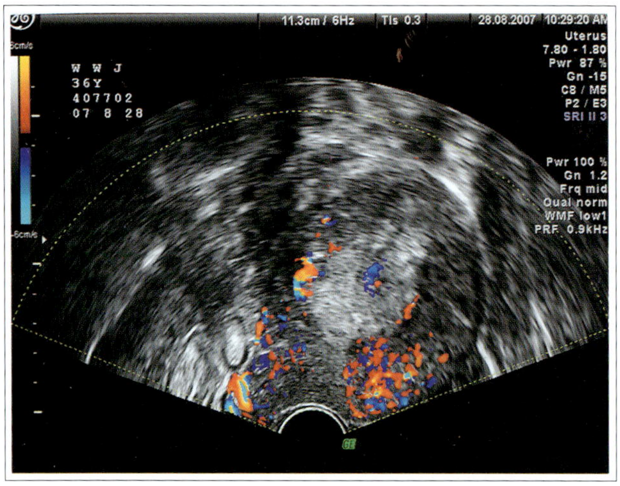

◀ 图 2-6-1　胎盘滞留
36 岁，孕 4+月引产，胎盘不全；子宫增大如孕 2 个月，子宫腔内胎盘小叶滞留(40mm×30mm)

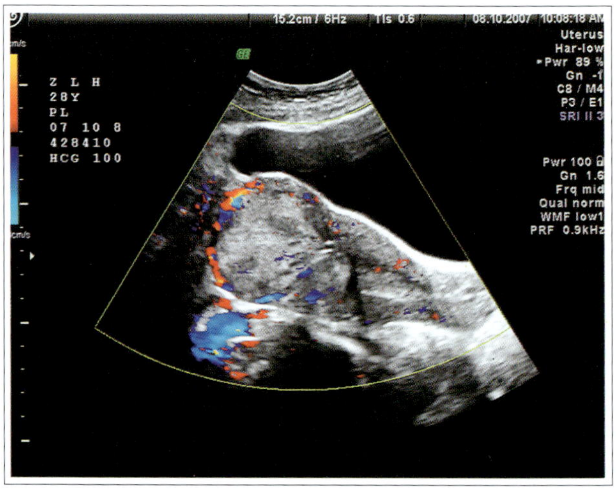

► 图 2-6-2　胎盘滞留(TAS)
28 岁，产后 9 天，胎盘滞留。纵切面：子宫前位，宫底饱满，内含胎盘，面积较大，可见肌壁，血流丰富，易被误诊为胎盘粘连

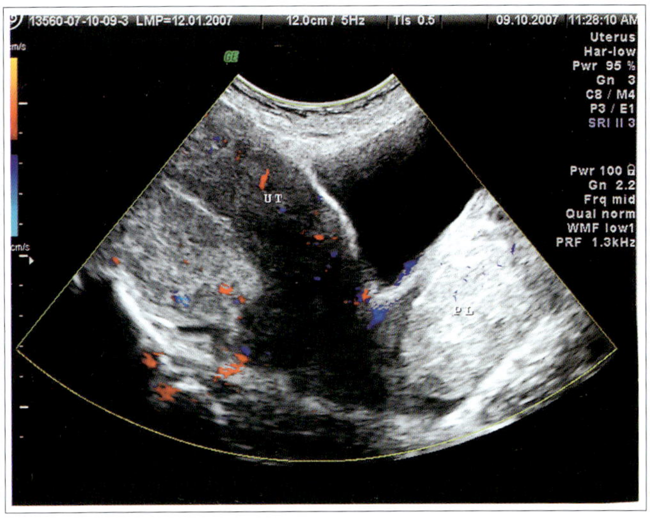

▶ 图 2-6-3　胎盘滞留(TAS)

上同一病人，入院一日后；纵切面：子宫前位，增大，可见宫波，胎盘已自行排入阴道

UT-子宫；PL-胎盘

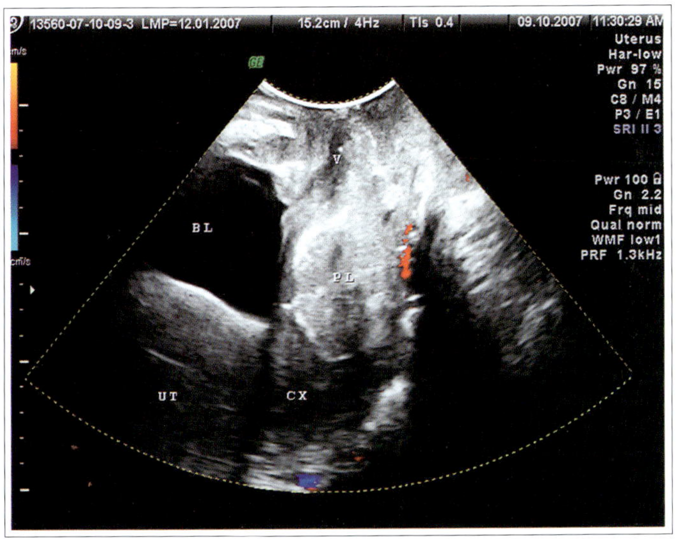

◀ 图 2-6-4　滞留胎盘已排入阴道(经会阴检查)

上同一病人；子宫增大，可见宫波，胎盘已落入阴道

UT-子宫；CX-宫颈；BL-膀胱；V-阴道

二、胎盘粘连(placental adherence)

滋养细胞穿透力过强，或基底层蜕膜缺失是胎盘粘连的原因。

● **依粘连程度可分为三类**

(1)粘连性胎盘(adherent placenta)绒毛仅与子宫肌壁接触，占80%。

(2)植入性胎盘((placenta increta)绒毛侵入肌层部分，占15%。

(3)穿透性胎盘(placenta percreta)绒毛穿透全肌层，占5%。

后两者实际为植入性胎盘。粘连性胎盘与植入性胎盘在超声图像上较难分辨。

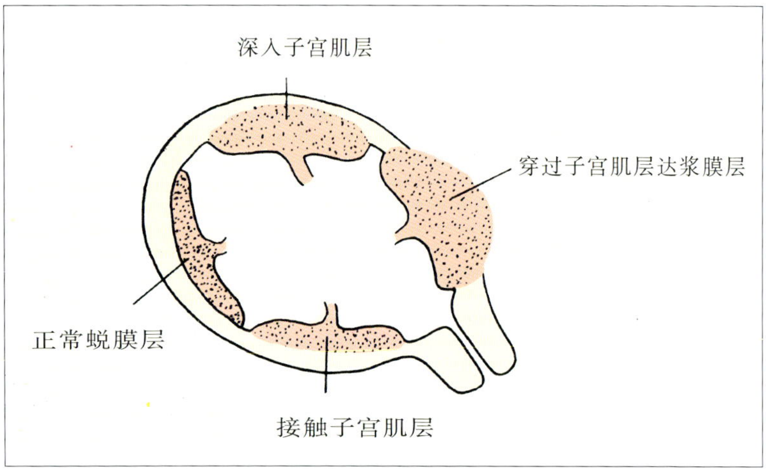

◄ **图 2-6-5　正常胎盘及粘连、植入性胎盘示意图**

正常胎盘附着及各种胎盘粘连的附着情况

（摘自常才《经阴道超声诊断学》）

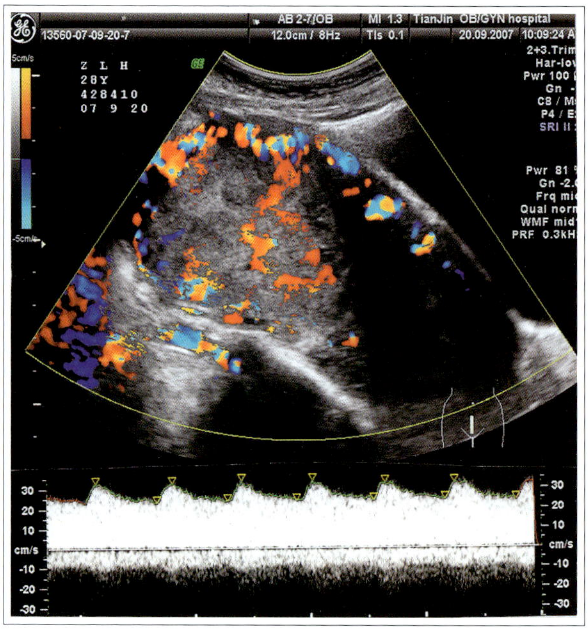

► **图 2-6-6　胎盘植入（TAS）**

28 岁，孕 22 周，破水 20 余日，自然流产，胎盘滞留不下，未发烧。纵切面：产后子宫饱满增大，宫底部一较大团块，胎盘样回声，宫壁及胎盘区血流丰富，为滋养层血流 RI=0.45，子宫前壁有进入胎盘的血流

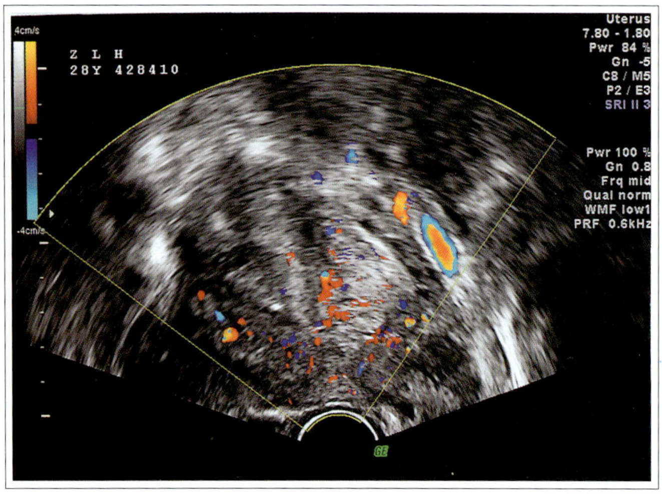

◄ **图 2-6-7　胎盘植入**

上同一病人；经介入栓塞治疗后，子宫、胎盘均略缩小，血流减少，但胎盘仍不排出，胎盘达浆膜层

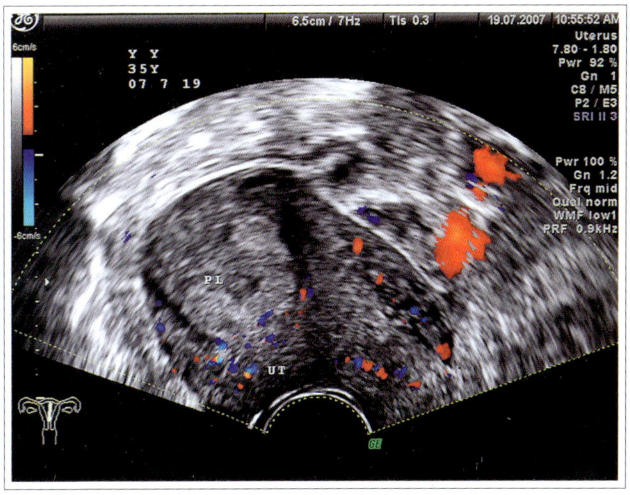

► 图 2-6-8　胎盘植入

35 岁，中期引产，胎盘部分挟出后，两次刮宫均未成功。经阴道纵切面：可见宫腔左侧回声强光团，周边有裂隙，但与宫底肌壁相融合，血流不丰富

PL–胎盘；UT–子宫

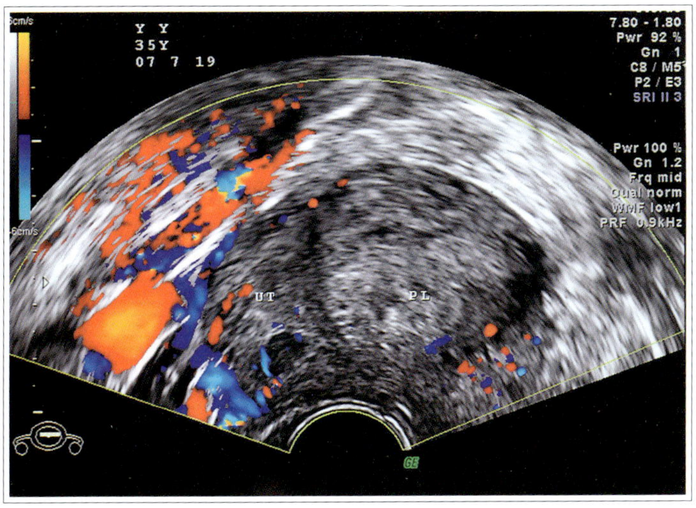

◄ 图 2-6-9　胎盘植入

上同一病人；横切面：宫腔偏左可见胎盘，回声略强，与肌壁密不可分，胎盘已达浆膜层

PL–胎盘；UT–子宫

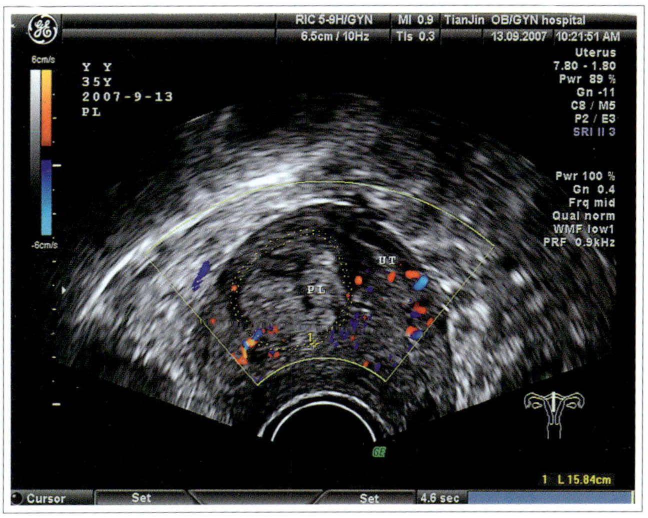

► 图 2-6-10　胎盘植入

上同一病人；经保守治疗近 2 个月后，植入的胎盘面积缩小，周边可见裂隙，靠近肌壁面已露出肌壁，行刮宫术刮出破碎胎盘

UT–子宫；PL–胎盘

三、胎盘发育不良(placental dysplasia)

多由于血液循环障碍，使得胎盘发育不良。

●**超声诊断** 可表现为胎盘分布面积较大，回声不均匀，内可见多个空腔。影响胎儿发育。

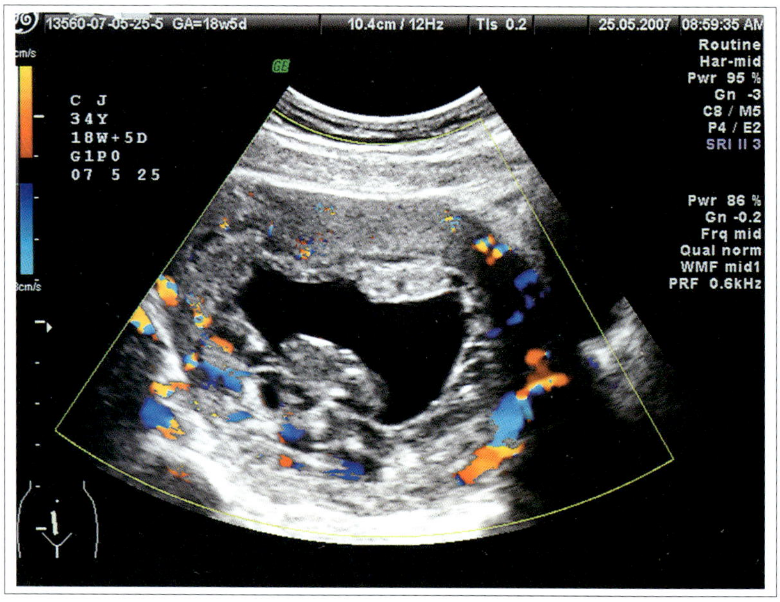

► 图 2-6-11 胎盘发育不良(TAS)
34 岁，孕 18⁺周；子宫增大，宫腔内可见疏松胎盘围绕宫内壁，内有多个小空腔，血流不丰富，胎儿已死，无胎心跳

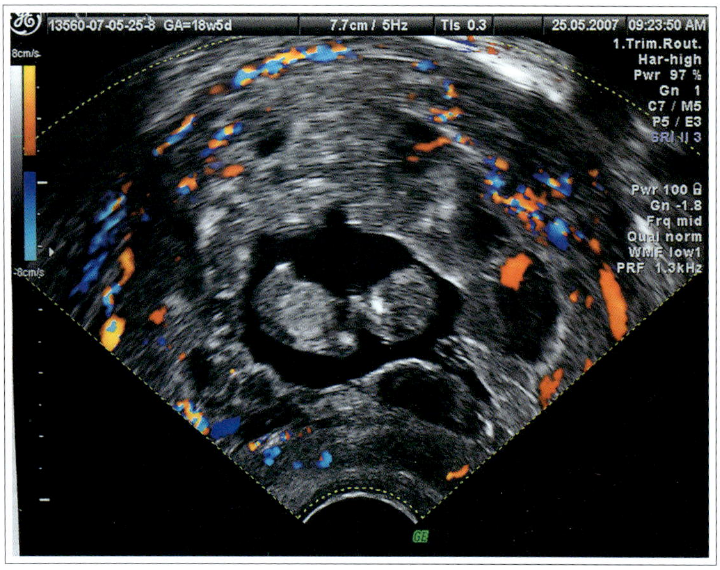

◄ 图 2-6-12 胎盘发育不良
上同一病人；经阴道放大观察，胎盘围绕子宫内壁，内有多个空腔，胎儿已死

第七节 多胎的超声诊断

- 正常多胎
- 异常多胎
  - 双胎妊娠，其一流失
  - 双胎妊娠，其一无心儿
  - 双胎妊娠，其一死亡
  - 联体双胎
  - 双胎妊娠，其一纸样儿

多胎妊娠指一次怀两个或两个以上胎儿而言，其中以双胎多见。双胎的发生率为单胎的 0.5%~1%，三胎、四胎只有 0.01%。

孕 8 周后，各个胎囊内均可见胎芽及胎心搏动，诊断可确立。但在妊娠较早期，由于多种原因可产生两个胎囊的伪像，可误认为双胎妊娠。双胎或多胎较单胎更容易发生胎儿畸形。

一、正常多胎

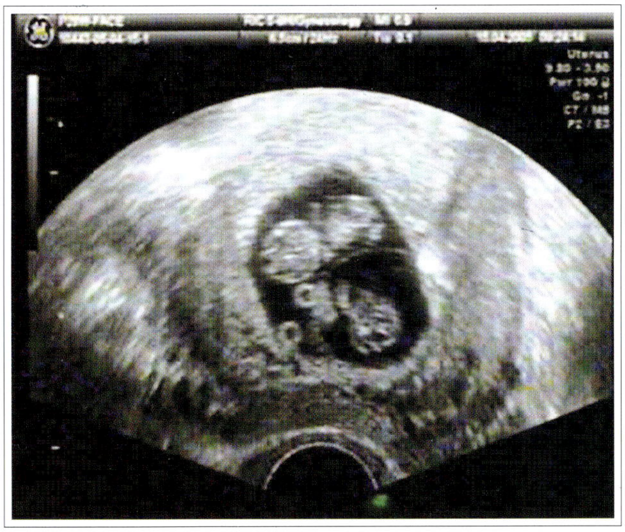

◀ 图 2-7-1 早孕双胎

孕 56 天，胎囊内可见两个胎芽，均有胎心搏动，可见羊膜囊及两个卵黄囊

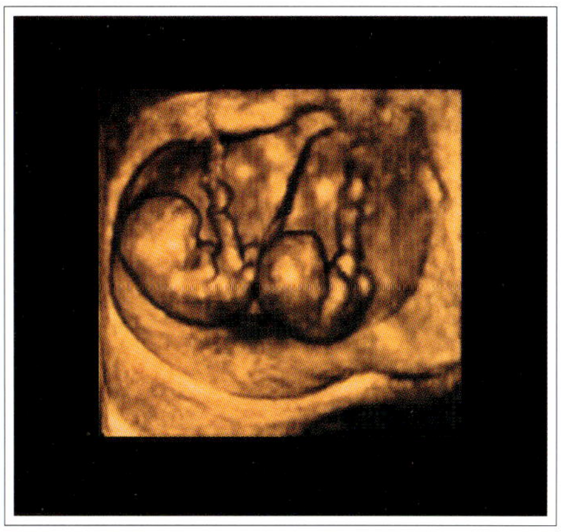

► 图 2-7-2 双胎三维图像

胎囊内见两个胎儿，中央有膜相隔，各有一脐带相连

（引自 GE）

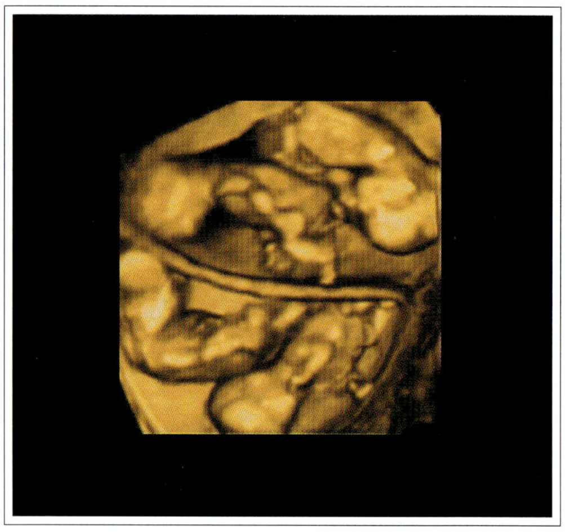

► 图 2-7-3 四胎胎儿三维图像
孕 12 周:胎囊内有四个胎儿,中央一隔膜,两边各有两个胎儿
(引自 GE)

二、异常多胎

(一)双胎妊娠,其一流失

由于某种原因,其中一个胎儿在宫内夭折,小的自溶吸收,稍大被挤扁成为纸样儿,另一个胎儿在宫内继续生长,事实上早期妊娠双胎或多胎发生率远高于中晚期妊娠的双胎或多胎。

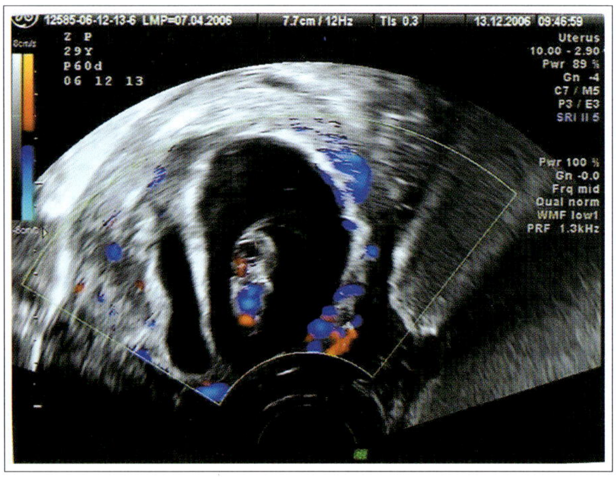

◄ 图 2-7-4 双胎,其一流失
29 岁,闭经 60 天;子宫增大,内含两个胎囊,其一胎囊饱满,内含胎芽,有胎心搏动。另一胎囊呈窄条状,内无胎物

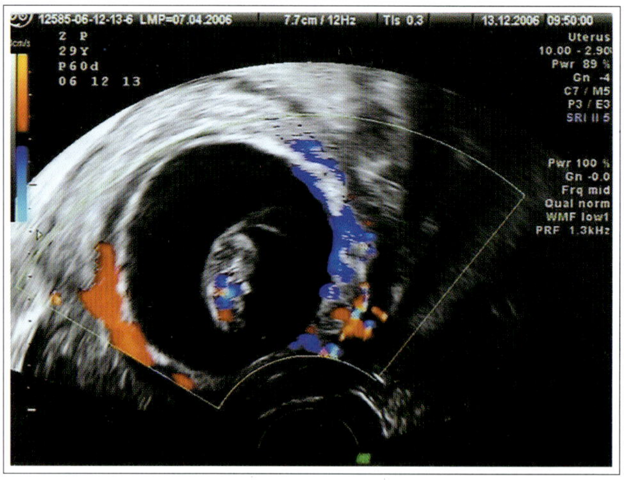

► 图 2-7-5 双胎其一流失,另一保留
上同一病人;其一保留胎囊张力佳,内含胎芽,长 18mm,见胎心搏动

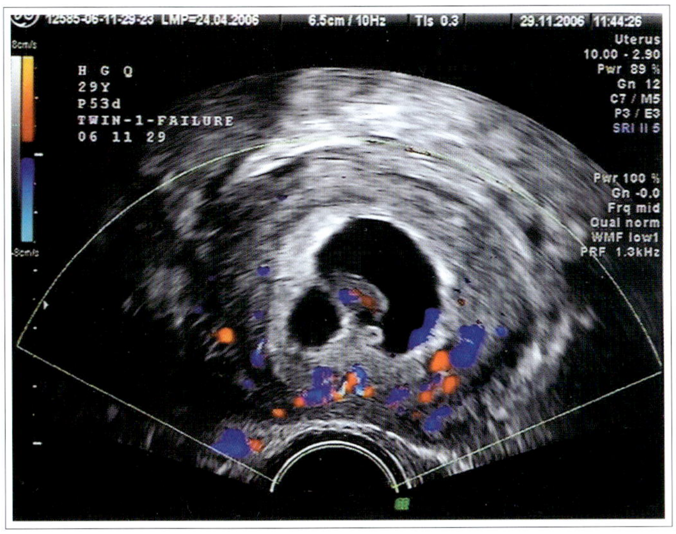

◀ 图 2-7-6　双胎，一胎流失

29 岁，闭经 53 天；子宫内可见两个胎囊，大者内可见胎芽，有胎心搏动，并见卵黄囊，其右侧见一较小空胎囊

(二)双胎妊娠，其一无心儿

无心儿多发生于双胎或多胎病例。

● **无心儿**　全无心畸形多发生于单卵单绒毛膜囊双胎，此病罕见，发生率约 1/35 000，双胎间胎盘动静脉吻合造成逆向的血循环，使血流离开无心胎儿影响胎心发育，形成无心儿。

● **无心儿分为 4 类**

(1)头、体、肢均发育不良。

(2)胎儿腹部以上均未发育；这类无心儿最常见，占 60%~70%。

(3)仅有胎头；此类最罕见。

(4)仅为一无形态团块，或可见发育不良颜面。

由阴道超声分辨其类型较困难。

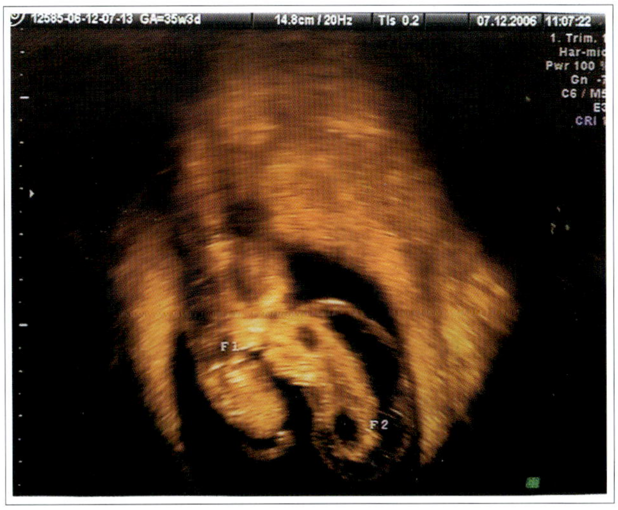

► 图 2-7-7　双胎，其一水肿无心儿

25 岁，孕 13 天；右侧可见正常胎儿，并见胎心搏动；另一胎儿高度水肿，胎儿形态已模糊，无胎心

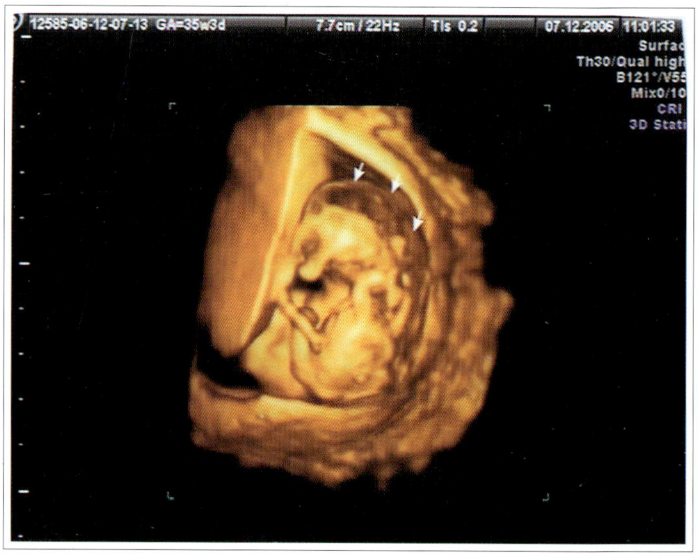

► **图 2-7-8 双胎，其一水肿**

三维显示胎儿水肿，箭头所指为水肿皮肤

(三)双胎妊娠，其一死亡

由于某种原因，双胎其一未见胎心搏动。

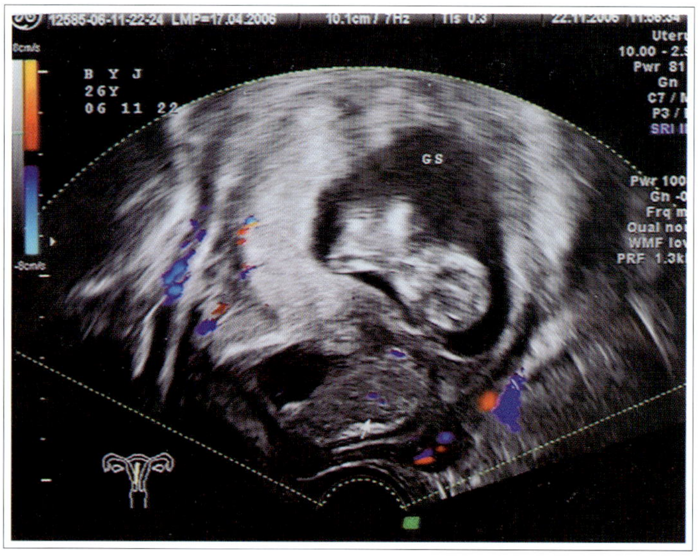

◄ **图 2-7-9 双胎，其一死亡**

26 岁，孕 12 周；子宫内可见双胎囊，其一胎囊内可见胎儿，另一胎囊内胎儿已死

GS-胎囊；箭头所指为已死胎儿

(四)联体双胎

十分罕见，其发生率约为 1/50 000，其系单卵单羊膜腔双胎妊娠早期未能完全分离所致，可分为对称性联体双胎及不对称性联体双胎(或为寄生胎)。早、中期妊娠为检出联体畸形最佳时期。

●联胸联腹双胎超声诊断

(1)两个胎头保持恒定关系。

(2)胸腹相联，横径增宽。

(3)可见一较大心脏。

(4)两侧各见一脊柱。

(5)多肢体(四个以上)。

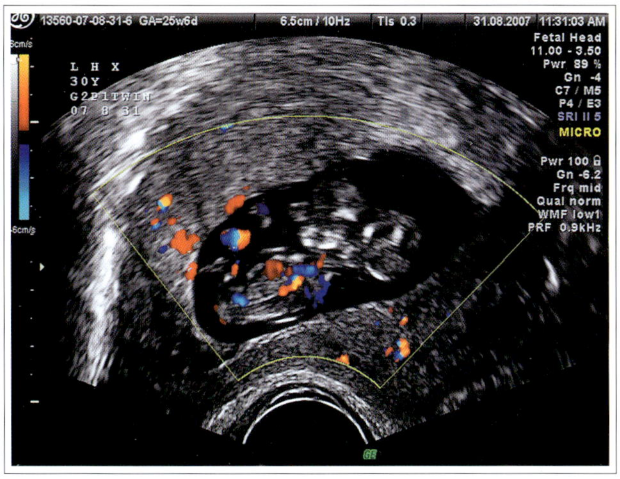

◀ 图 2-7-10 双头联胸、联腹双胎

30 岁，孕 12 周；胎囊内可见两个胎头，胸腹相连，一个胎心

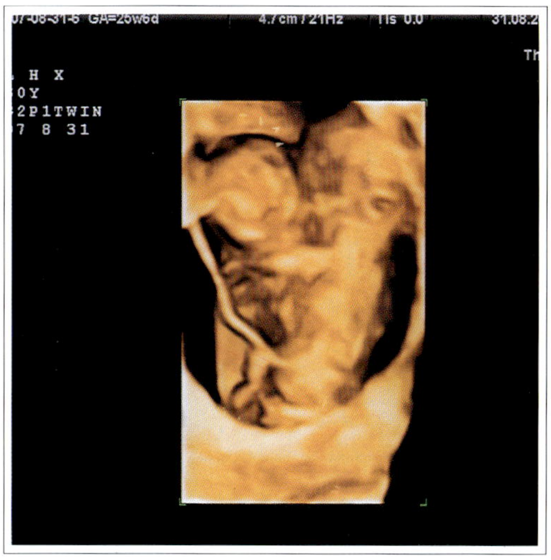

► 图 2-7-11 双头联胸、联腹双胎三维图像

上同一病人，可见两个胎头，胸腹相贴连

● 双头联体双胎超声诊断

(1)可见两个胎头，二者关系保持恒定。

(2)仅见一个较大心脏。

(3)可查见两个脊柱，近头部距离较宽，至骶尾部靠近。

(4)肢体未见增多。

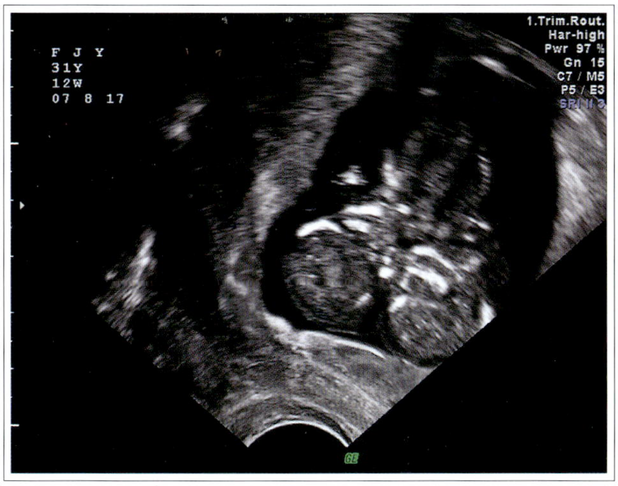

◀ 图 2-7-12 双头联体双胎

31 岁，孕 12 周；子宫增大，宫腔内见一双头，躯体相连，胎儿可见两个脊柱，胎心跳消失

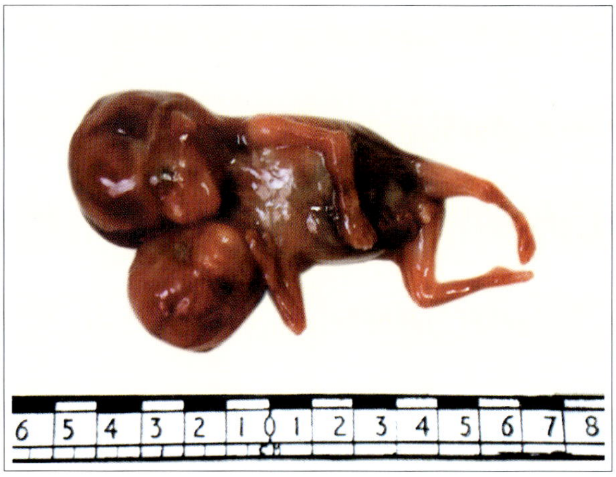

► 图 2-7-13　双头联体双胎标本
上同一病人；引产后标本

（五）双胎妊娠，其一纸样儿

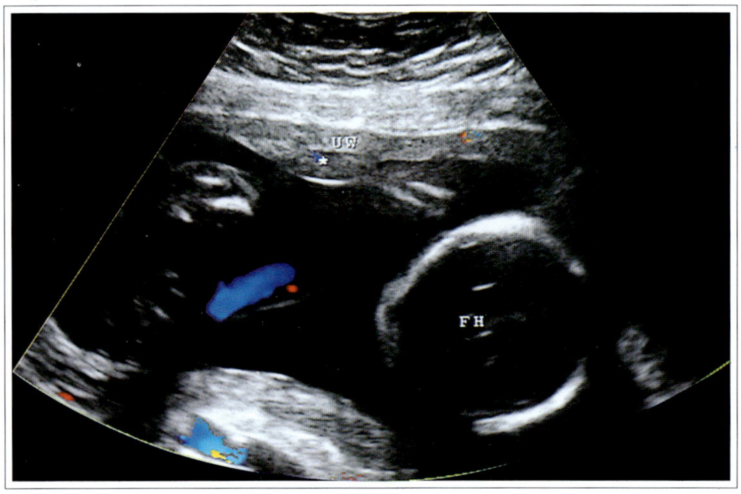

◄ 图 2-7-14　双胎，其一纸样儿（TAS）
31 岁，孕 35 周；横切面：宫腔内可见胎儿头，子宫前壁见一突起包块，有胎膜包裹，内为纸样儿
FH–胎头；UW–肌壁；*–纸样儿

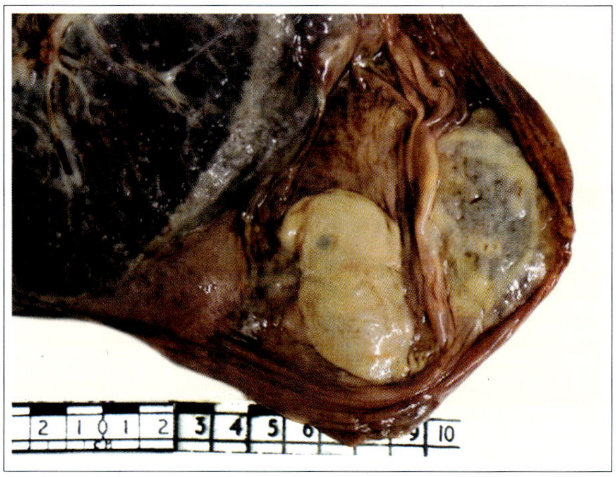

► 图 2-7-15　双胎，其一纸样儿标本
上同一病人；左上方为胎盘，右侧胎膜上可见纸样儿（左），其右侧为压扁的胎盘

（周　敏　张国英）

参考文献

1 吴钟瑜.新编实用妇产科超声学.第 1 版.天津:天津科技翻译出版公司,2007

2 吴钟瑜.妇产科超声鉴别诊断图谱.第 1 版.南昌:江西科学技术出版社,2003

3 吴钟瑜.实用妇产科超声彩色图谱.第 2 版.天津:天津科技翻译出版公司,2001

4 曹泽毅.中华妇产科学.第 2 版.北京:人民卫生出版社,2005

5 陈常佩.围生期超声多普勒诊断学,第 1 版.北京:人民卫生出版社,2002

6 刘新民译.现代妇产科疾病诊断与治疗.第 9 版.北京:人民卫生出版社,2004

7 常才.经阴道超声诊断学.第 1 版.北京:科学出版社,1999

8 Ron Maymon, et al. Three-dimensional vaginal sonography in obstetrics and gynecology. Human Reproduction Update,2000,6(5):475

9 Moshe Bronshtein, et al. Transvaginal sonography of the normal and abnormal fetus. The Parthenon Publishing Group, 2001

10 吴钟瑜. 超声检查在出生缺陷诊断中的意义.中国实用妇科与产科杂志,2005, 21:513

11 支农,等.彩色多普勒能量图在晚期胎盘滞留诊断中的应用.中国超声医学杂志.2000, 16 (8): 625

12 Zaki zu, et al. Risk factors and morbidity in patient with placenta previa accreta compared to placenta previa nonaccreta. Acta Obstet Gynecol Scand,1998,77(4):391

13 李胜利.胎儿畸形的产前超声检查.中华医学超声杂志(电子版),2005,2(1):5

14 陶雯琪,等.围生儿尸检 500 例病因分析及出生缺陷与胎盘病理变化的关系.中国实用妇科与产科杂志,2003, 19 (6): 349

15 李菊萍,等.超声诊断羊膜带综合征 8 例分析.中华超声影像学杂志,2004, 13(11):877

16 钱敏,等.胎儿羊膜带综合征的超声诊断和鉴别诊断,中华围产医学杂志,2005,8(1):24

17 Pedersen TK, et al. Spontaneous resolution of amniotic bands. Ultrasound Obstet Gynecol, 2001,18:673

18 Bronshtein M, et al. Do amniotic bands amputate fetal organs? Ultrasound Obstet Gynecol, 1997,10:309

19 Chen CP,et al. Prenatal diagnosis of limb-body wall complex with craniofacial defects, amniotic bands, adhesions and upper limb deficiency.Prenat Diagn, 2001,21:418

20 谢玉娴.羊膜带综合征的产前超声诊断.中国医学影像技术,2001, 17(9): 886

21 Avi Tsafrir, MD, et al. Rudimentary Horn Pregnancy. J Ultrasound Med, 2005,24:219

22 Nahum GG,et al. Rudimentary uterine horn pre-gnancy Ahe 20th-century worldwide experience of 588 cases. J Reprod Med 2002,47:151

23 Kuscu NK, et al. Rupture of rudimentary horn pregnancy at the 15 th week of gestation: a case report. Eur J Obstet Gynecol Reprod Biol, 2002,102:209

24 Sutkon G,et al. Diagnosed of a rudimentary uterine horn in pregnancy. J Ultrasound Med,2003,22:985

25 Vincent YT. Cheung, et al. Sonographic evaluation of the low uterine segment in patients with previous cesarean delivery. J Ultrasound Med,2004,23:1441

26 R.Maymon, et al. Ectopic pregnancy in caesarean section scars: the 8 year experience of one medical centre. Human Reproduction,2004,19(2):278

27 Armstrong V, et al. Detection of caesarian scars by transvaginal ultrasound. Obstet Gynecol. 2003,101:61

28 Fylstra DL, et al. Ectopic pregnancy within a caesarian scar: a review. Obstet Gynecol Surv, 2002,57:537

29 Ghezzi F, et al. Conservative treatment by chem-otherapy and uterine arteries embolization of a caesarian scar pregnancy .Eur J Obstet Gynecol Reprod Bio1,2002, 103:88

30 Junichi Sugawara, et al. Successful conservative treatment of a cesarean scar pregnancy with uterine artery embolization. Tohoku J. Exp. Med, 2005,206:261

31 R. Maymon, et al. Ectopic pregnancies in a caesarean scar: review of the medical approach to an iatrogenic complication. Human Reproduction Update, 2004,10(6):515

32 Lawrence M, et al. Cervical ectopic pregnancy Diagnosis with endovaginal ultrasound examination and successful treatment with methotrexate. Arch Fam Med, 2000,9:72

33 P .T.Foley. et al. Is conservative management of prenatal and neonatal ovarian cysts justifiable? Fetal Diag-

nosis Therapy, 2005,20:454

34 Bagolan P, et al. The management of fetal ovarian cysts. J Pediatr Surg,2002, 37:25

35 Heling K,S, et al. Fetal ovarian cysts: prenatal diagnosis,management, and postnatal outcome. Ultrasound Obstet Gynecol, 2002,19:1

36 Abolmakarem H, et al. Feta anaemia as a consequence of haemorrhage into an ovarian cysts. Ultrasound Obstet Gynecol, 2001,17:527

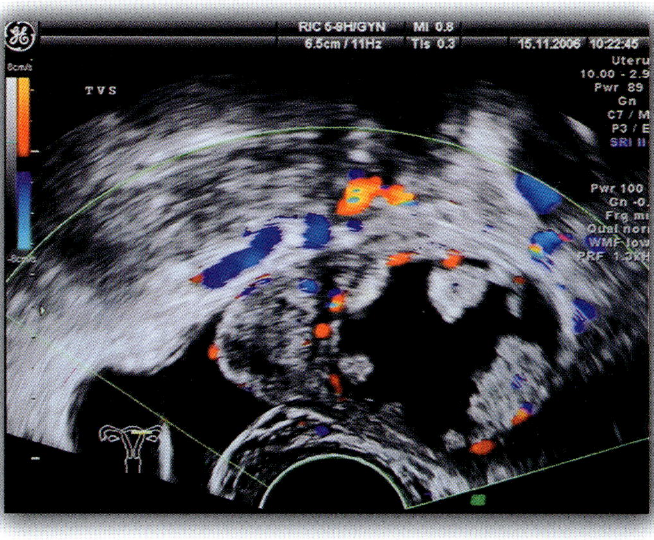

CHAPTER

3

第三章
妇　　科

第一节 子宫位置的超声诊断

阴道超声可较容易显示子宫位置，分为子宫前位、水平位、后倾位、后倾后屈位。后倾后屈位可造成痛经、不孕等。

● **注意** 充盈的膀胱与排空后的膀胱，使子宫的位置可能有改变，不能作为手术定位。

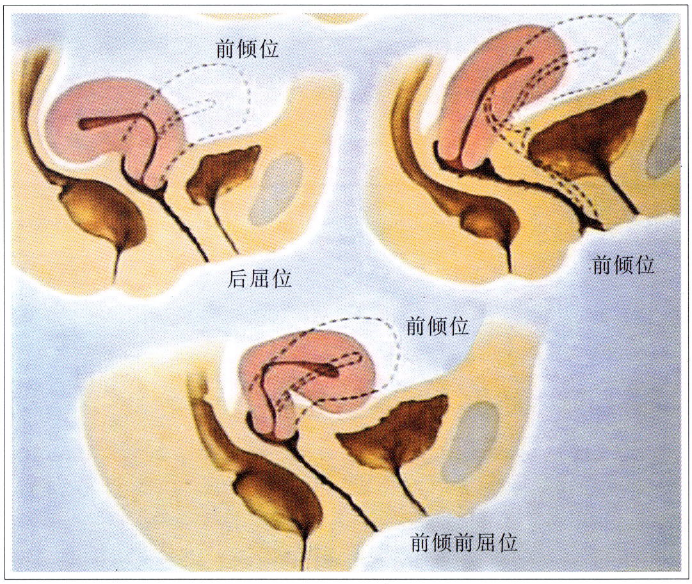

► 图 3-1-1 子宫位置示意图

● **子宫前位、后位、水平位超声图像** 阴道超声中前位、后位子宫清楚显示，阴道超声水平位子宫远场处轮廓显示欠清晰。

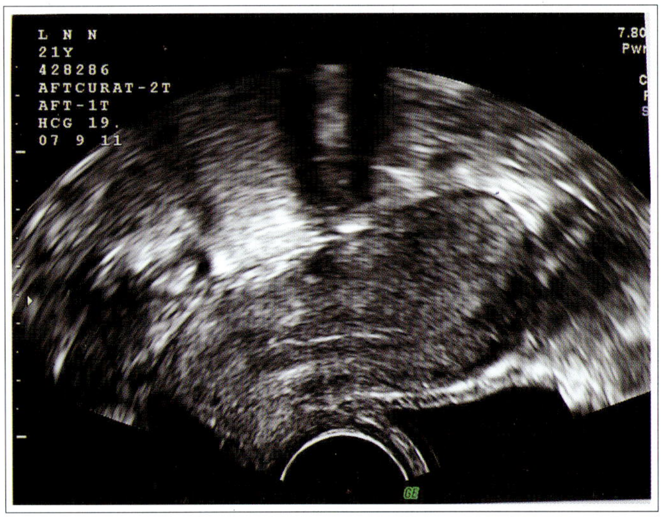

◄ 图 3-1-2 前位子宫
21 岁，月经量较多；子宫前位、略饱满，内膜较厚

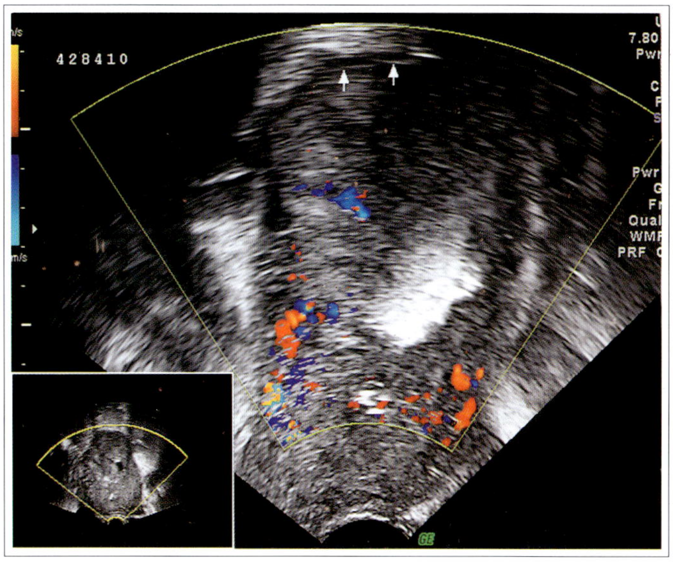

► 图 3-1-3　子宫水平位

子宫增大，水平位，宫腔内大片胎盘滞留，回声较强，可见肌壁如箭头所指。注意水平位子宫远场轮廓欠清晰，血流显示稀少

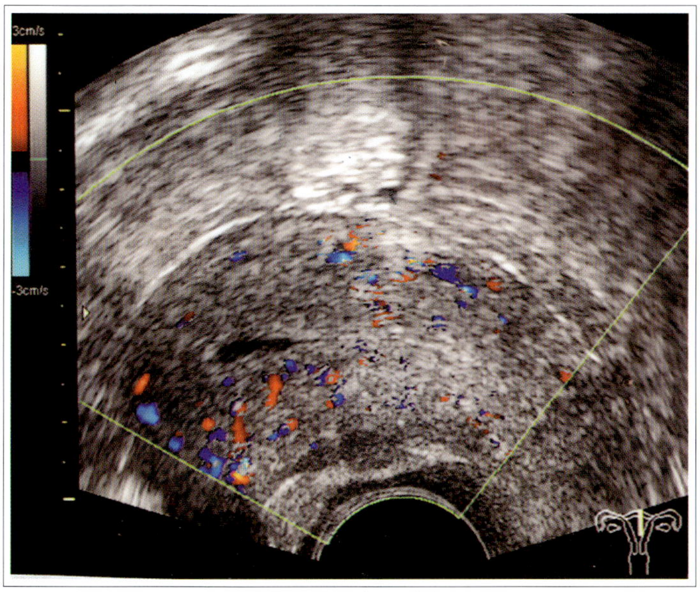

◄ 图 3-1-4　后位子宫

46 岁，月经期；子宫后位，正常大小，宫腔内少量血液

部分妇女分娩后，盆底受损伤或先天盆底发育不佳，致使子宫变位，以子宫后位最为常见。临床上按子宫后位程度不同分为轻、重型。较严重的子宫后倾后屈位病人可出现痛经、腰背痛、白带过多、不孕等，重度子宫后倾后屈位在早孕期间可导致妊娠子宫嵌顿，可引起急性尿潴留及流产。

●前倾前屈、后倾后屈位超声图像

子宫前屈位：纵切面：子宫前壁与宫颈前壁相贴。

子宫后屈位：纵切面：子宫体从子宫峡部向后翻 180 度。外形似一蜗牛，子宫体后壁与宫颈后壁相贴。横切面：宫颈高于宫体。

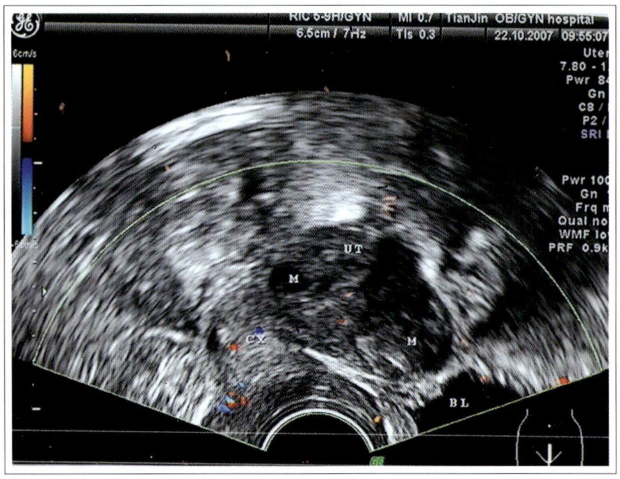

◀ 图 3-1-5　子宫前屈位

75 岁，纵切面：子宫前倾前屈位，子宫前壁与宫颈前壁相贴

UT－子宫；M－肌瘤；CX－宫颈；BL－膀胱

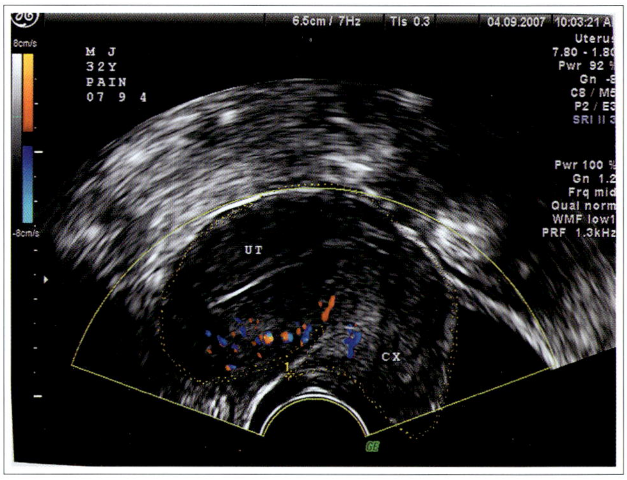

► 图 3-1-6　后屈位子宫

32 岁，痛经，不孕；纵切面：子宫后倾后屈位（重度）子宫大小正常，三线型宫波，子宫后壁与宫颈相贴

UT－子宫；CX－宫颈

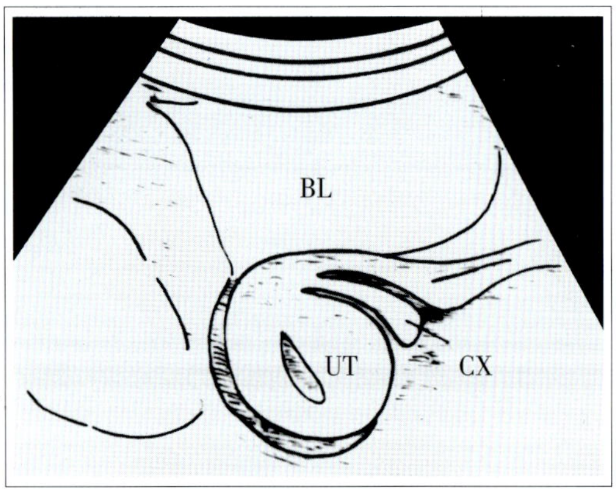

▲ 图 3-1-7　子宫重度后倾后屈示意图（TAS）

纵切面：子宫自峡部向后翻转 180 度，子宫后壁与宫颈相贴，宫颈高于宫体，易被误认为子宫肌瘤

UT－子宫；CX－宫颈；BL－膀胱

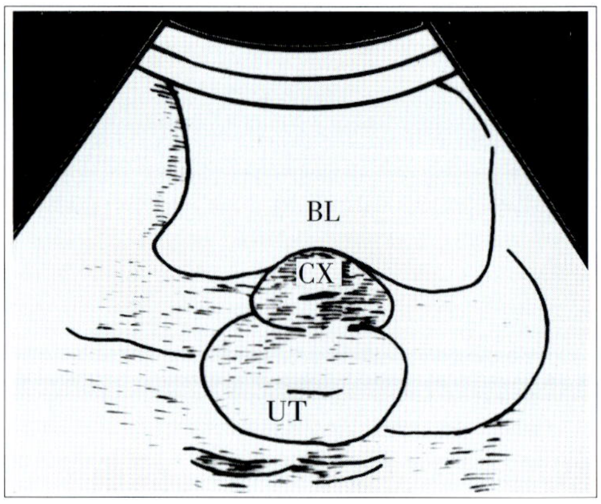

▲ 图 3-1-8　子宫三度后倾后屈示意图（TAS）

横切面：宫颈位于宫体上方，易被误认为子宫肌瘤

UT－子宫；CX－宫颈；BL－膀胱

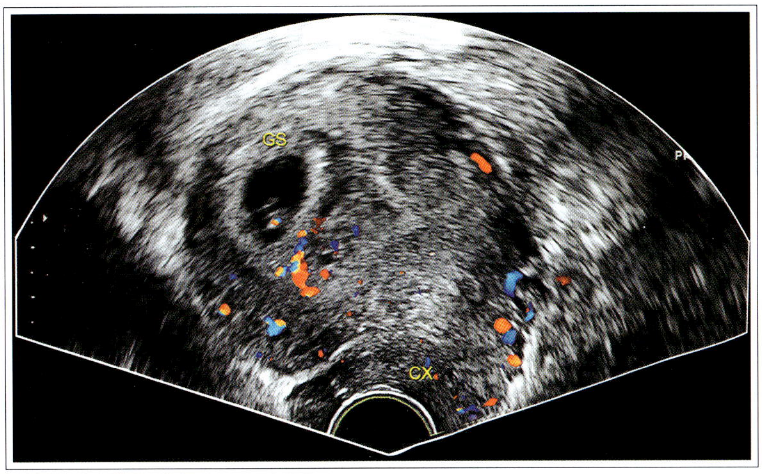

► 图 3-1-9　后屈位子宫早孕

闭经 48 天,纵切面:子宫后屈位,宫腔内见一胎囊,内含胎芽,有胎心搏动

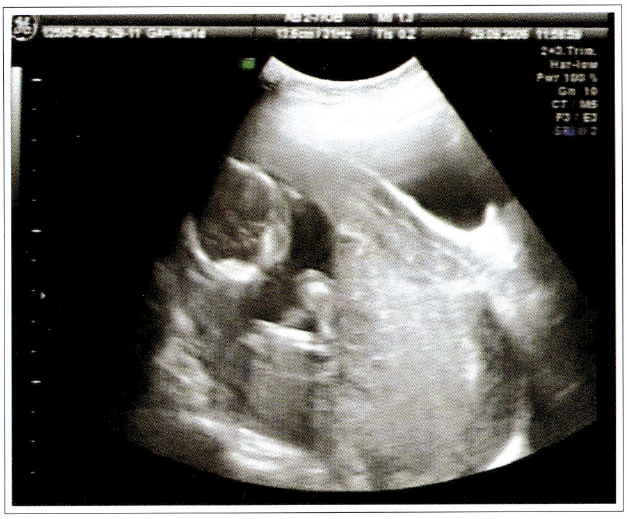

◄ 图 3-1-10　孕 3^+ 个月后屈子宫嵌顿

孕 16 周,腹痛、出血,最终流产;纵切面:子宫后屈增大如孕 3^+月大小,胎儿空间狭小,前方可见子宫颈,含有颈管波

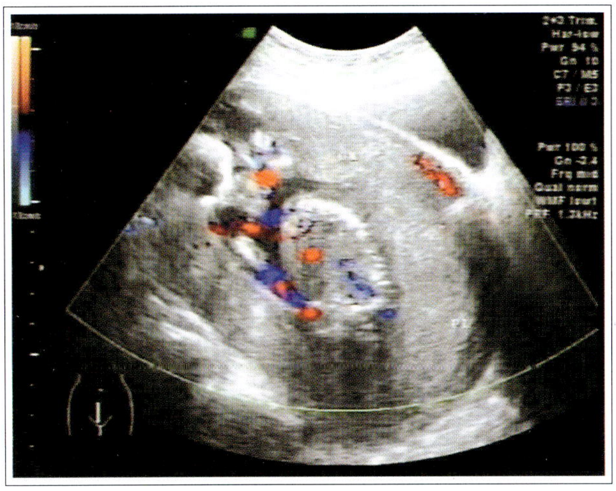

► 图 3-1-11　孕 3^+ 月后屈子宫嵌顿

上同一病人;纵切面:宫内可见活胎儿

(黄　帆)

第二节 盆腔内血管的超声诊断

- 髂外动静脉
- 髂内动静脉
- 子宫动脉
- 子宫肌层内血管
- 卵巢动脉
- 黄体血流

一、髂外动静脉

髂外动脉为髂总动脉的分支，供血给绝大部分的下肢血管，在髂腰肌上方前中部可找到髂外动静脉，二者平行走向。此血管不进入盆内，一般在两侧下腹髂腰肌上找到。

髂外动脉产生一个高阻力，舒张期可见反向波形的多普勒频谱，比髂内动脉稍高。

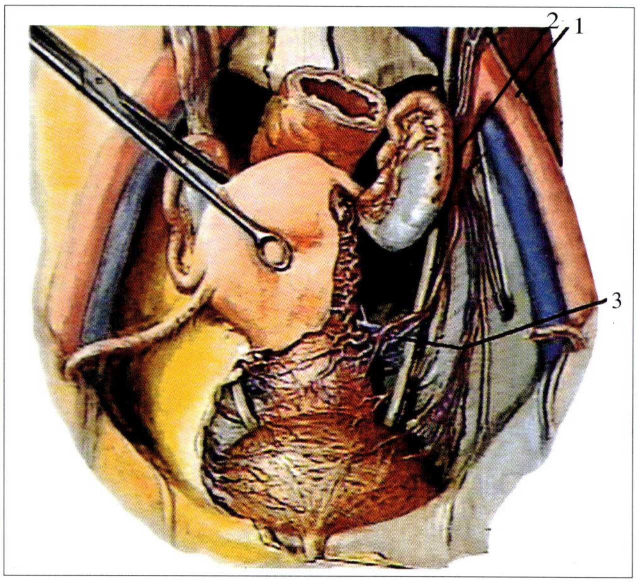

◄ 图 3-2-1 供盆器血流示意图
1.髂外动静脉 2.髂内动脉
3.子宫动脉
（引自 Williams）

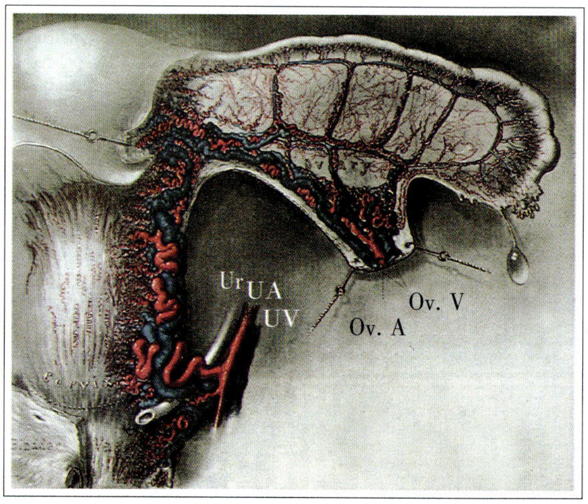

► 图 3-2-2 子宫、输卵管及卵巢的血液供给示意图
UA–子宫动脉； UV–子宫静脉；
Ur–输尿管； Ov. A–卵巢动脉；
Ov.V–卵巢静脉； Cervix–宫颈；
Bladder–膀胱； Vag–阴道
（引自 Kelly）

二、髂内动静脉

髂内动脉由髂外动脉分支，进入真骨盆后分布于闭孔内肌中部，可在卵巢后方寻见其踪迹，可见其搏动，髂内动脉供血给盆腔脏器。

髂内动脉频谱血流阻力稍低于髂外动脉，舒张末期有时可见到小的驼峰样频谱，静脉非搏动性。

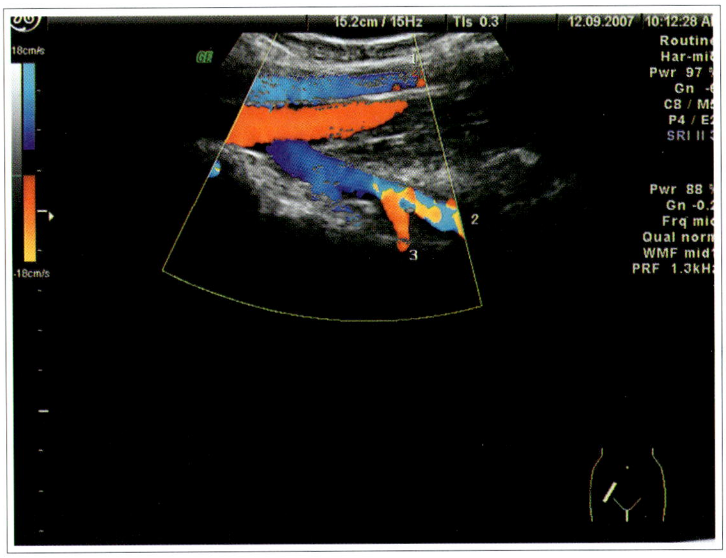

► 图 3-2-3 盆腔血管(TAS)

1.髂外动静脉； 2.髂内动脉；

3.子宫动脉

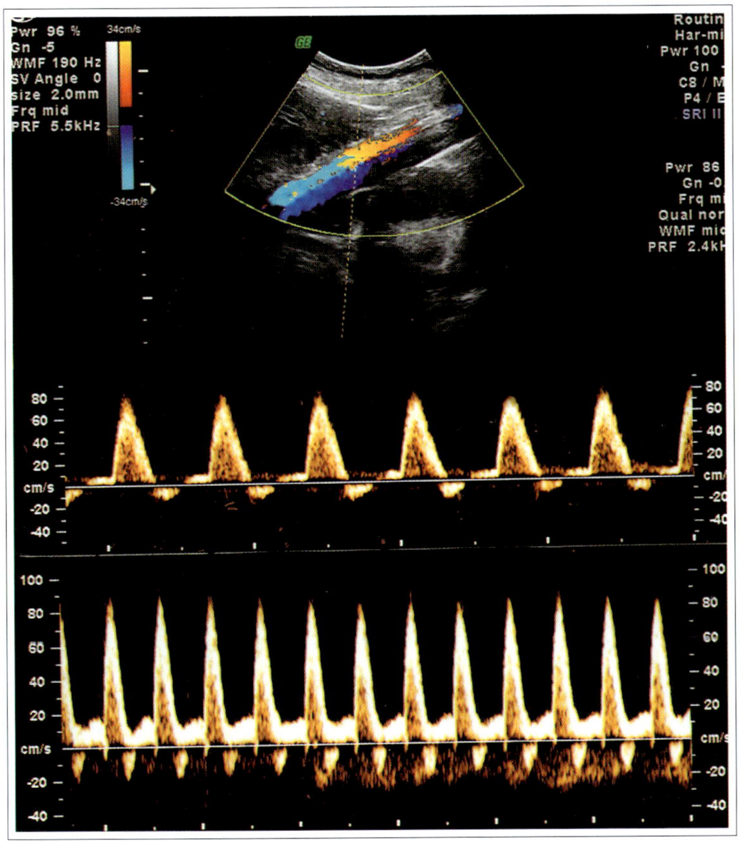

◄ 图 3-2-4 髂外动脉频谱(TAS)

此动脉为髂总动脉分支，不进入盆腔而进入下肢，供应下肢血流，动静脉并行走向；TAS 可见其频谱；产生一高阻力锋值，比髂内动脉高，舒张期可见反向波形，随行静脉无搏动。上图为孕 20 周，下图为非孕波形

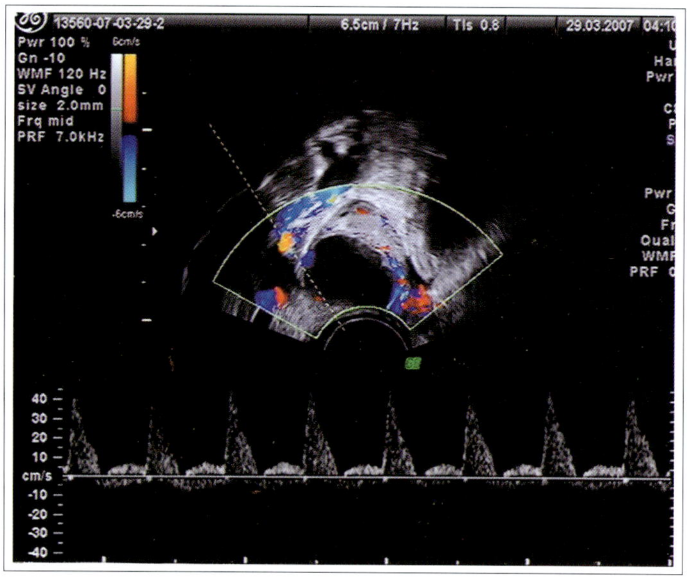

◀ 图 3-2-5　髂内动脉频谱

为髂外动脉分支，进入真骨盆，供给盆腔脏器血流，可在卵巢后方寻见，频谱：产生一高阻力锋值，比髂外动脉低，舒张期可见一小驼峰样波形，随行静脉无搏动

三、子宫动脉

是髂内动脉前干的重要分支，在腹膜后向下达子宫旁，距宫颈内口 20mm 处横跨输尿管而达子宫颈部位分为上下两支，上支称体支，较粗，至宫角处分为宫底支与卵巢支，与卵巢动脉末支相吻合。在子宫颈旁可辨认出子宫动脉。

子宫动脉频谱多普勒在非妊娠期及早孕期呈现高阻力低舒张期成分伴切迹，舒张期呈驼峰状，RI=0.80 左右。

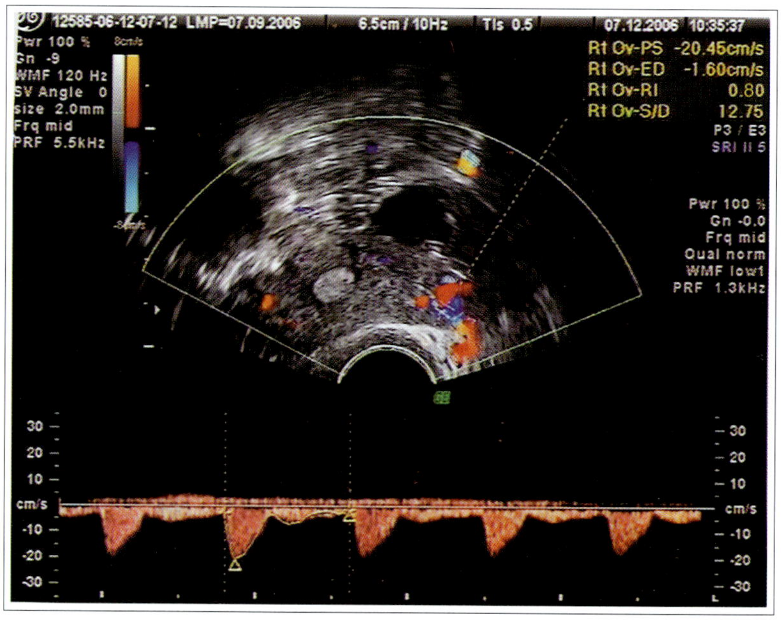

► 图 3-2-6　子宫动脉频谱

为髂内动脉前干的重要分支，于腹膜后下行，在距子宫内口 20mm 处横跨输尿管进入宫颈部，分为上下两支；频谱：非孕期呈现高阻力低舒张期波形伴切迹，舒张期呈驼峰状，RI=0.80

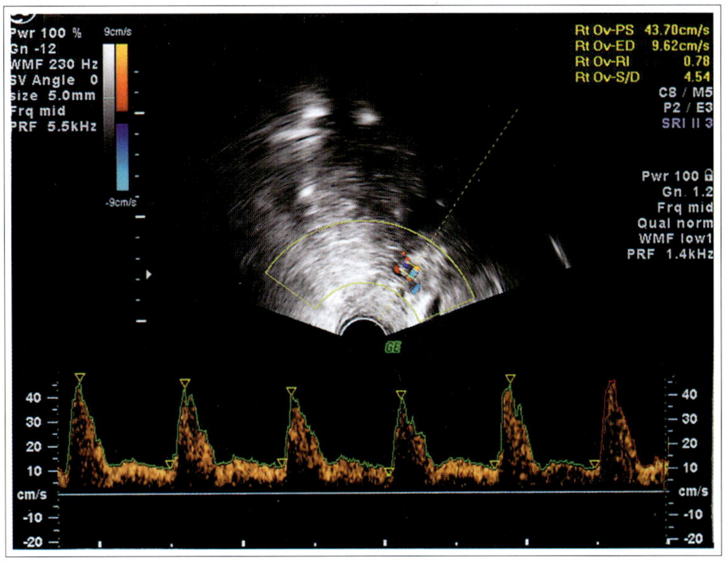

► 图 3-2-7 子宫动脉频谱

非孕期呈高阻力低舒张期波形伴切迹，舒张期驼峰状，RI=0.78

四、子宫肌层内血管

应用多功能阴道超声可动态观察到子宫血液循环变化。自孕卵着床后，子宫血管即发生相应的变化，随孕龄增长，子宫血管增粗、迂曲、延长，据报道盆腔动脉造影测量：孕期子宫动脉内径较非孕期增粗3倍，弓形动脉增粗10倍，螺旋动脉增粗30倍。这一变化自孕早期即已开始。

子宫横切面：①肌层外围可见围绕一较粗血管，为弓形动脉。②向内与宫内膜之间为放射动脉。③进入子宫内膜为螺旋动脉。

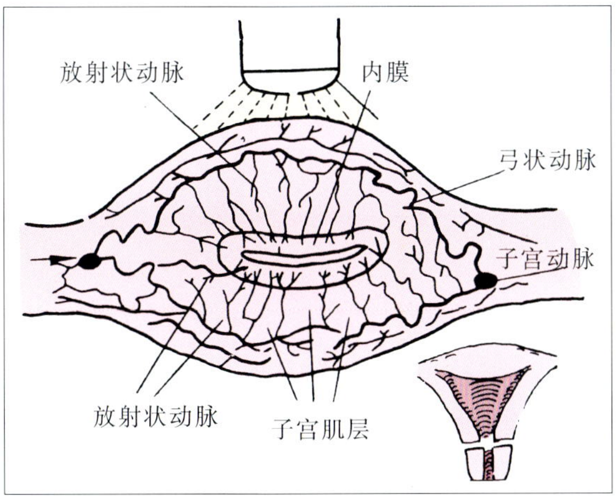

◄ 图 3-2-8 子宫横切面血管走行示意图

子宫内血管走形按层次分布，声束与其平行才可显示

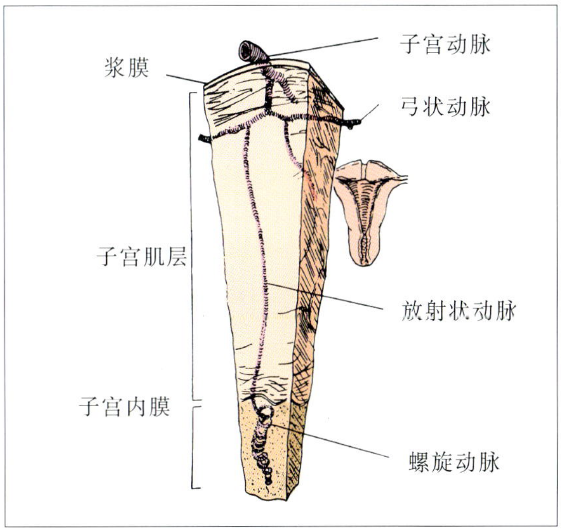

► 图 3-2-9 子宫动脉的分支分布示意图

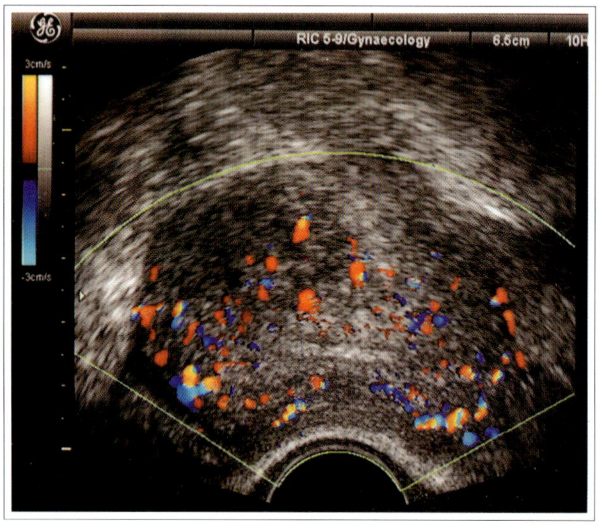

◀ 图 3-2-10　子宫内血管走行

子宫横切面：从外向内可见外围一圈弓形动脉；中间为放射动脉；宫内膜内为螺旋动脉

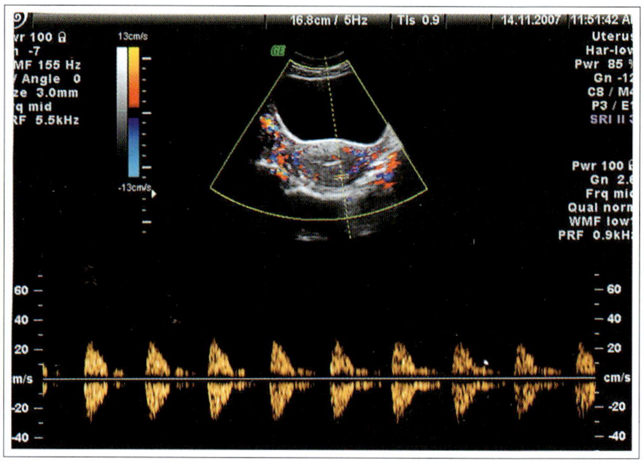

► 图 3-2-11　子宫弓形动脉及其频谱

子宫横切面：宫肌内约 1/3 处为弓形动脉，下方为其频谱

五、卵巢动脉

卵巢血液供给是由子宫动脉分支及卵巢动脉（由腹主动脉发出，左侧卵巢动脉也可由左肾动脉发出）双重供给，而两条动脉吻合及供血分配区域有四种方式，故应在进入卵巢门血管处取样，取样正确时才能观察到卵巢血管，随月经周期的变化的多普勒不同形态。

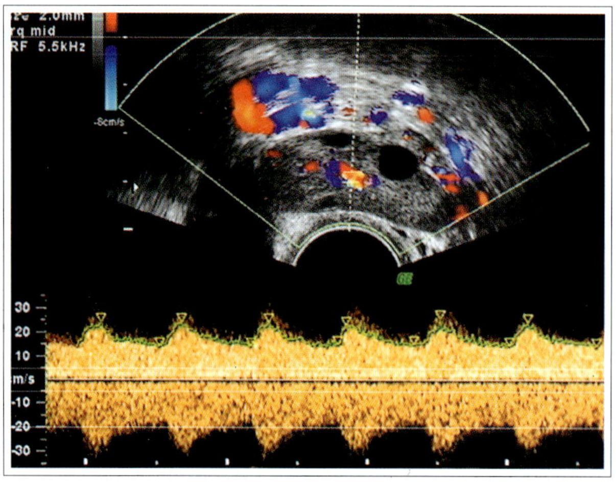

◀ 图 3-2-12　卵巢动脉及其频谱

22 岁，月经周期正常；图为卵巢动脉频谱

六、黄体血流

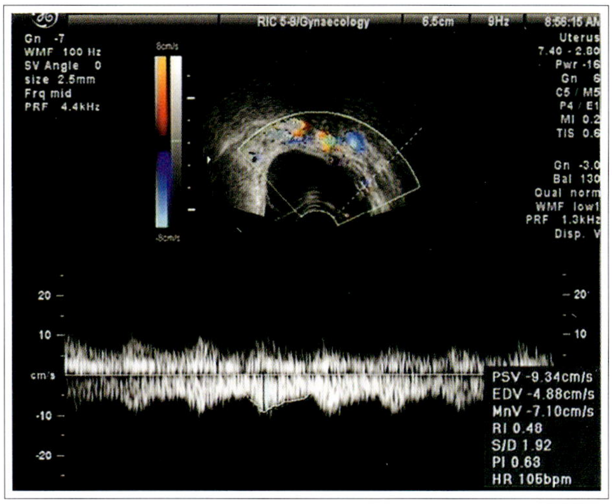

► 图 3-2-13　月经期黄体血流

24 岁，月经后半期；右卵巢区可见一小黄体囊肿，可见血流，下方为黄体血流频谱，RI=0.48

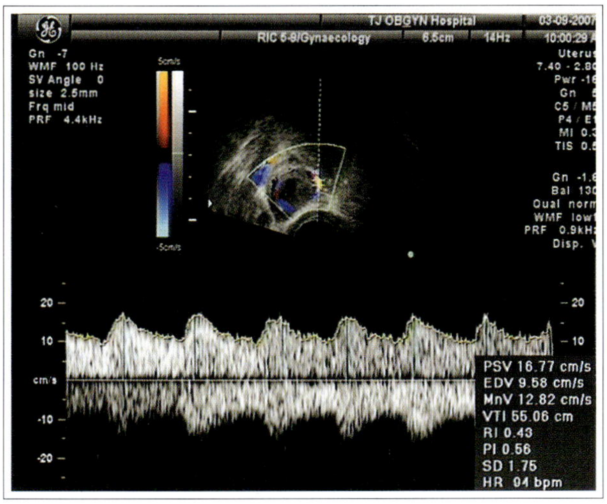

◄ 图 3-2-14　妊娠期黄体血流

28 岁，妊娠早期；可见妊娠黄体血流明显丰富，RI=0.43

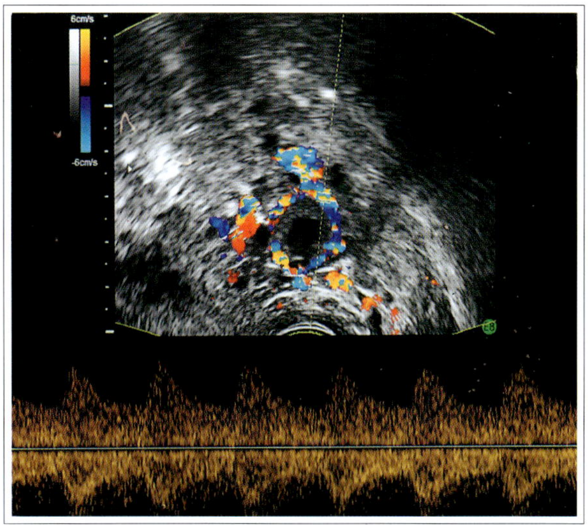

► 图 3-2-15　妊娠黄体血流频谱

早孕，闭经 58 天；子宫右侧黄体囊肿周边血流丰富，RI=0.58

（吴钟瑜　黄　帆）

第三节 子宫肌瘤的超声诊断

- 子宫肌瘤的分类
  - 肌间肌瘤
  - 浆膜下肌瘤
  - 黏膜下肌瘤
  - 子宫颈肌瘤
  - 阔韧带肌瘤
  - 子宫脉管内平滑肌瘤
- 子宫肌瘤的各种变性
  - 肌瘤玻璃样变
  - 肌瘤囊性变
  - 肌瘤脂肪变性
  - 肌瘤钙化
  - 肌瘤红色样变
  - 肌瘤恶性变

子宫肌瘤为女性生殖器官最常见的良性肿瘤，30 岁以上妇女约 20%以上子宫内均有大小不等的肌瘤。由平滑肌细胞增生而成，有少量结缔纤维组织作为支持结构存在。

一、临床表现

(1)子宫规则或不规则增大。

(2)月经量过多。

(3)可导致流产或不孕。

二、子宫肌瘤的分类

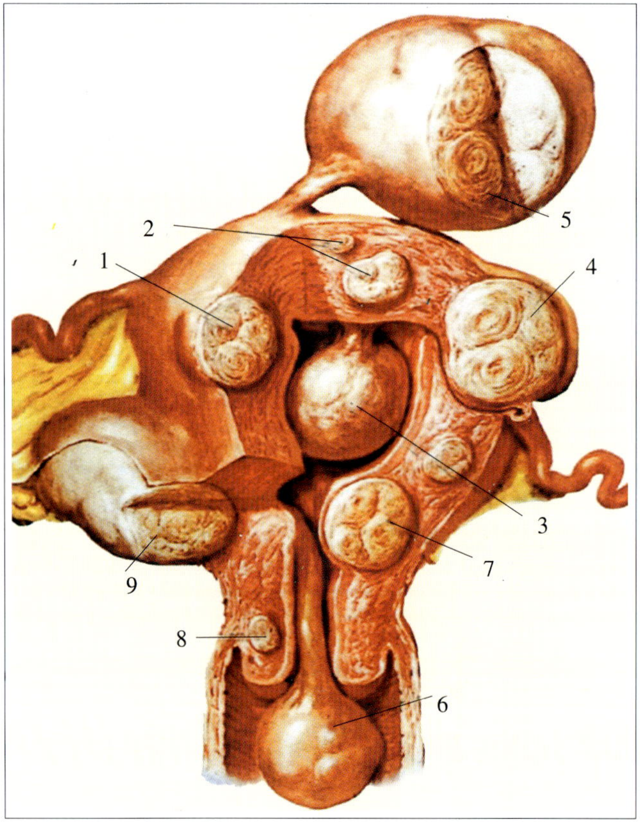

◀ 图 3-3-1 子宫肌瘤各部位生长示意图

1、2.肌间肌瘤； 3.黏膜下肌瘤；
4、5.浆膜下肌瘤；
6.带蒂黏膜下肌瘤下垂至阴道；
7.肌间肌瘤突向宫腔；
8.宫颈肌瘤； 9.阔韧带肌瘤

(引自 CIBA 图谱)

(1)肌间肌瘤最多见,占 90%以上。

(2)浆膜下肌瘤。

(3)黏膜下肌瘤(包括带蒂的黏膜下肌瘤)。

(4)子宫颈肌瘤,仅占 4%~8%。

(5)阔韧带肌瘤。

(6)子宫脉管内平滑肌瘤,为子宫平滑肌瘤中一种特殊生长方式的肿瘤。

三、超声诊断

●**子宫肌间肌瘤** 最多见。

(1)如为单发,外形常常是均匀增大,将宫腔挤向一侧,肌瘤多为衰减回声。如为多发,外形不规则增大。

(2)肌瘤周边有假包膜,内含血流。

(3)血流:多少不一,周边可有环状血流环或肌瘤内可有丰富树枝样血流。

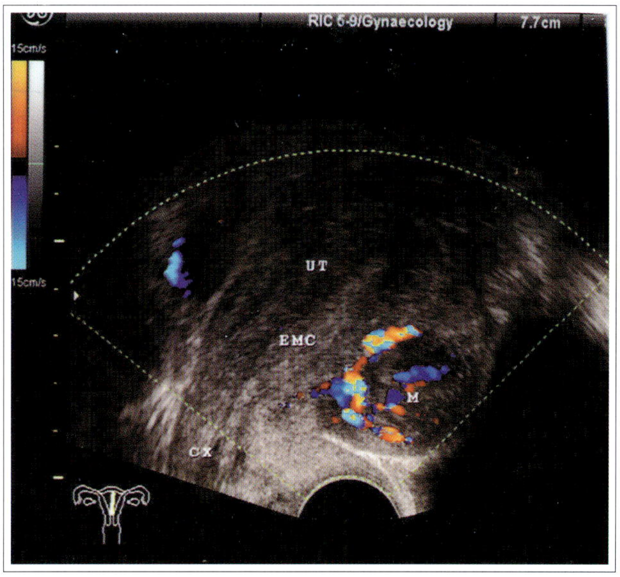

► 图 3-3-2 子宫肌间肌瘤
子宫前壁肌间肌瘤,树枝状血流
M–肌瘤;UT–子宫;EMC–内膜;CX–宫颈

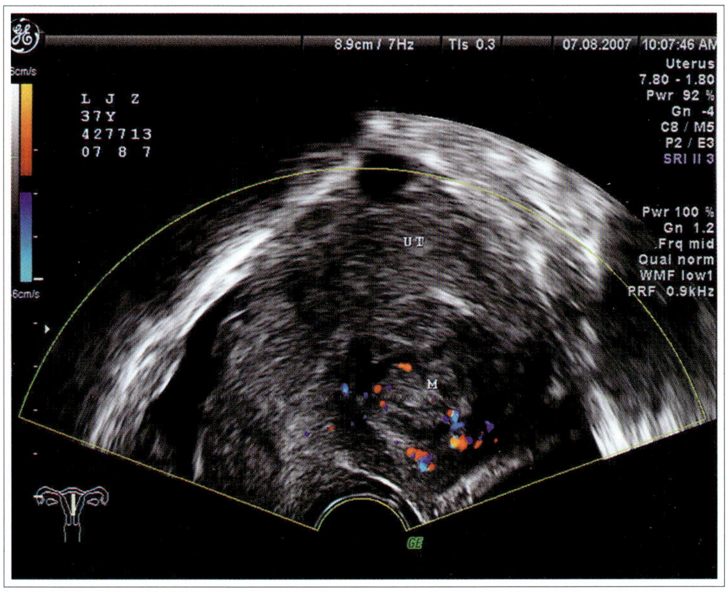

◄ 图 3-3-3 子宫肌间肌瘤
37 岁;子宫前位,增大,前壁肌间可见回声衰减区,周边及其内可见星点状血流
UT–子宫;M–肌瘤

●浆膜下子宫肌瘤

(1)肌瘤向宫体表面突出,可略突、大部分突出或完全突出,以一蒂相连,可发生在任何部位。

(2)侧壁位置较低的肌瘤可突向阔韧带内。其特点:肌瘤常位于子宫一侧或后方;子宫与肌瘤浆膜层相连。

(3)中小肌瘤回声较低时应与附件小囊肿相区别。

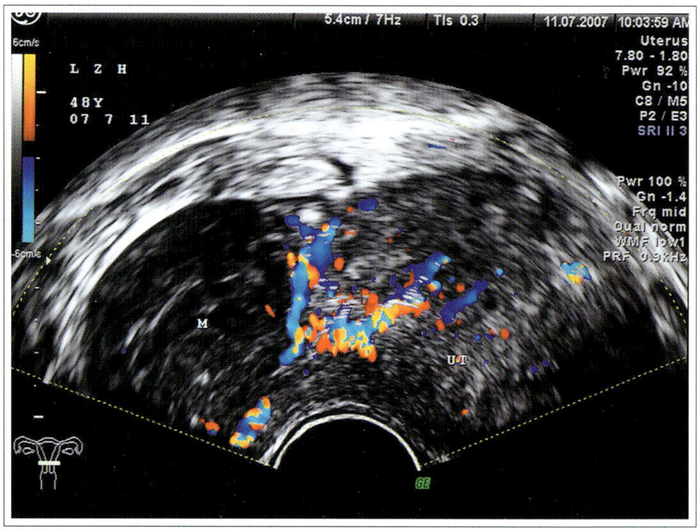

► 图 3-3-4 子宫肌瘤(浆膜下)

38 岁;子宫增大,右侧可见浆膜下肌瘤,回声较衰减,边缘血流较丰富

M-肌瘤;UT-子宫

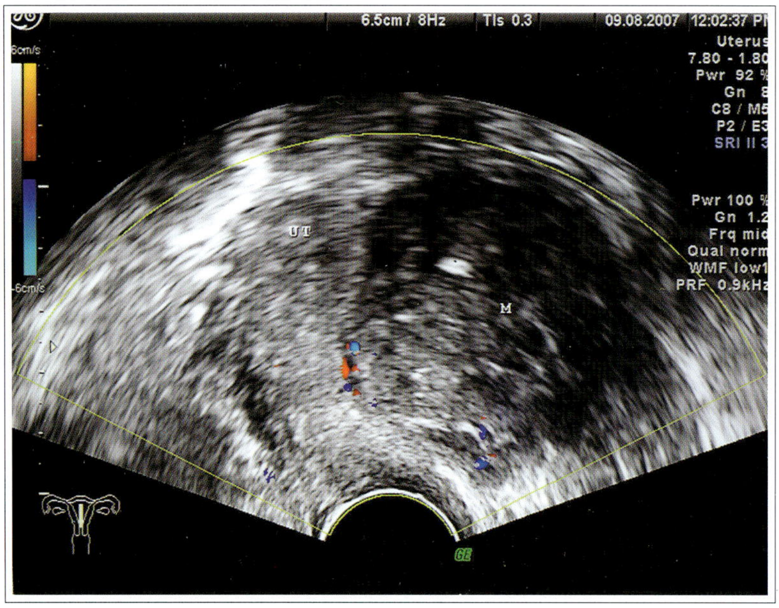

◄ 图 3-3-5 浆膜下肌瘤

45 岁;子宫增大,子宫左侧有一浆膜下肌瘤,回声较衰减

M-肌瘤;UT-子宫

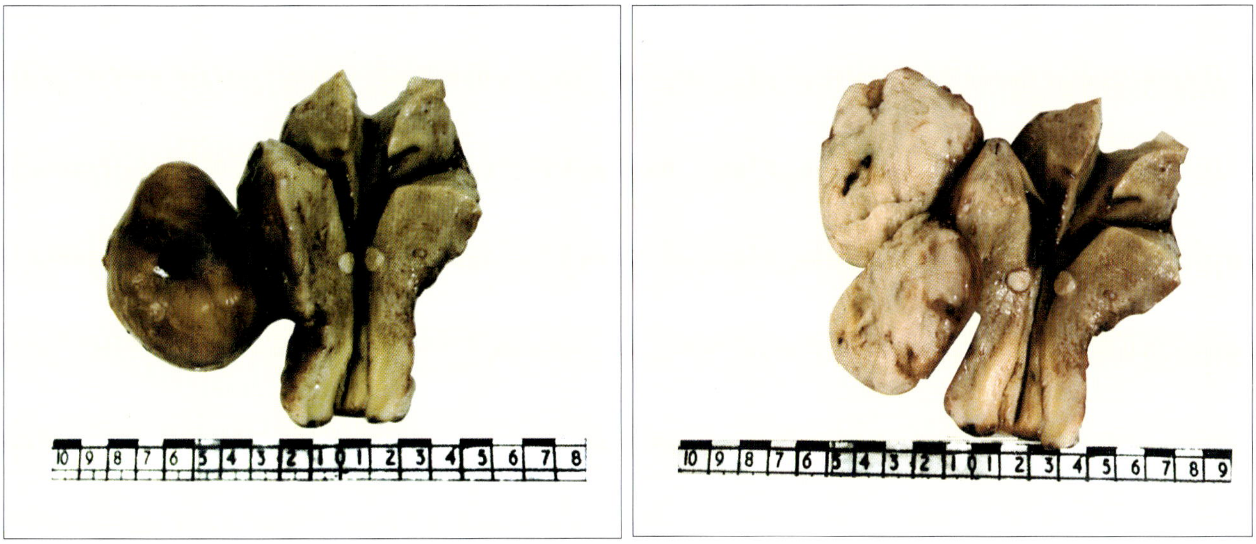

▲ 图 3-3-6 浆膜下肌瘤术后标本

左图:显示浆膜下肌瘤表面光滑;右图:为肌瘤剖面,呈漩涡状

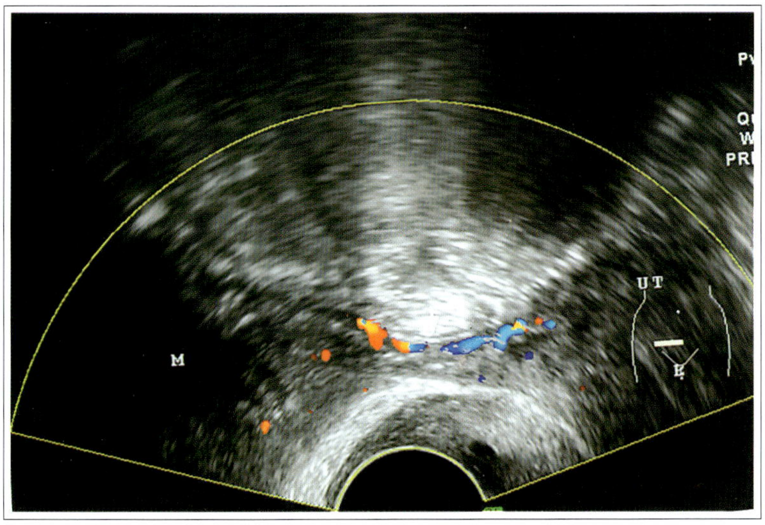

◀ 图 3-3-7 带蒂浆膜下肌瘤

69 岁,阴道出血;横切面:左侧可见一子宫,饱满,右侧可见一肌瘤,二者之间以一蒂相连,蒂中央有血流通过

UT–子宫;M–肌瘤

● **黏膜下肌瘤**

(1)子宫增大,宫腔内见一衰减包块,回声衰减程度可因各种变性而不同。

(2)肌瘤与肌壁间有衰减裂隙。

(3)如为带蒂的黏膜下肌瘤,肌瘤可落入宫颈管内或宫外口。

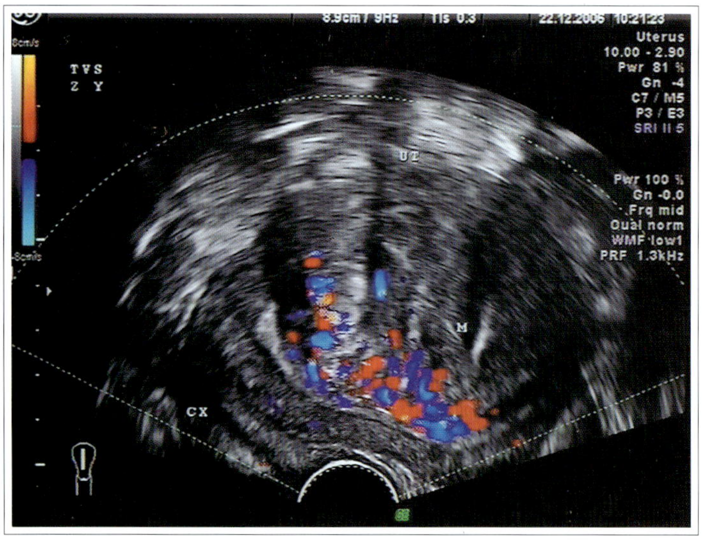

◀ 图 3-3-8 黏膜下肌瘤

27 岁，宫腔内见一较大的子宫肌瘤，后外侧见肌层，下方为宫颈，血流丰富

M–肌瘤;UT–子宫;CX–宫颈

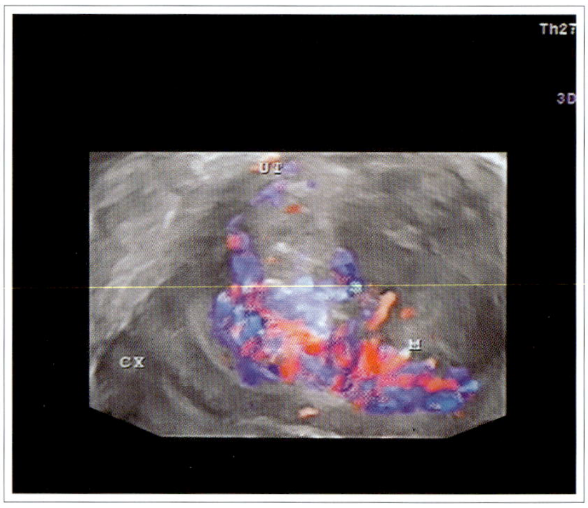

► 图 3-3-9 黏膜下肌瘤

上同一病人；玻璃体模式可见血流丰富，偏于一侧

M–肌瘤；UT–子宫；CX–宫颈

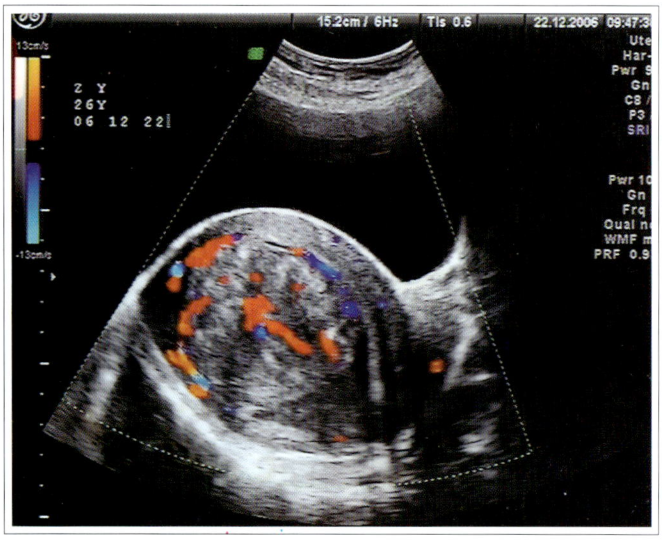

◀ 图 3-3-10 黏膜下肌瘤（TAS）

26 岁；子宫增大，宫腔内可见一血流丰富的肌瘤，外围肌壁清楚，肌瘤与肌壁间可见裂隙，血流呈树枝样分布

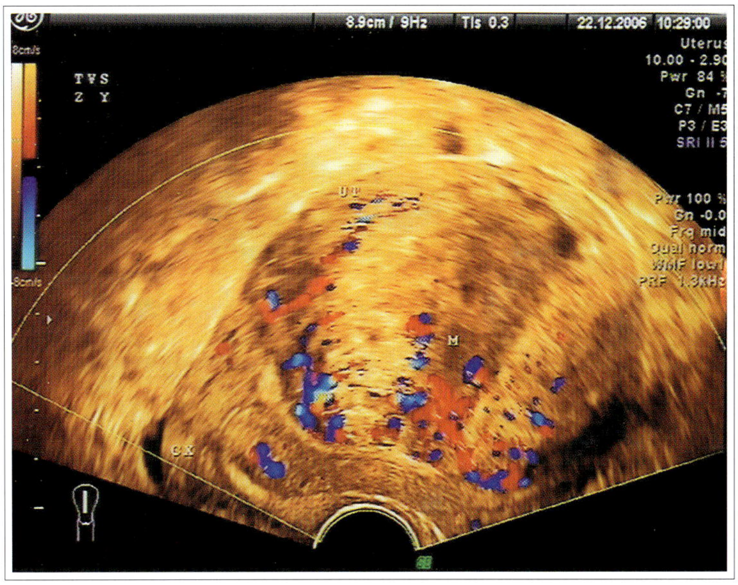

► 图 3-3-11 黏膜下肌瘤

上同一病人；TVS 图像清晰，黏膜下肌瘤血流丰富，外围见肌壁

UT-子宫；M-肌瘤；CX-宫颈

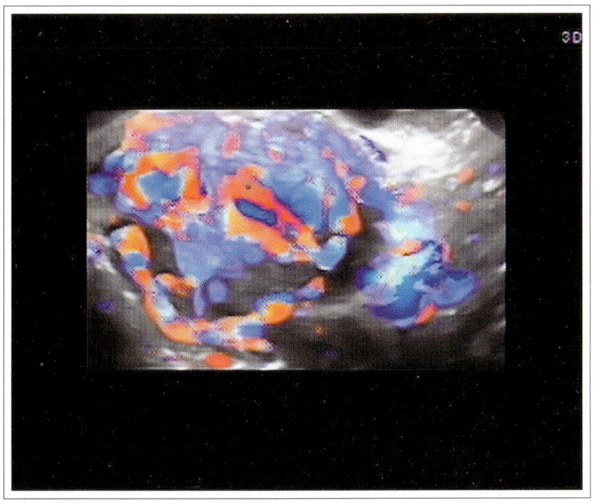

◄ 图 3-3-12 黏膜下肌瘤

上同一病人；玻璃体模式显示血流丰富

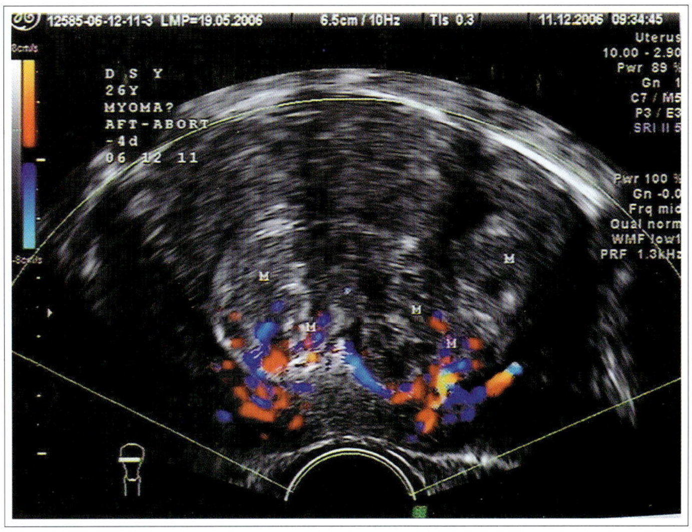

► 图 3-3-13 黏膜下肌瘤

26 岁，自然流产后；宫腔内多发黏膜下肌瘤，边缘血流丰富，有退行性变

M-肌瘤

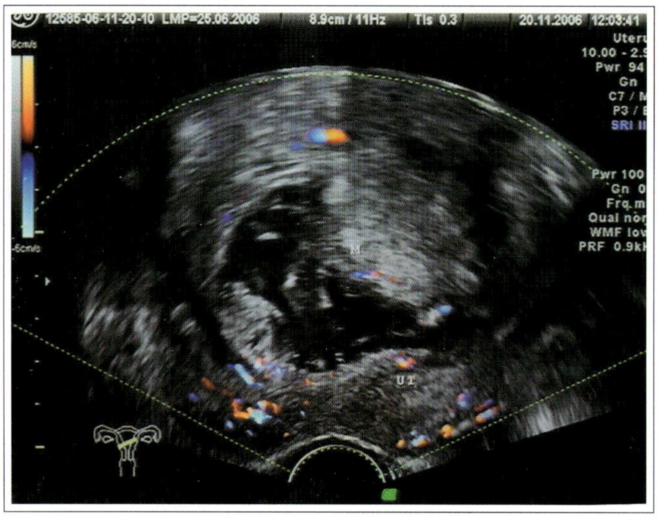

◀ 图 3-3-14　黏膜下肌瘤
宫腔内肌瘤，可见囊性变，脂肪样变
M–肌瘤;UT–子宫

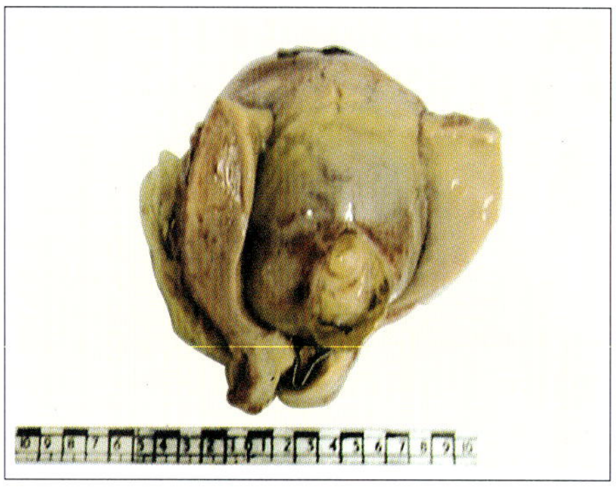

▲ 图 3-3-15　黏膜下子宫肌瘤标本
上同一病人；切开子宫壁，可见有黏膜下肌瘤，表面光滑，有回声强团块

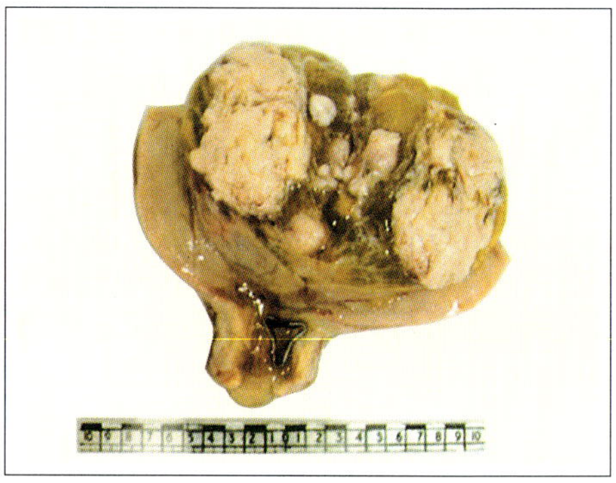

▲ 图 3-3-16　黏膜下子宫肌瘤标本
上同一病人；剖开肌瘤，见肌瘤有囊性变及脂肪样变性

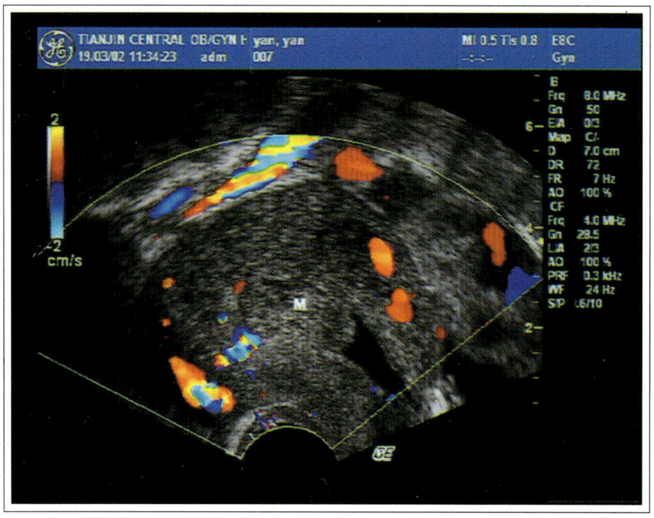

◀ 图 3-3-17　黏膜下小型肌瘤
宫腔内见一小肌瘤，下方有液体
M–肌瘤

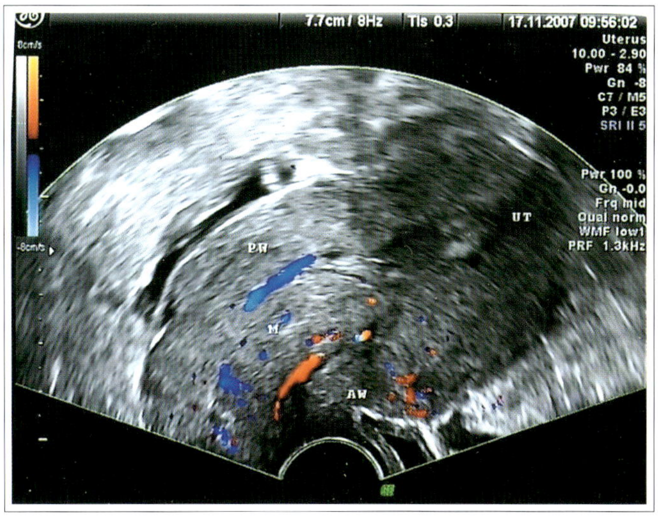

► 图 3-3-18　带蒂黏膜下肌瘤脱入宫颈、阴道

35 岁，阴道淋漓出血 2 年；前位子宫，饱满，自宫底可见带蒂肌瘤向下脱入宫颈、阴道

UT－子宫；M－肌瘤；AW－宫颈前壁；PW－宫颈后壁

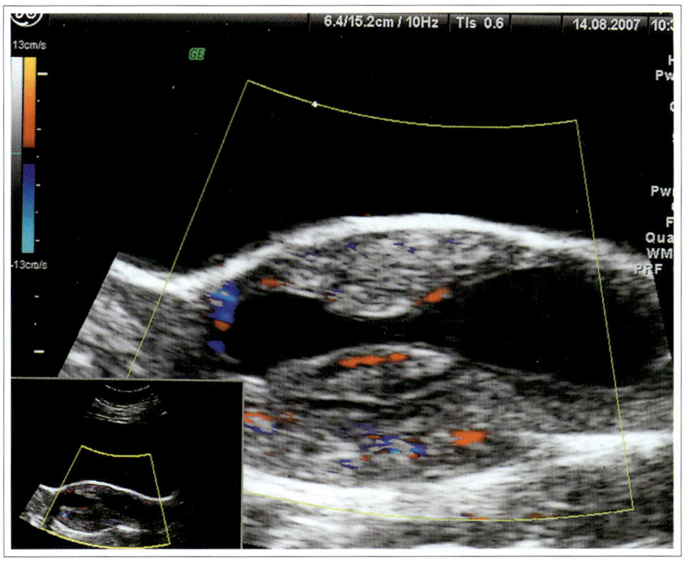

◄ 图 3-3-19　子宫黏膜下肌瘤囊性变（TAS）

42 岁，阴道出血，宫腔镜诊为黏膜下肌瘤；纵切面：子宫增大，宫腔内见一哑铃状的囊性肿物，边缘似有厚薄不均的壁，有星点状血流（刺破后流出黄黏液）

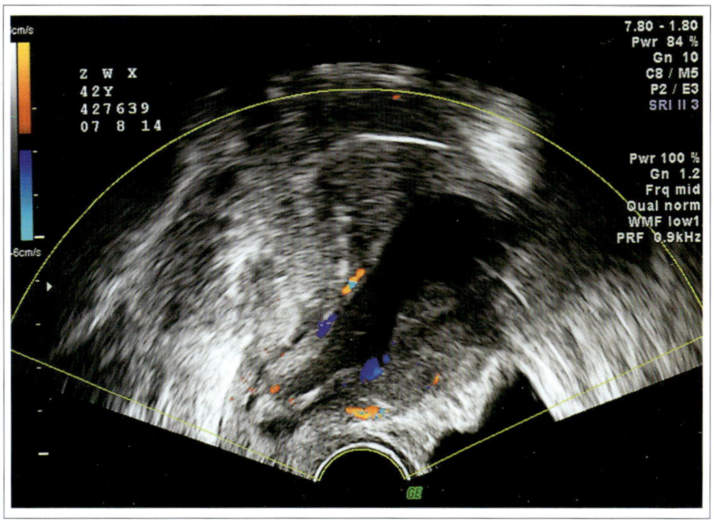

► 图 3-3-20　子宫黏膜下肌瘤囊性变

上同一病人；子宫内长筒状囊性肿物，壁厚薄不均，血流不丰富

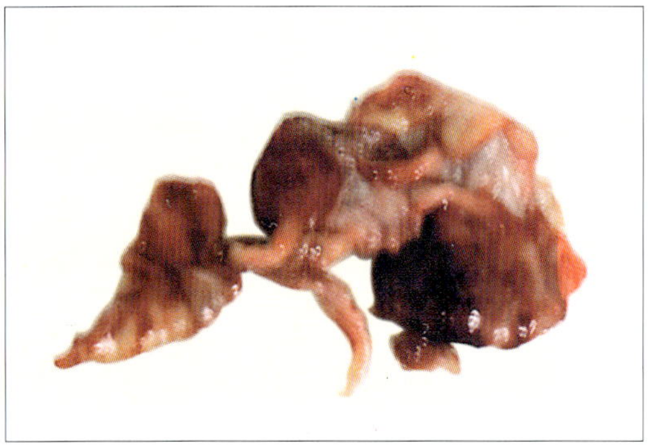

◄ 图 3-3-21　子宫黏膜下肌瘤囊性变标本

上同一病人；经宫腔镜取出，刺破囊变区，流出黄黏性液体，囊壁取出，已碎

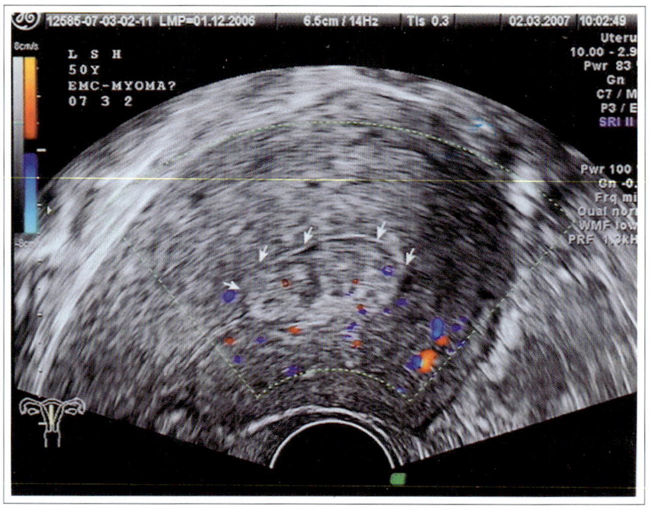

► 图 3-3-22　黏膜下肌瘤

50 岁，宫腔内可见一椭圆回声较强的团块，可见星点状血流

● **子宫颈肌瘤**　肌瘤位于子宫颈。

(1)子宫颈显著增大。

(2)肌瘤回声衰减。

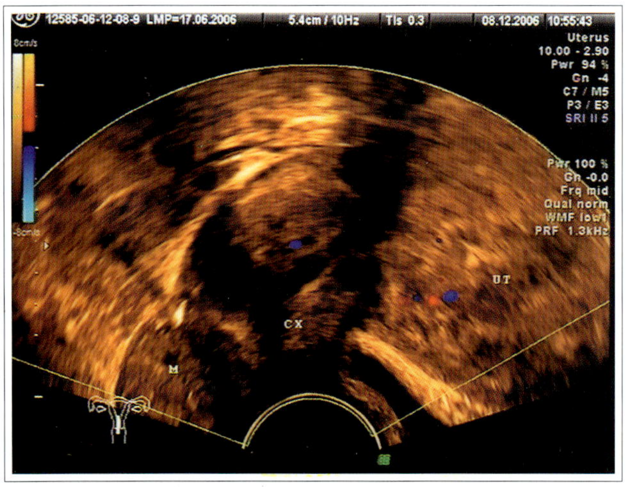

◄ 图 3-3-23　子宫颈肌瘤

纵切面：宫颈可见肌瘤，回声较暗

M–肌瘤；UT–子宫；CX–宫颈

● **阔韧带肌瘤**　肌瘤从子宫侧方长出，伸入阔韧带间。

(1)纵切：肌瘤常位于子宫侧方较低部位。

(2)横切：肌瘤常位于子宫下段一侧。

(3)子宫浆膜层与肌瘤浆膜层相连。

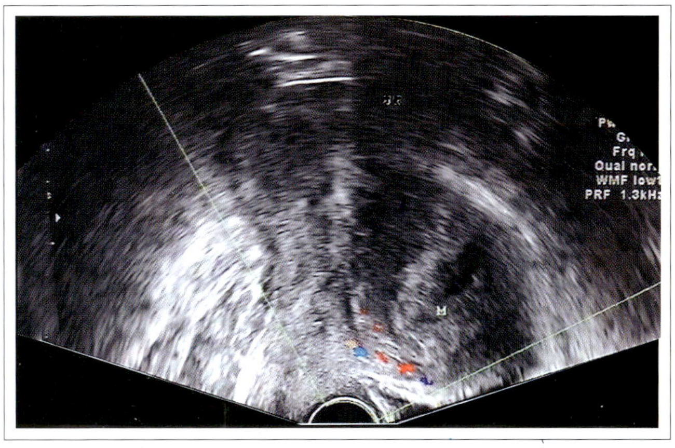

► 图 3-3-24 阔韧带肌瘤
32 岁，发现盆腔肿物，子宫水平位，子宫下截左侧见一实性肿物与子宫关系密切
M–肌瘤

四、子宫肌瘤的血流

肌瘤血流由子宫动脉供给，其血流表现不一致，丰贫不一。

(1)假包膜内呈环状或半环状彩色血流。

(2)血管伸入肌瘤内呈树枝状，较丰富。

(3)血流呈星点状分布，不丰富。

五、子宫肌瘤的各种变性

(1)玻璃样变。

(2)囊性变。

(3)脂肪变性。

(4)钙化。

(5)红色变性。

(6)恶性变。

(一)肌瘤玻璃样变

●**病理** 此为最常见的变性，瘤体大于40mm，就有不同程度玻璃样变，瘤体大时变性广泛。切面呈苍白色，同质状，失去特有的旋涡外观，不引起临床症状。

●**超声诊断** 瘤体回声衰减。

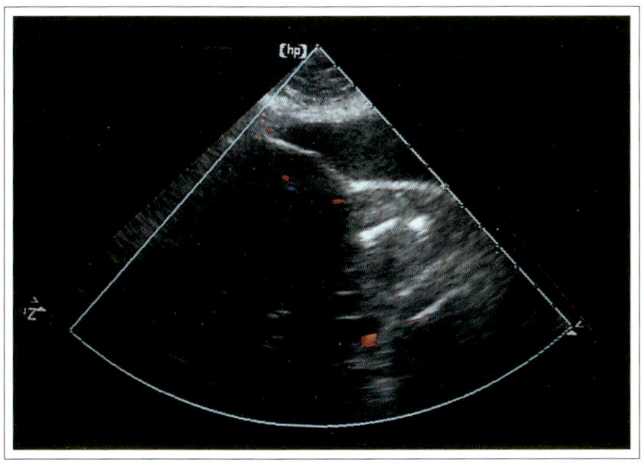

◄ 图 3-3-25 肌瘤玻璃样变(TAS)
子宫含 IUD；其右侧子宫肌瘤，回声衰减

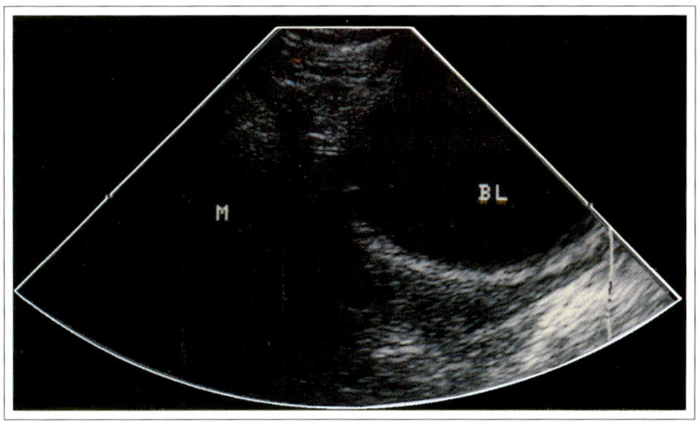

► 图 3-3-26 子宫肌瘤玻璃样变(TAS)
纵切面：子宫体部肌瘤，回声明显衰减
M–肌瘤；BL–膀胱

●**鉴别诊断**

(1)卵巢 Brenner 瘤

(2)卵巢纤维瘤

(3)腹腔异物(纱布)

(二)肌瘤囊性变

●**病理** 玻璃样变进一步退变液化发展成囊性变,瘤体内形成大小囊腔,内含黏液性无色液体,囊内壁光滑或不平,常有纤维束横贯其中,囊壁较厚为肌组织,瘤体甚软,需与妊娠子宫或卵巢囊性肿瘤相鉴别。

●**超声诊断**

(1)瘤体内可有多个小囊,较密时很像水泡状胎块。

(2)瘤体内多个囊腔可连成大腔,内含液性暗区,或可见横贯的纤维束,囊壁为肌组织回声或有残留的肌组织。

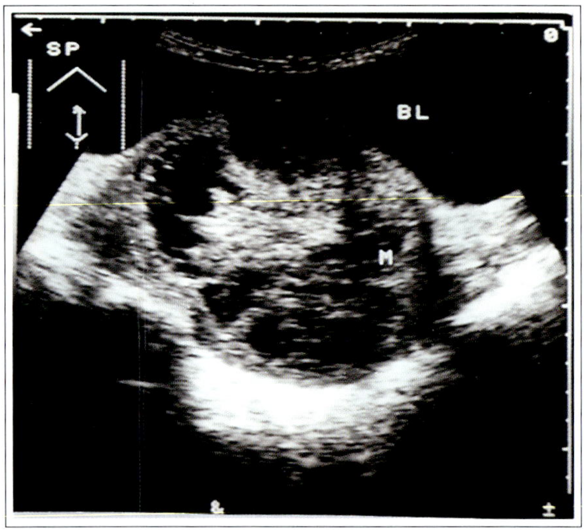

◀ 图 3-3-27 子宫颈肌瘤囊性变

纵切面:子宫颈较大肌瘤,内含多个囊性变区

M-肌瘤

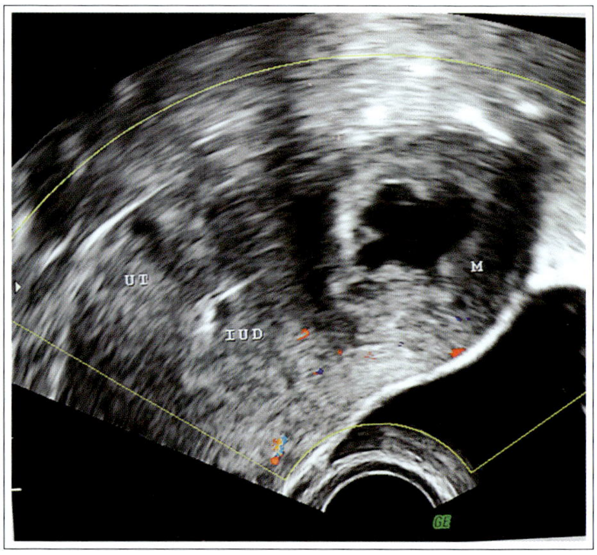

► 图 3-3-28 子宫左侧壁肌瘤囊性变

35 岁,无症状;子宫左侧突出见一肌瘤,内囊性变

UT-子宫;M-肌瘤;IUD-节育器

●**子宫肌瘤完全囊性变的鉴别诊断** 需与卵巢囊肿相鉴别。

(三)肌瘤脂肪变性

●**病理** 常在玻璃样变后期发生,并且为钙化前驱,可分布在肌瘤全部或某一区域,切面呈黄色。

●**超声诊断** 子宫肌瘤全部或一部分呈回声增强的团块,边缘整齐。

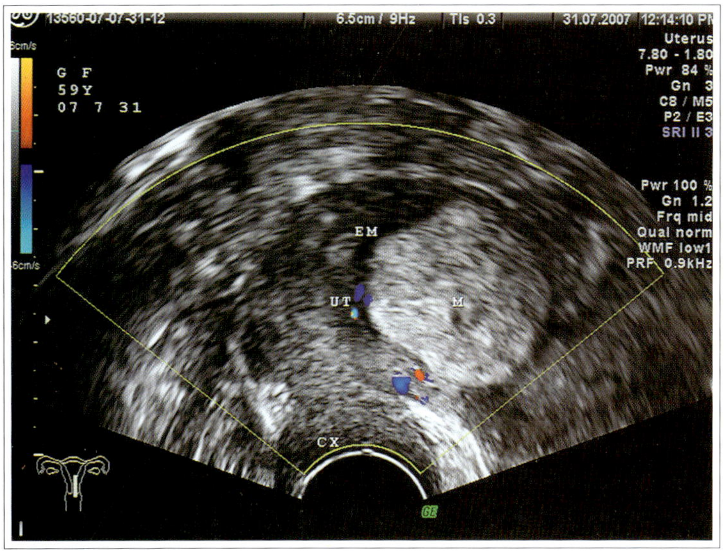

► 图 3-3-29 子宫肌瘤脂肪样变

59 岁，无明显症状；子宫增大，左前壁包块边缘清，回声强

M-肌瘤；UT-子宫；EM-内膜；CX-宫颈

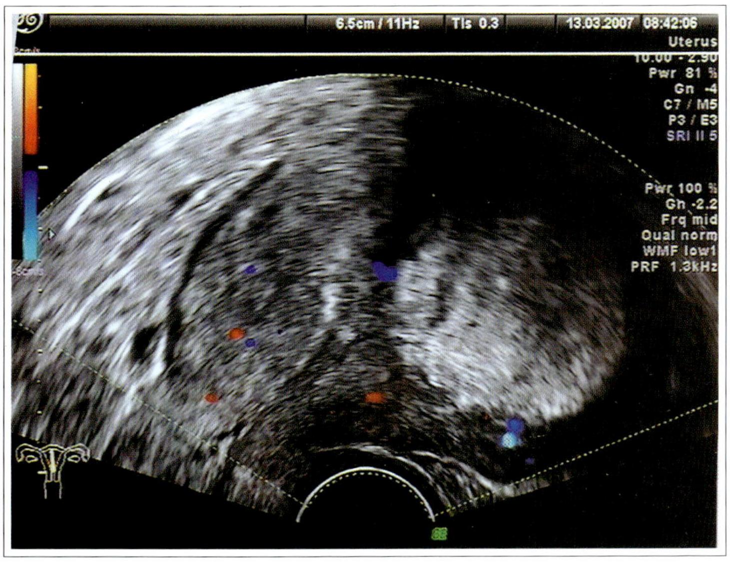

◄ 图 3-3-30 子宫肌瘤脂肪样变

48 岁；子宫增大，前壁可见强回声区，边缘清，周边血流星点状，突向黏膜

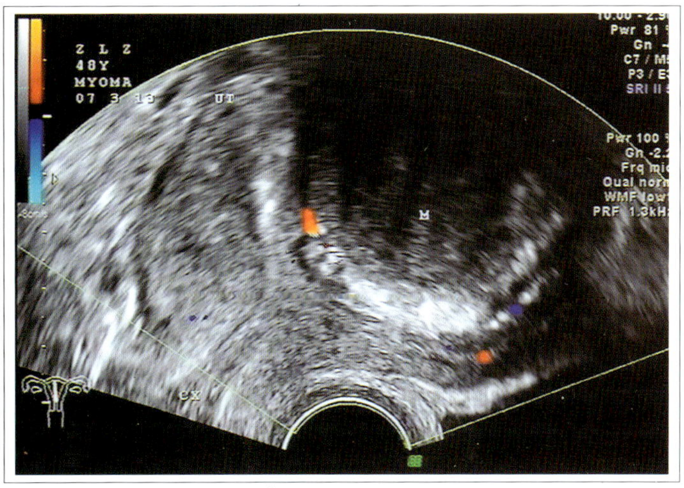

► 图 3-3-31 子宫肌瘤脂肪样变

上同一病人；另一切面显示：肌瘤后方衰减

M-肌瘤

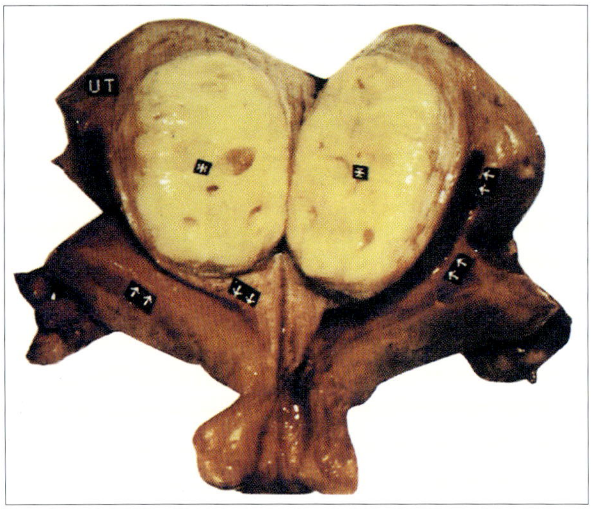

◀ **图 3-3-32　子宫肌瘤脂肪样变性标本**

子宫肌瘤脂肪样变，剖面为黄色脂肪样，外围为子宫肌壁

（四）肌瘤钙化

●病理　由玻璃样变进一步退化而形成钙化，钙化可弥漫分布，重者可形成“子宫石”硬如石头，边缘性钙化，呈层状沉积，形成肌瘤表面多层易碎的包膜。

●超声诊断

(1)瘤内散在或弥漫回声强的钙化斑伴声影。

(2)边缘性钙化环围绕瘤体，包膜内钙质沉着呈光环状，很像胎儿颅骨光环。

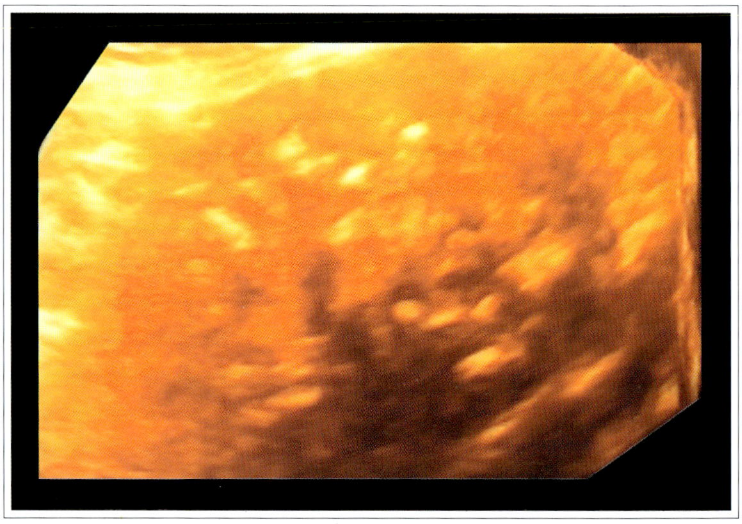

▶ **图 3-3-33　子宫肌瘤退行性变**

三维显示：黏膜下肌瘤内可见钙化斑点

（五）肌瘤红色样变

●病理　红色样变为一种特殊型肌瘤坏死，常发生在单一较大肌瘤。于妊娠期、产褥期多发，切面呈牛肉红色，仍保持旋涡样，引起临床症状。

●超声诊断　肌瘤水肿增大，明显衰减。

（六）肌瘤恶性变

●病理　发病率较低，国内为 0.5%，多为肉瘤样变，临床表现肌瘤迅速长大，并有阴道出血，切面糟、脆、软、灰黄色，生鱼肉状。

●超声诊断　肌瘤明显增大，内回声不均，图像复杂。

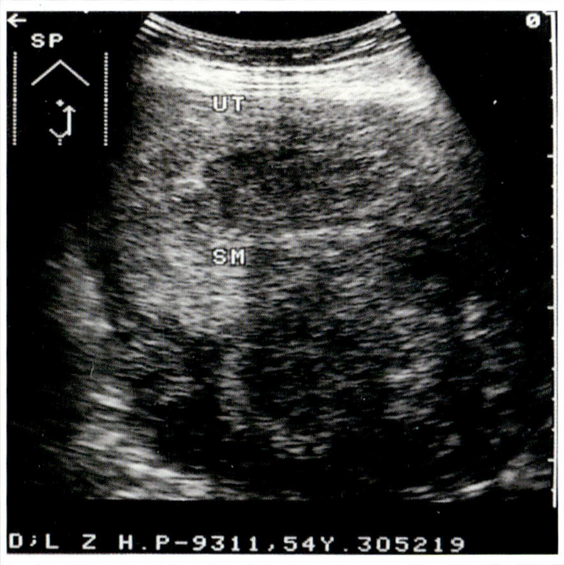

◀ 图 3-3-34 子宫肌瘤肉瘤样变（TAS）

54岁，有肌瘤史，近年生长迅速，阴道血性分泌物；纵切面：子宫下方突出较大肌瘤，回声较低，不均匀，血流丰富，病理证实肉瘤样变

UT-子宫；SM-实性肿物

六、子宫脉管内平滑肌瘤

子宫脉管内平滑肌瘤是子宫平滑肌瘤中一种特殊生长方式的肿瘤，其组织学上为良性疾病，但其行为上具有转移和侵润生长的倾向。其病理是从子宫肌瘤向脉管内生长或由血管壁本身平滑肌组织增生后突向管腔内的肿瘤。子宫肌层剖面可见多个小结节，或蠕虫状突起，其四周有腔隙（即为扩大的脉管）。肿瘤可沿脉管向盆腔或盆腔外生长，有文献报道病变可累及下腔静脉或心脏而造成死亡。治疗以全子宫及双附件切除预后较好，但因侵犯范围广，不能切净。故此病易复犯，需追访。

●**临床表现**

(1)子宫增大，凹凸不平，多结节状。

(2)月经量多，经期延长，不规则出血。

●**超声诊断**

(1)子宫增大，≥3个月妊娠子宫大小，子宫内部呈多发性结节状。

(2)肌瘤血流丰富，可呈树枝状血管。

▶ 图 3-3-35 子宫脉管内平滑肌瘤手术后复犯

35岁，一年前因子宫肌瘤做子宫全切术，病理为脉管性子宫肌瘤；盆腔内多发性团块状实性肿块，似肌瘤回声，中央见一假性动脉瘤，内见湍流样血流，脉管内肌瘤侵犯髂内动脉，形成假性动脉瘤

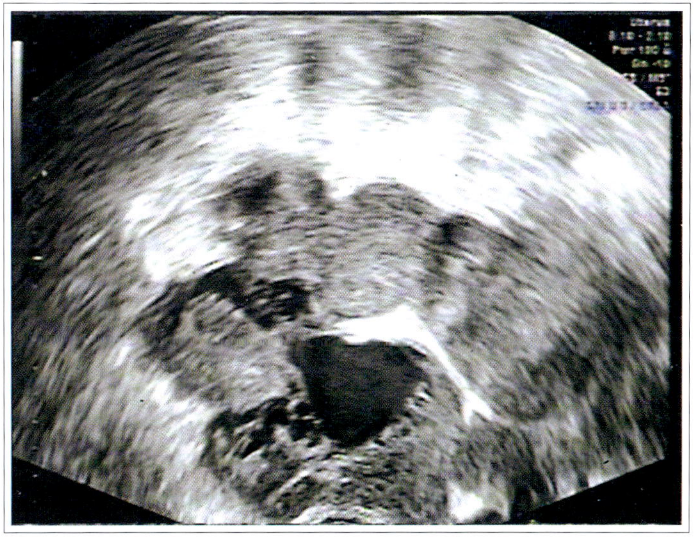

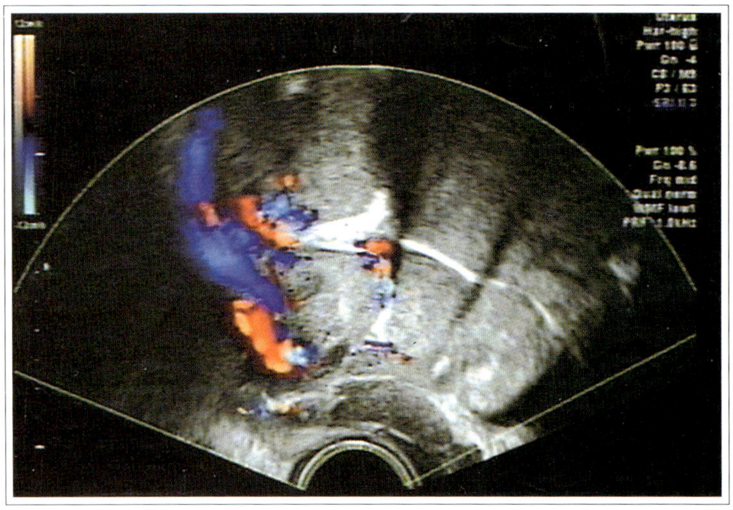

◀ **图 3-3-36　子宫脉管内平滑肌瘤手术后复犯**

上同一病人；假性动脉瘤血流丰富，源自髂内动脉

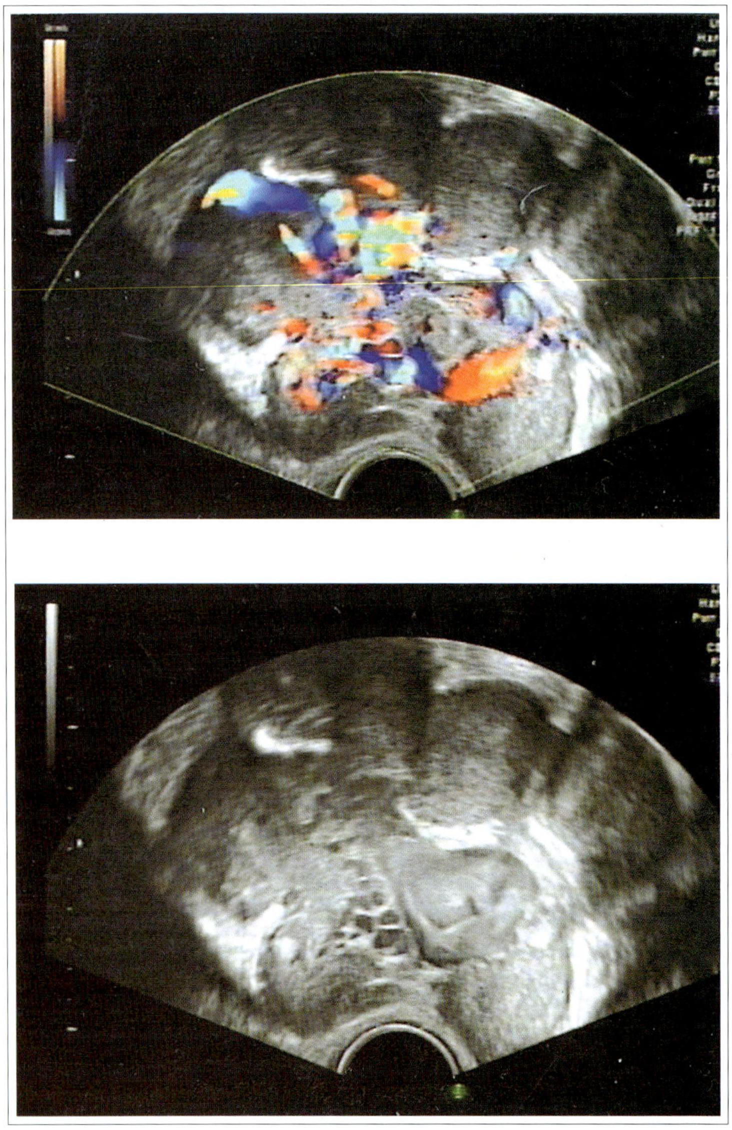

◀ **图 3-3-37　子宫脉管内平滑肌瘤全切后复犯，合并假性动脉瘤**

上同一病人；寻觅其血流来源，来自髂内动脉（推测脉管内肌瘤侵蚀髂内动脉形成假性动脉瘤）。上图为血流来源的踪迹，下图为含湍流状血液的假性动脉瘤

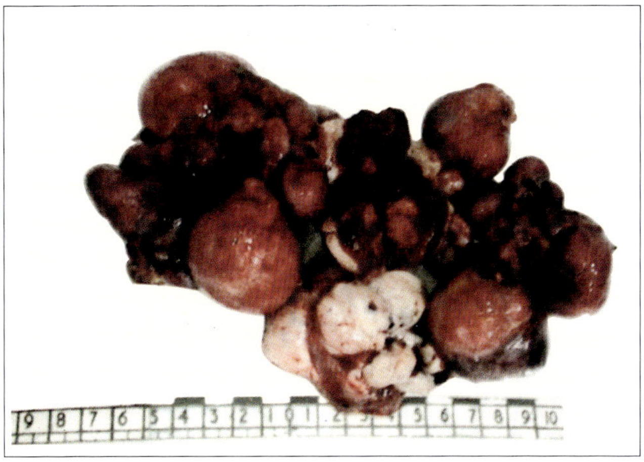

► 图 3-3-38 子宫脉管内平滑肌瘤手术后复犯标本

上同一病人；可见红色充血性多个结节状肌瘤，互相间有蒂和管壁相连

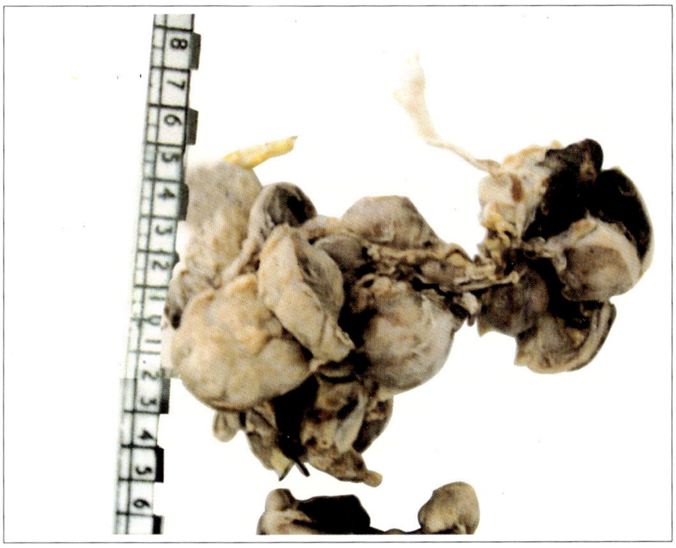

◄ 图 3-3-39 子宫脉管内平滑肌瘤手术后复犯标本（福尔马林浸泡过）

上同一病人；多个结节状肌瘤，有蒂和管壁相连

（武 超 周 宏）

第四节 子宫内膜异位症的超声诊断

● 子宫腺肌病　　● "巧克力"囊肿

一、定义

正常子宫内膜覆盖子宫腔内，由于某种原因子宫内膜异位于宫腔以外部位生长，称为子宫内膜异位症。

二、发生部位、病理

分为内在性与外在性两种。前者指内膜通过基底膜侵入子宫肌壁称为腺肌病。后者指内膜侵犯子宫以外部位称为内膜异位症，如卵巢、阴道、宫颈、子宫直肠窝、阴道直肠隔、骶骨韧带、膀胱、直肠、腹部伤口等，最多见于卵巢。

子宫内膜突破基底层进入肌层，引起肌组织反应性增生，使子宫一致性增大，但很少超过儿头大小。

三、临床症状

痛经、肛门坠胀，或经血量较多、不孕等，少数患者无明显症状。单纯"巧克力"囊肿可无明显症状。

四、子宫腺肌病的超声诊断

主要是子宫形态上的改变，同时应结合临床症状与体征，可做出诊断。

(1)子宫增大，但不会大于儿头大小；宫底变圆钝，子宫呈弓形、短粗状、筒状、球状，或外形不规则等。

(2)子宫内膜前移：绝大多数后壁比前壁厚。

(3)子宫肌壁显示粗糙，回声不均、较强。

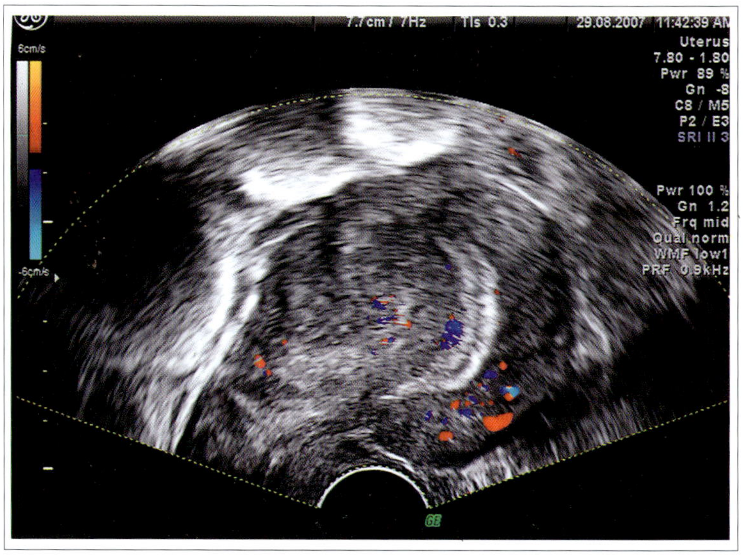

▶ 图 3-4-1　子宫腺肌症

41 岁，痛经逐年加重；子宫增大，如 2⁺个月大小，饱满圆钝，宫波前移，宫壁粗糙不均匀，散在血流

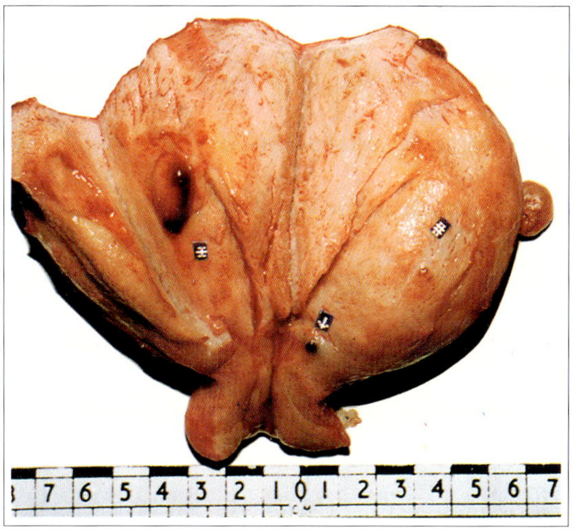

► 图 3-4-2 腺肌症术后标本剖面

腺肌症手术后标本切开观察，肌壁增厚，多个闭合的小血囊，箭头所指为紫色小血囊，宫颈处见紫色异位病灶

#–肌壁增厚

如内膜异位病灶集聚在一起呈突起包块，似肌瘤但无包膜，血流星点状称为腺肌瘤。需与子宫黏膜下肌瘤相鉴别。

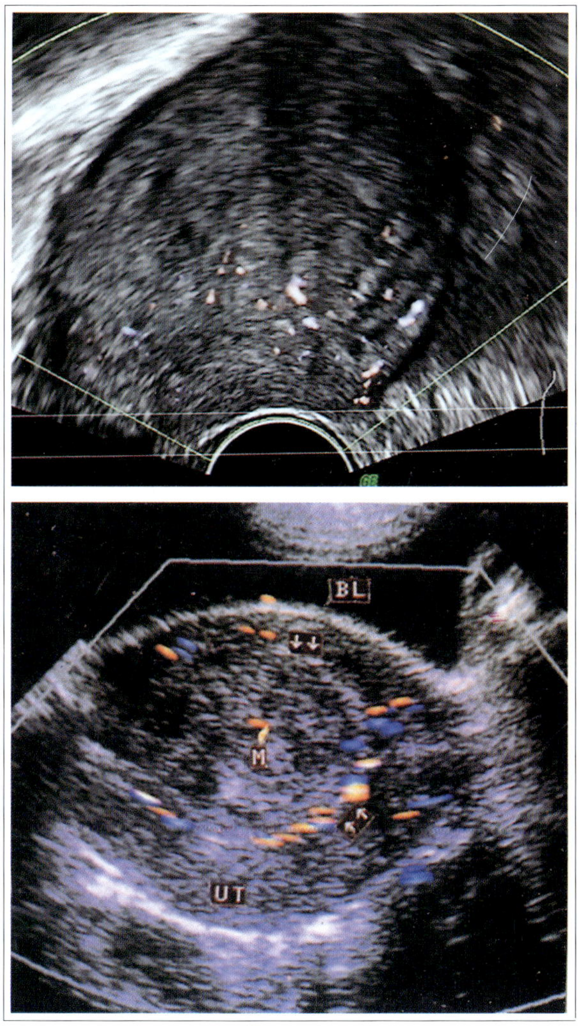

◄ 图 3-4-3 子宫腺肌瘤与子宫肌瘤的超声图像

上图，子宫腺肌瘤：子宫球样增大，子宫前壁突出 49mm×51mm，肌壁粗糙；下图(TAS)，子宫黏膜下肌瘤：子宫增大，宫腔内见一肌瘤，假包膜内见环状血流

UT–子宫；M–肌瘤；BL–膀胱

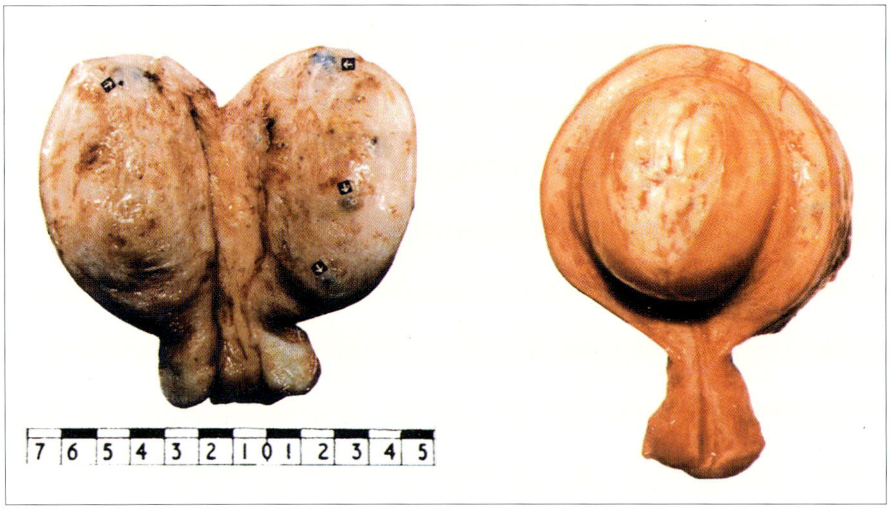

▲ 图 3-4-4 子宫腺肌瘤与子宫肌瘤的术后标本剖面的比较
左图,子宫腺肌瘤剖面:突起肿物,无边界,箭头所指为小血囊;
右图,子宫肌瘤:切开肌壁,肌瘤自动突出,肌瘤界限清晰,可见假包膜

肌层内可散在少量陈旧性的积血小囊, 此种患者痛经明显。

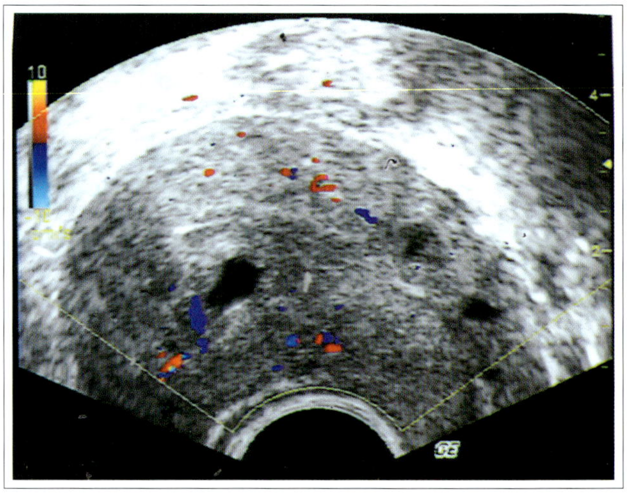

► 图 3-4-5 子宫腺肌病
37 岁,痛经重。纵切面:子宫增大,圆钝,宫波前移,宫肌不均,肌壁间可见数个小血囊,血流星点状

五、外在性子宫内膜异位症

●**包括**

(1)卵巢子宫内膜血肿("巧克力"囊肿)。

(2)阴道直肠隔病灶。

(3)膀胱异位病灶。

(4)腹壁伤口异位病灶等。

外在性子宫内膜异位症 80%位于卵巢,异位病灶侵犯卵巢形成血肿。

●**"巧克力"囊肿的超声诊断**

(1)圆形,张力较大,多为一侧,1/3 双侧。有粘连时形状可不规则。

(2)囊肿的病程长短不同,图像不同。

●**新出现的囊肿** 圆形,壁薄,内含低回声较密集颗粒,大者直径可达 100mm。

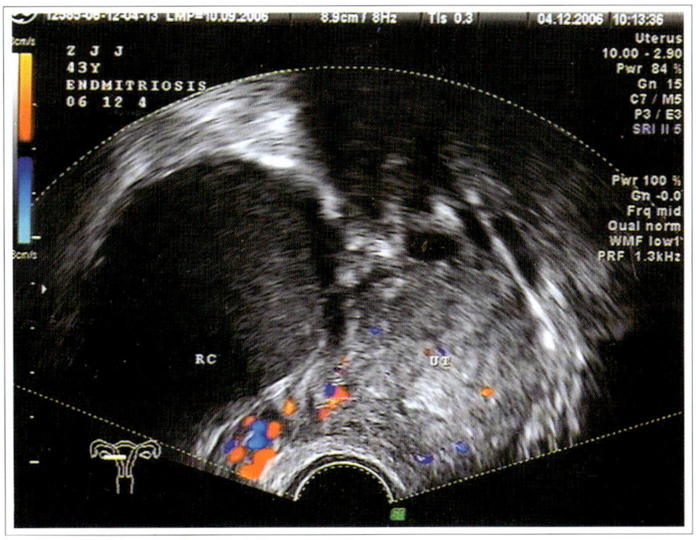

► 图 3-4-6 子宫腺肌病、巧克力囊肿

43 岁；子宫增大，圆钝，宫波前移，肌壁回声粗糙，子宫右侧可见一较大巧克力囊肿，囊内含密集光点

UT–子宫；RC–右侧巧克力囊肿

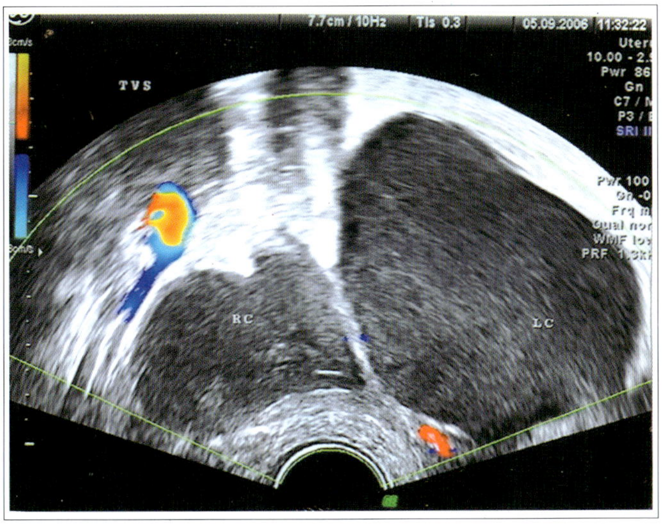

◄ 图 3-4-7 双侧巧克力囊肿

双侧可见一大一小囊肿，囊壁较厚，囊液含密集颗粒

LC–左侧巧克力囊肿；RC–右侧巧克力囊肿

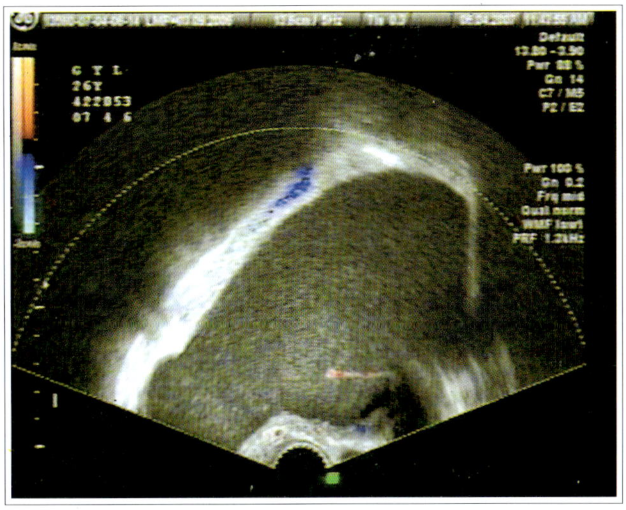

► 图 3-4-8 巧克力囊肿

26 岁；附件区见一囊肿，囊壁较厚，囊液内含密集细光点

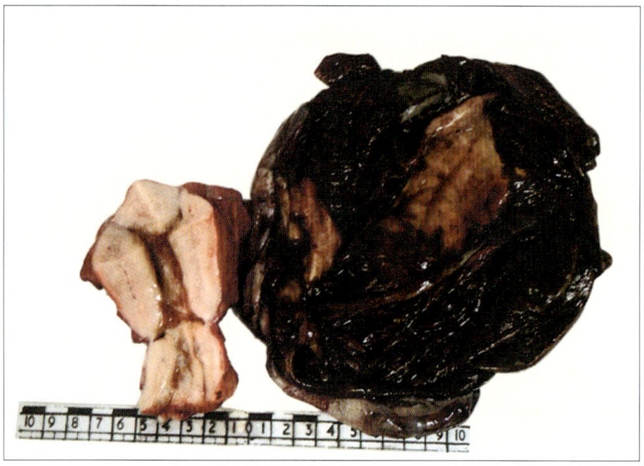

◀ 图 3-4-9　巧克力囊肿标本

术后标本，左侧较大巧克力囊肿，切开流出巧克力色液体，囊内面黏附巧克力样血痂

●病程较长的囊肿　中等大小，壁厚不光滑。囊内含密集的颗粒，或含粘连带或贴壁光团或有压迹。

子宫外内膜异位病灶可发生至宫颈。

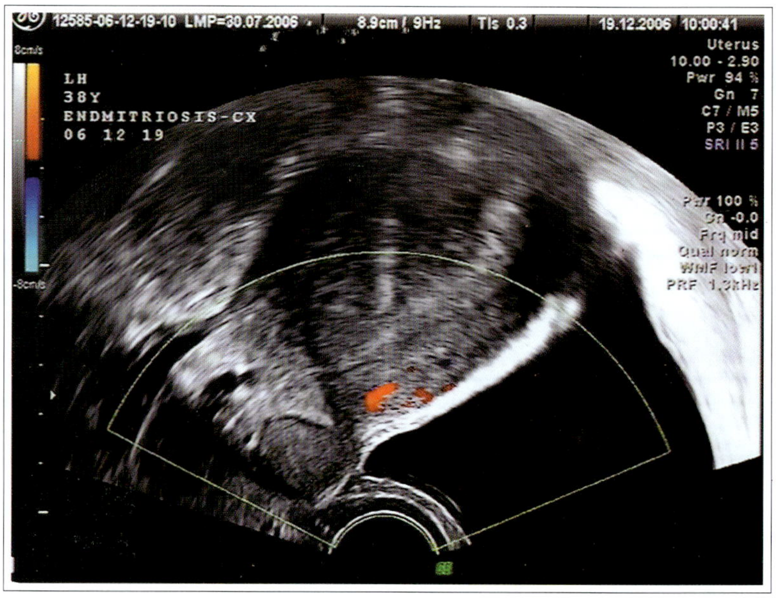

► 图 3-4-10　子宫腺肌病、宫颈前唇巧克力囊肿

38 岁；子宫增大，宫波前移，肌壁回声粗糙，宫颈前唇突出一圆形巧克力囊肿

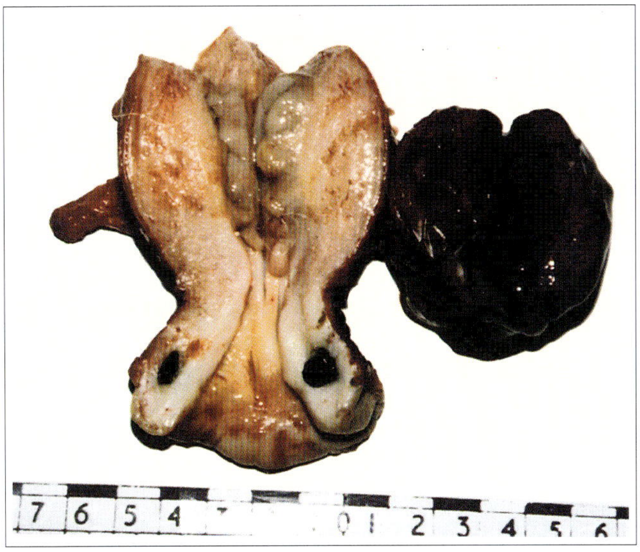

► 图 3-4-11　宫颈巧克力囊肿及卵巢巧克力囊肿标本

● **巧克力囊肿破裂后**　囊肿缩小，　塌陷，形状不规则，其周围有液性区。

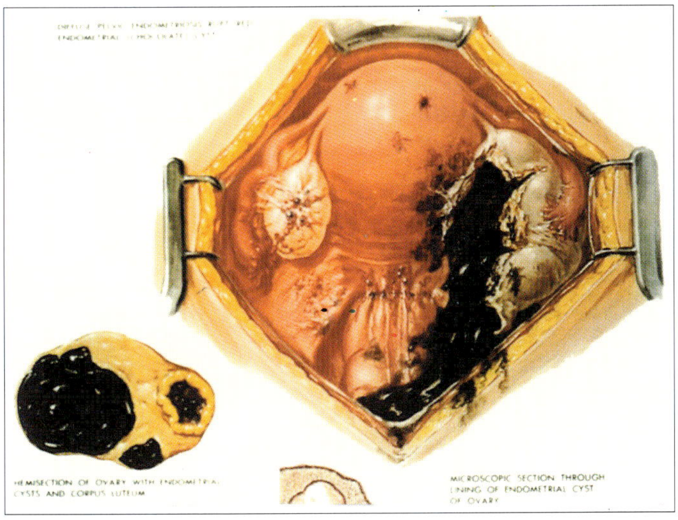

◄ 图 3-4-12　巧克力囊肿破裂示意图

左侧卵巢巧克力囊肿破裂，下面小图为巧克力囊肿

● **子宫腺肌病应和以下疾病鉴别**　慢　性子宫肥大、子宫肌瘤、盆腔淤血症。

（吴钟瑜）

第五节 盆腔静脉淤血综合征的超声诊断

盆腔静脉淤血综合征是一种独特疾病。1958年以来，通过盆腔静脉造影证实了盆腔静脉充盈、扩张及血流速度缓慢，支持盆腔淤血是引起此种独特疾病的概念。

一、盆腔血液循环的特点

妇女盆腔静脉数量多，结构薄弱。盆腔的中等静脉如子宫、阴道和卵巢的静脉，一般都是2~3条静脉伴随一条同名动脉。卵巢静脉甚至可多达5~6条，形成网状静脉丛。这些静脉间有许多吻合支，形成生殖器官环状静脉，汇合后流向粗大的髂内静脉。盆腔静脉血流缓慢，壁薄，缺乏筋膜外鞘的支持，没有瓣膜，穿行在盆腔疏松的结缔组织内，因而易扩张和形成众多弯曲的静脉丛。盆腔脏器周围静脉系统像一个水网相连的沼泽地。

二、病因

由于盆腔静脉的解剖特点，以下因素可造成盆腔静脉淤血征：长期站立或坐式工作者；子宫后屈位；多产；输卵管结扎术。

三、临床症状

低位痛经，性感不快，极度疲劳，多见于25~40岁妇女。需与子宫腺肌病做鉴别。妇科检查：子宫触痛，附件区压痛，偶有宫旁增厚感。

四、超声诊断

(1)子宫常为后位，饱满略大，回声较低。有时可见浆膜下扩张的静脉。

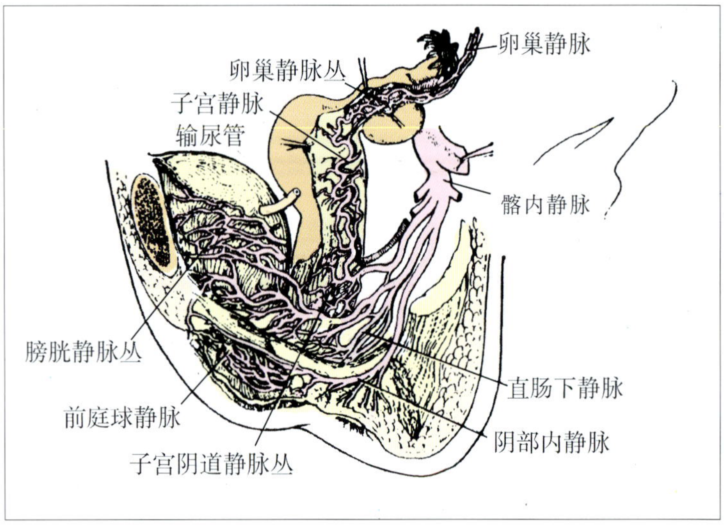

◀ 图 3-5-1 女性盆腔静脉丛
盆腔脏器周围静脉丛极丰富，像一个水网相连的沼泽地

(2)子宫两旁可见多个扩张的静脉血管,液性回声,直径多数>l0 mm。

●**彩色多普勒** 两侧见扩张成片的血流,为静脉频谱。二维:(玻璃体模式)子宫两侧成片的静脉血流。

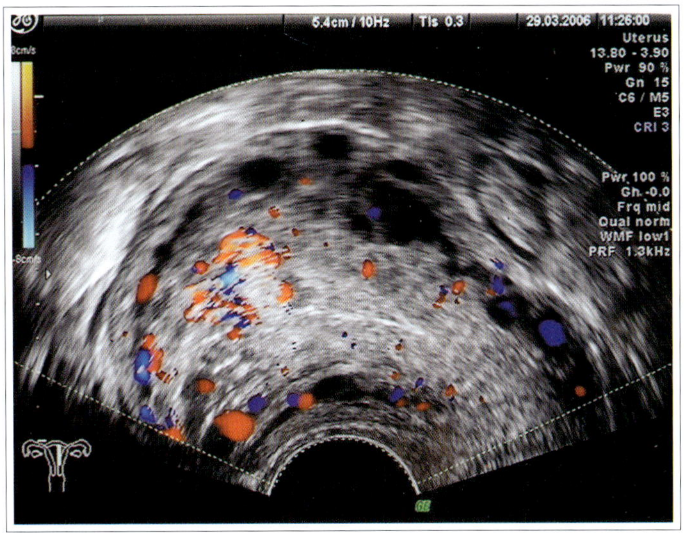

► 图 3-5-2 盆腔静脉淤血征
（子宫静脉曲张）
40 岁,痛经,下腹痛坠感;子宫后位,增大,子宫浆膜层下可见多个扩张静脉

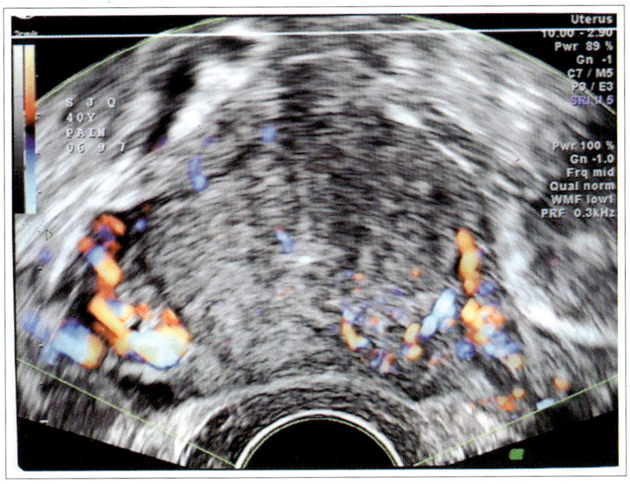

◄ 图 3-5-3 盆腔静脉淤血征
横切面:子宫肥大,两侧扩张静脉血管成团状

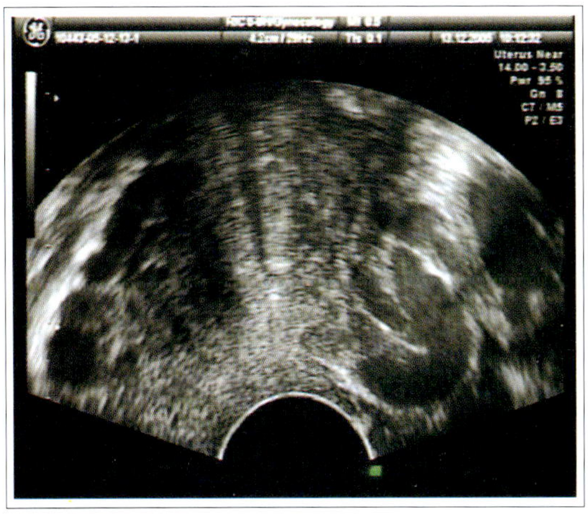

► 图 3-5-4 盆腔静脉淤血征
50 岁,下腹痛;子宫两侧可见多个较扩张的静脉血管,管腔粗超过10mm

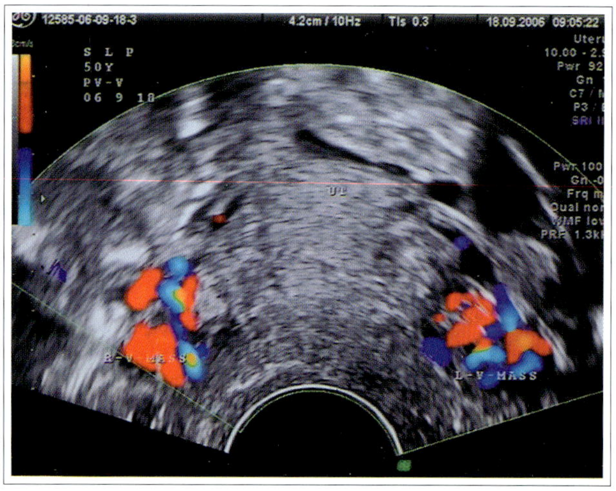

◀ 图 3-5-5　盆腔静脉淤血征

上同一病人；彩色多普勒显示子宫两侧成团状扩张静脉血流

UT－子宫；L－V－MASS－左侧静脉丛；R－V－MASS－右侧静脉丛

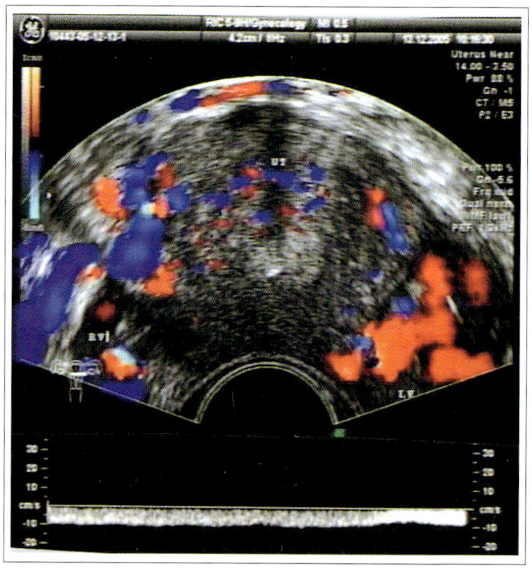

► 图 3-5-6　盆腔静脉淤血征

35 岁，痛经，下腹坠胀，经血量多。横切面：子宫增大、饱满，团状内膜，子宫两侧静脉扩张，大量静脉血流，均为静脉频谱

UT－子宫；LV－左侧静脉丛；RV－右侧静脉丛

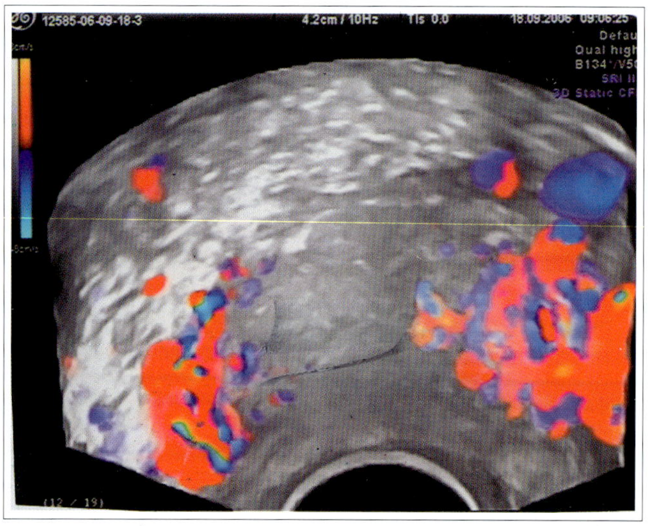

◀ 图 3-5-7　盆腔静脉淤血征

上同一病人；玻璃体模式显示，肥大子宫两侧成团扩张静脉血流团

（吴钟瑜）

第六节 子宫息肉、子宫囊肿、阴道囊肿、宫颈那氏囊肿的超声诊断

- 子宫息肉
- 子宫囊肿
- 阴道囊肿
- 宫颈那氏囊肿

一、子宫息肉

子宫息肉为一带蒂的瘤样病变，是内膜腺体和间质增生而局部性隆起形成。息肉多发生在宫底部，也可位于宫体和宫颈，表面光滑，质软，可单发或多发。蒂长者可垂到子宫外口。

●临床表现 经血淋漓不断，经期延长。

●超声诊断 宫腔内条状强回声影像，回声略强于内膜，形态整齐或欠整齐，与内膜之间可见裂隙，息肉内血流不丰富，较大息肉蒂根部可见星点状血流。

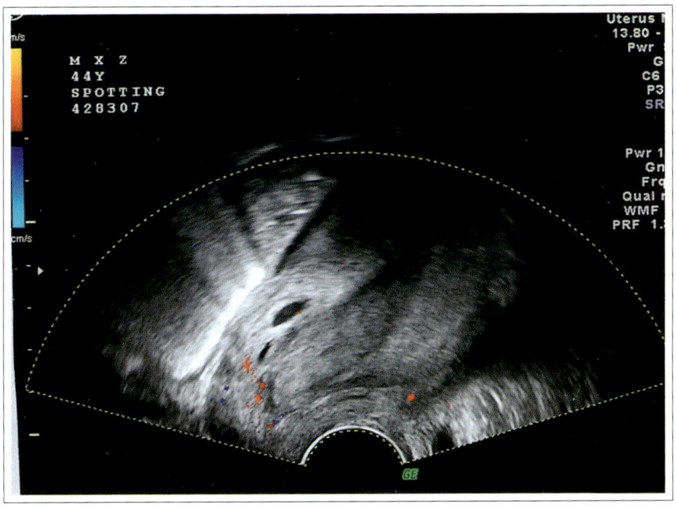

◀ 图 3-6-1 子宫腔较大息肉

44 岁，阴道淋漓出血；子宫前位略大，宫腔内一长梭状的较大团块，回声略强，团块边缘有液性裂隙，未见明显血流

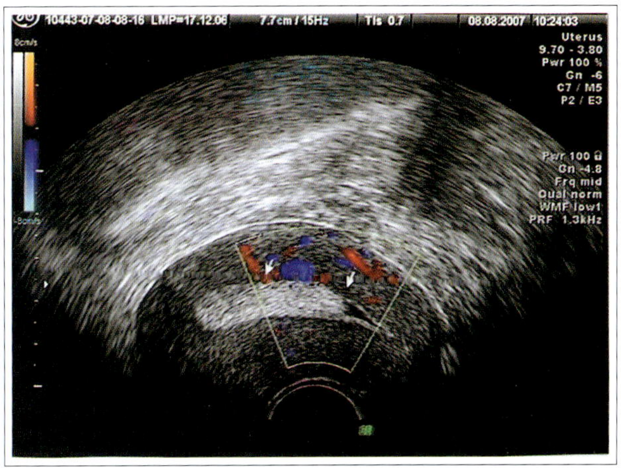

► 图 3-6-2 宫腔内息肉

阴道淋漓出血；后位子宫，宫腔内见一长条状息肉，回声强，如箭头所示

二、子宫囊肿

子宫肌层囊肿少见，多表现为子宫肌层内有一定张力的囊肿。

●**其病因可能有** 慢性子宫肌炎造成脓肿，有形物吸收后遗留形成囊肿；米勒管遗迹形成囊肿；子宫肌瘤囊性变。

●**超声诊断** 子宫肌层内囊性肿物，内为液性暗区，有一定张力，边界清晰，囊内可有微弱回声，周围可见正常肌层环绕，可有星点状血流。

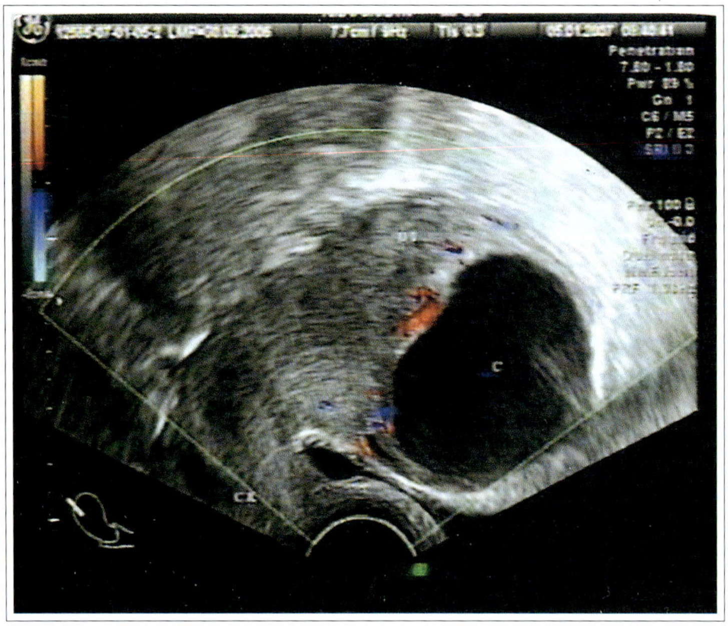

◄ 图 3-6-3 子宫肌层囊肿

26 岁；纵切面：子宫前位，饱满略大，子宫底部见一较大的囊性肿物，囊肿内壁光滑，血流不丰富
UT-子宫；C-囊肿；CX-宫颈

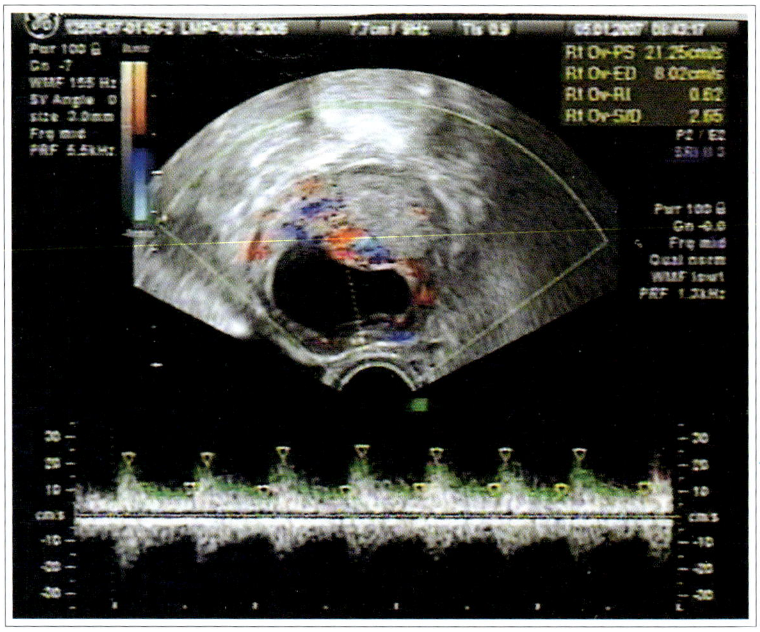

► 图 3-6-4 子宫肌层囊肿

上同一病人；横切面：子宫前壁大囊肿，靠宫腔侧有血流

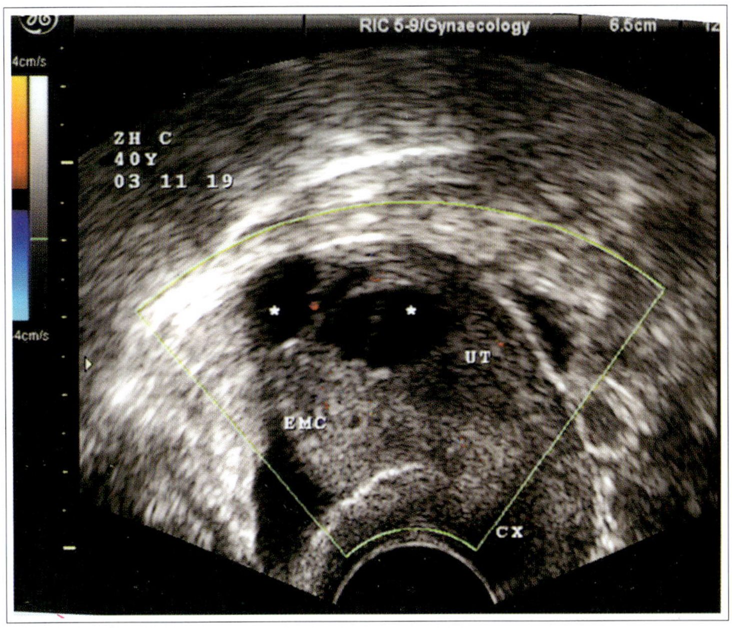

► 图 3-6-5 子宫囊肿
40 岁；子宫壁内可见两小囊肿
*-囊肿；UT-子宫；EMC-内膜；CX-宫颈

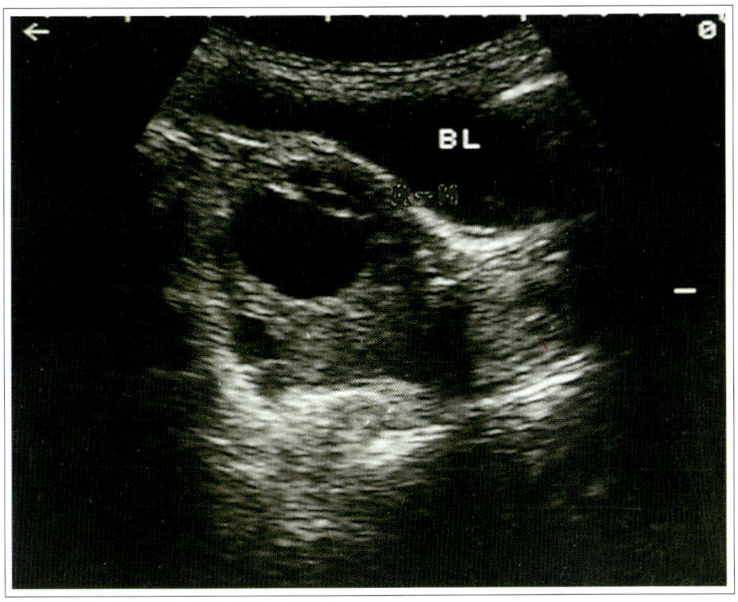

◄ 图 3-6-6 子宫囊肿(TAS)
50 岁，曾有肌瘤史；纵切面：子宫前位，略饱满；子宫前壁有一囊肿，直径 35mm，囊肿前内壁可见肌束样结构

(三) 阴道囊肿

多为包涵囊肿或中肾管囊肿。前者较小，多发生在阴道侧前壁，单个，多无明显症状。中肾管囊肿可较大，可自阴道延伸至盆腔，引起疼痛或分娩梗阻。

● **超声诊断** 阴道内圆形囊性肿物，壁薄。中肾管囊肿可较大，可自阴道伸向盆腔。

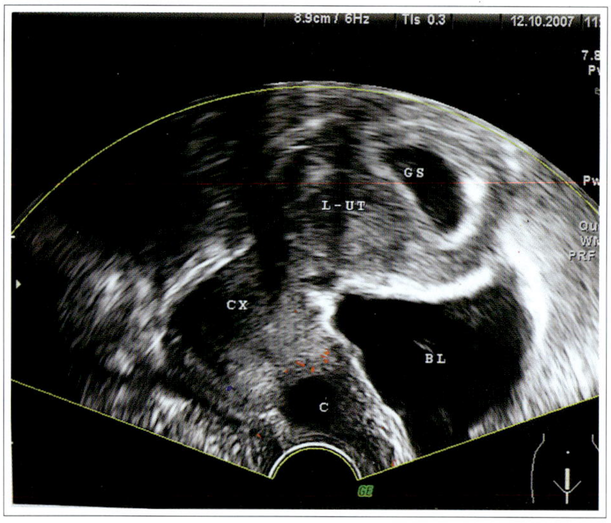

◀ 图 3-6-7 双子宫、左侧妊娠、阴道囊肿

32 岁，闭经 45 天。纵切面：左侧宫腔内胎囊，阴道内小型囊肿

L-UT－左侧子宫；GS－胎囊；CX－宫颈；C－阴道囊肿；BL－膀胱

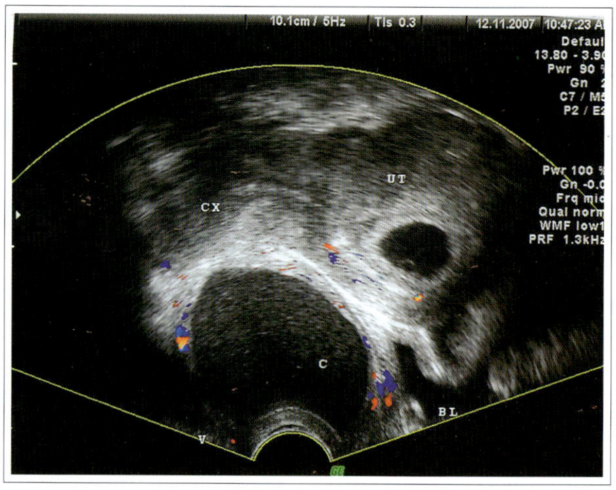

▶ 图 3-6-8 阴道前壁囊肿合并早孕

纵切面：子宫前位，宫内见胎囊，可见卵黄囊，阴道前壁囊肿，张力不大

UT－子宫；CX－宫颈；C－阴道囊肿；BL－膀胱

四、宫颈那氏囊肿

由于宫颈慢性炎症的长期刺激，腺体被增生组织挤压，腺口堵塞，其腺体分泌物不能外流而造成腺体扩张，形成大小不等的囊性结构。可位于宫颈管的任何部位，造成宫颈肥大。

●**超声诊断** 纵切面或横切面均可见子宫颈外形肥大，可在前后唇、高位至低位见到大小不等的囊性肿物。

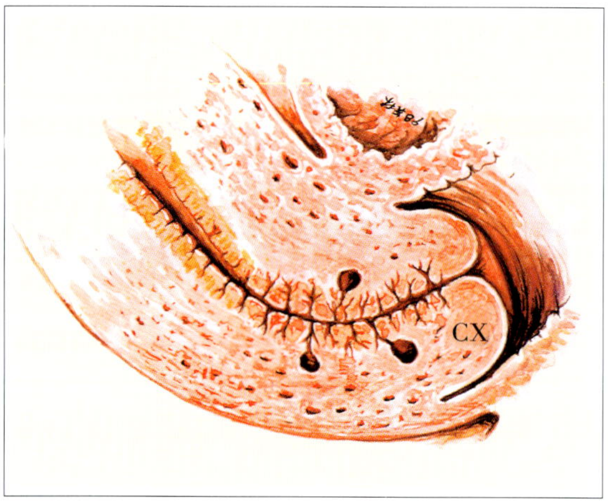

◀ 图 3-6-9 子宫颈那氏囊肿示意图

子宫颈腺体，因炎症堵塞，黏液积存成囊

CX－宫颈

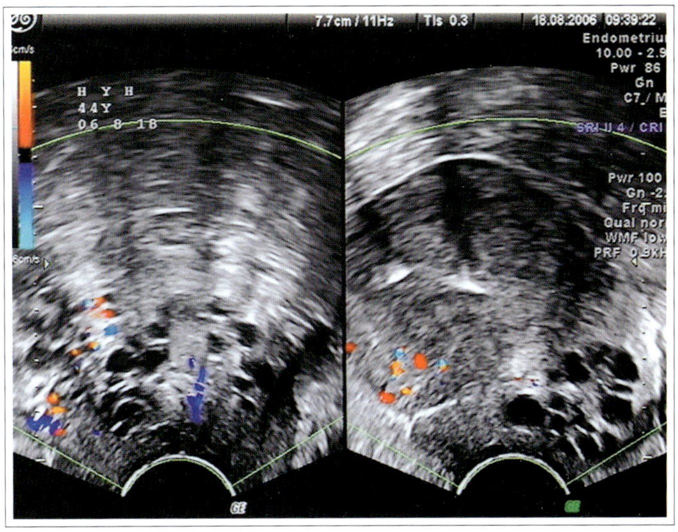

► 图 3-6-10 宫颈多发那氏囊肿

44 岁，阴道分泌物多；右图为横切面：宫颈多个小囊；左图为纵切面显示宫颈多个小囊

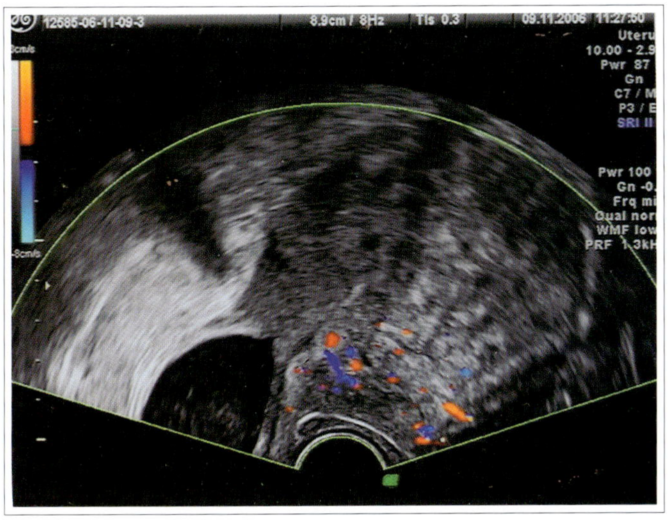

◄ 图 3-6-11 宫颈后壁较大囊肿

子宫前位，增大，宫颈后壁见一较大囊肿 60mm×40mm×40mm

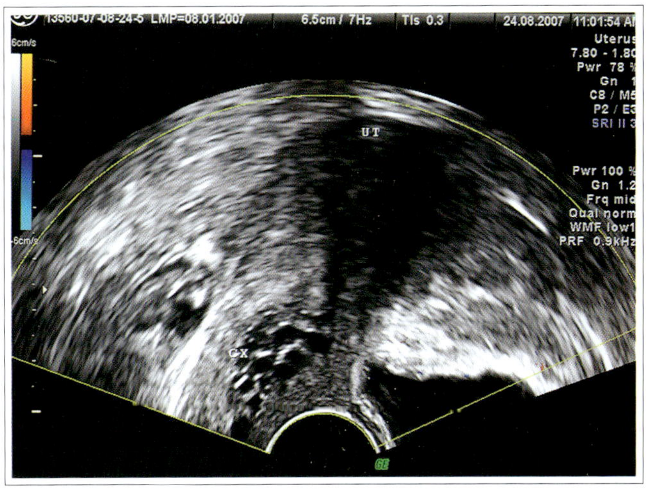

► 图 3-6-12 宫颈多发那氏囊肿

41 岁，分泌物多；宫颈多发性小囊肿，集聚呈团状

UT-子宫；CX-宫颈

（狄海燕）

第七节 盆腔生殖器官炎症的超声诊断

- 腹壁血肿、脓肿
- 子宫腔积血、化脓
- 宫颈管大量积脓
- 剖宫产后伤口脓肿
- 输卵管卵巢脓肿
- 宫腔粘连
- 输卵管积水

女性盆腔上生殖道感染称盆腔炎症，为妇女常见疾病。包括子宫炎、输卵管卵巢炎、盆腔结缔组织炎等。可分为急性、亚急性及慢性三类。炎症出现形态上变化，结合临床，超声可做出诊断。

一、腹壁血肿、脓肿

多由于手术中止血不好，小血管出血形成腹壁血肿，如有感染则形成腹壁脓肿。表现为伤口处红肿热痛，白细胞升高。

●**超声诊断** 腹壁内扁圆形低回声区，多发生在腹直肌层。

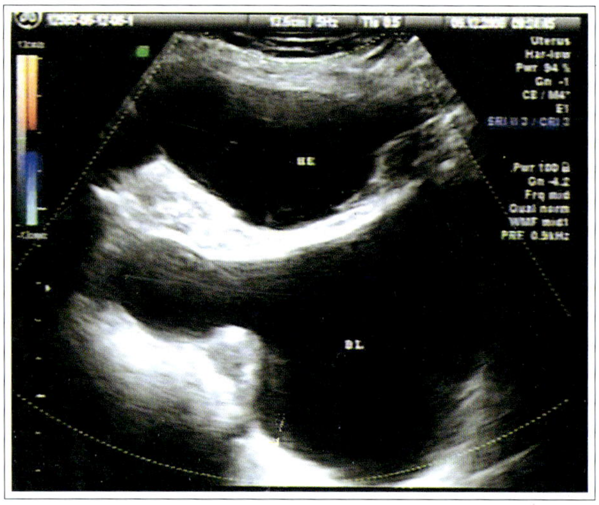

◀ 图 3-7-1 剖宫产后腹壁血肿（TAS）
40 岁，剖宫产后 8 天，伤口痛；充盈膀胱，其上方腹壁、腹直肌层血肿，范围较大
HE－血肿；BL－膀胱

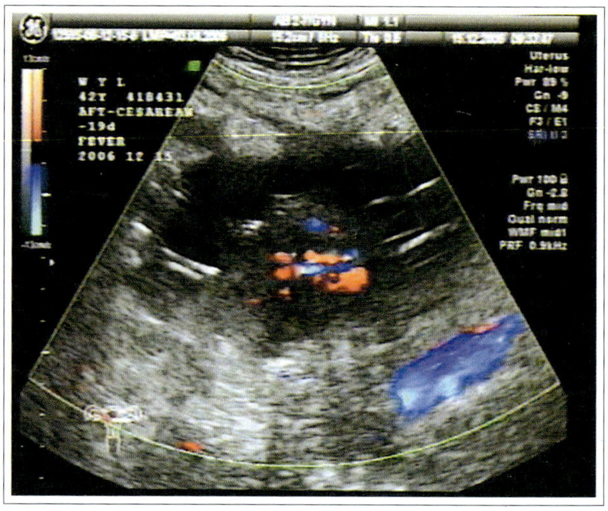

► 图 3-7-2 腹壁血肿（TAS）
上同一病人；术后 19 天，发烧，伤口肿痛；可见腹壁内脓肿，内可见血流及条状脓栓

二、子宫腔积血、化脓

子宫腔积血、化脓，原因为宫颈管粘连或有占位病变，剖宫产后宫颈管引流不畅，如有感染，则形成化脓。

●临床表现 发烧、白细胞增高，阴道脓性分泌物，剖宫产后子宫复旧不佳

●超声诊断

(1)子宫增大、饱满。肌壁可有增厚(水肿)。

(2)子宫内为回声不均的暗区，可见小光条(脓液)。

(3)内壁有时可见脓痂，回声较强，厚薄不均，不光滑。

(4)肌壁血流星点状。

(5)如为剖宫产后化脓团块局限于宫腔内，团块排出后，子宫形态可恢复正常。

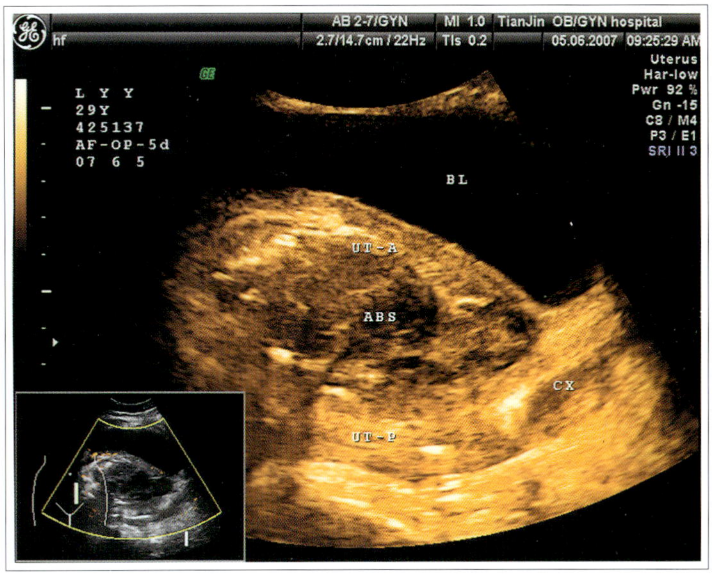

► 图 3-7-3 子宫腔内积血化脓(TAS)
29 岁，剖宫产后 5 天，发热；子宫增大，宫腔内偏下截处积血并有化痰(可见小条状结构——脓栓)
UT-A-子宫前壁；UT-P-子宫后壁；ABS-脓血；CX-宫颈

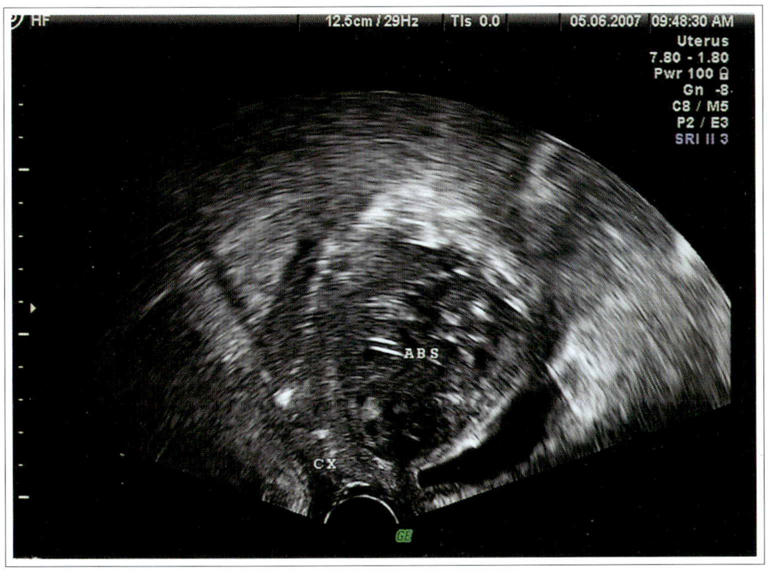

◄ 图 3-7-4 子宫腔内积血化脓
上同 病人；子宫前位，宫腔内偏下截处见大量血脓液，小光条为脓栓
ABS-血脓液；CX-宫颈

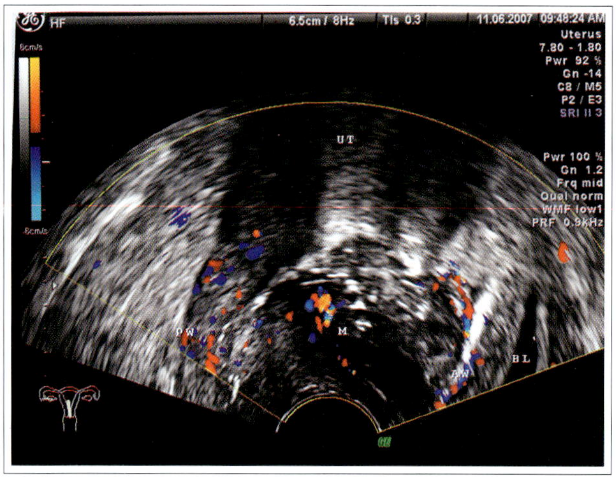

◀ 图 3-7-5　子宫腔内积血化脓

上同一病;人子宫膨大,宫腔内下截处可见血脓液,前后宫壁水肿

UT-子宫;BL-膀胱;AW-子宫前壁;PW-子宫后壁;M-血脓

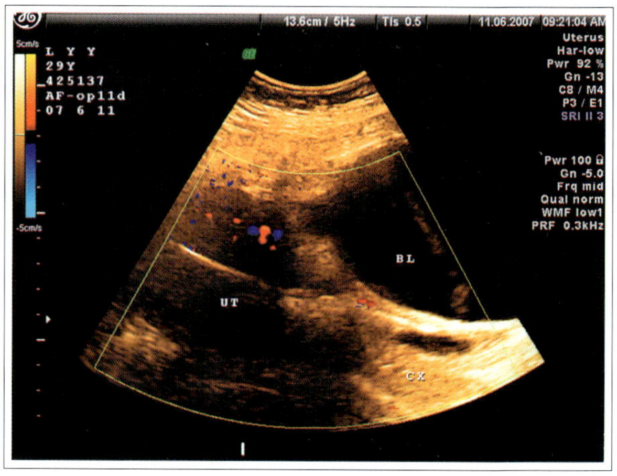

► 图 3-7-6　宫腔积存血脓排除后（TAS）

上同一病人;手术后 11 天,阴道排除恶臭的脓血块后，子宫恢复正常形态

UT-子宫;CX-宫颈;BL-膀胱

三、宫颈管大量积脓

因宫颈外口粘连,颈管内感染,大量　积脓。

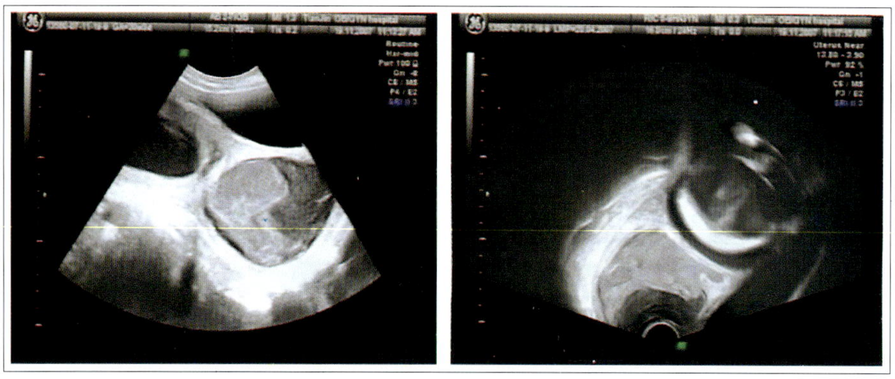

▲ 图 3-7-7　孕妇宫外口粘连,宫颈管内大量积脓

23 岁,孕 30 周,高烧 4 天,白细胞 20×10^9/L;

左图(TAS):可见妊娠子宫下方宫颈管内大量积脓,张力大

右图(TVS):可见积脓上方为宫内胎头,内口未开

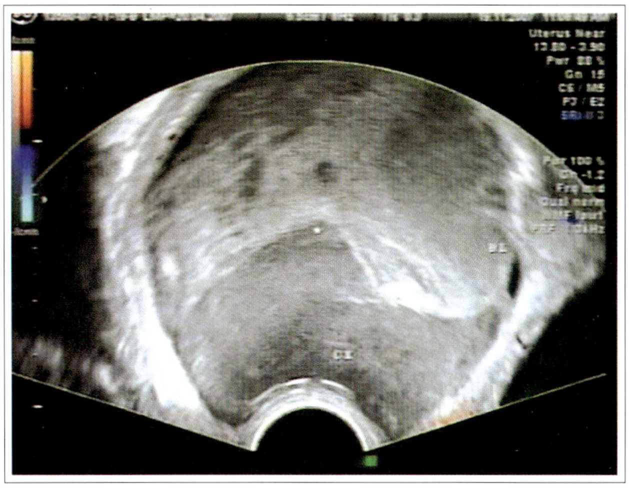

► 图 3-7-8 孕妇宫外口粘连，宫颈管内大量积脓

上同一病人；宫颈管内大量积脓全貌，张力很大

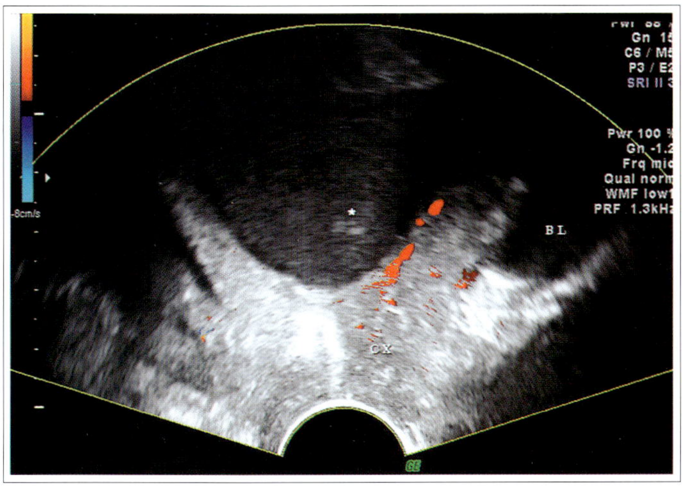

◄ 图 3-7-9 孕妇宫外口粘连，宫颈管内大量积脓

上同一病人；可见宫颈长 10.2mm，中央可见宫颈外口条状粘连，扩开宫颈粘连处，喷出大量脓液

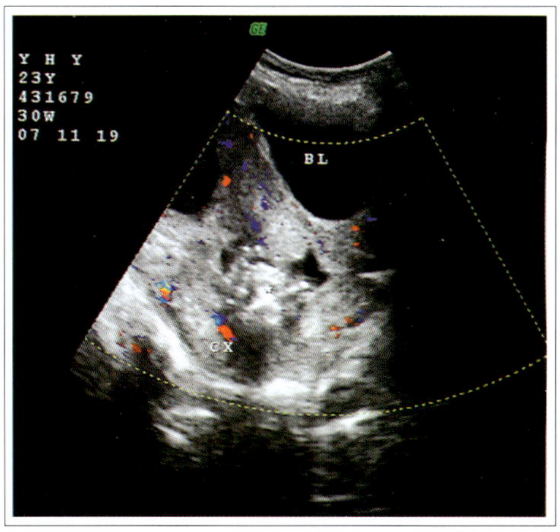

► 图 3-7-10 孕妇宫外口粘连，宫颈管内大量积脓引流后

上同一病人；经过宫颈扩张，喷出大量脓液后，宫颈缩小，但内口仍含有脓块，内口未开

四、剖宫产后伤口脓肿

多表现为剖宫产后发烧，可有脓性分泌物。

● **超声诊断** 子宫伤口处可见一脓性包块，壁较厚，可见脓痂包绕，部分突向肌层。

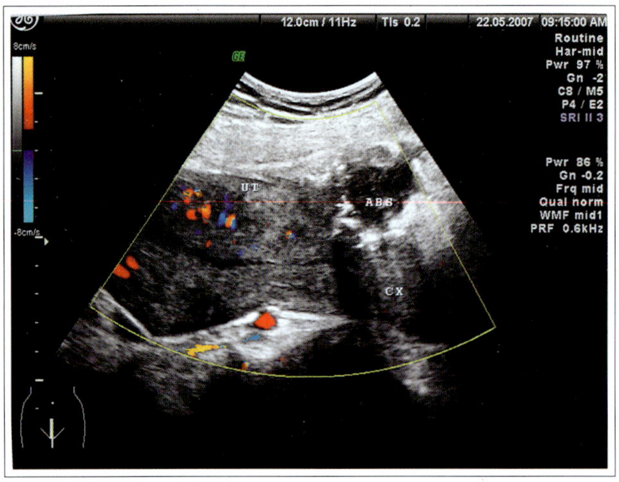

◀ 图 3-7-11 伤口脓肿(TAS)

32 岁，剖宫产后 8 天，发烧；子宫前位，伤口处可见一脓肿包块，壁厚，凹凸不平为脓痂

UT-子宫;ABS-脓肿;CX-宫颈

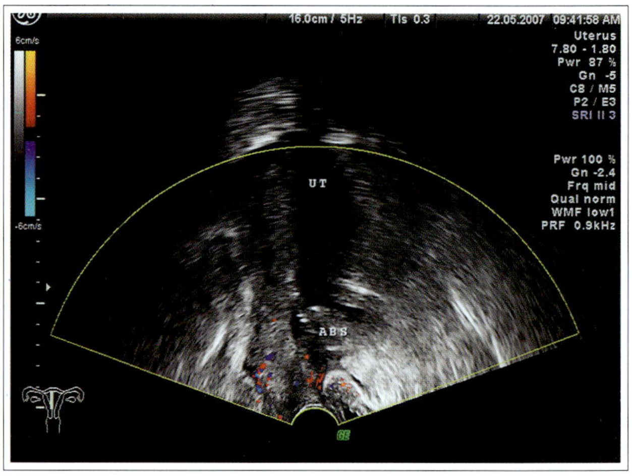

► 图 3-7-12 伤口脓肿

上同一病人；子宫水平位，伤口处可见一包块突出，内有脓栓样结构

UT-子宫 ;ABS-脓肿

五、输卵管卵巢脓肿

为单侧或双侧，也可出现在直肠窝内。输卵管脓肿与卵巢脓肿贯通，则形成多房性脓肿。

●**临床表现** 发烧、下腹痛。

●**超声诊断** 外形圆形或不规则的囊性粘连包块，壁较厚，内可见脓液及回声较强的光条。

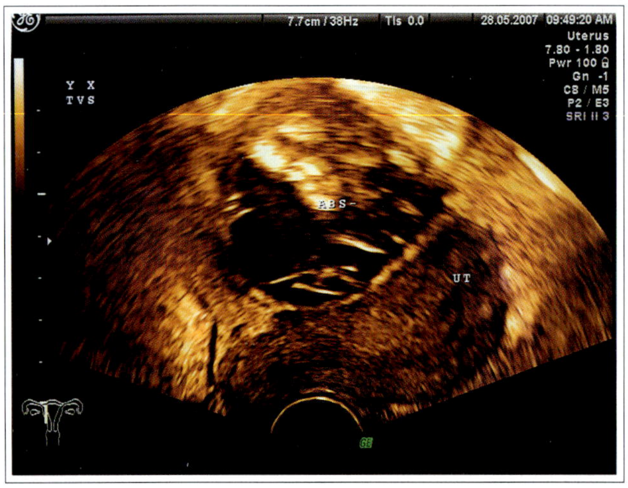

◀ 图 3-7-13 输卵管卵巢脓肿

29 岁，剖宫产后 13 天，发烧 10 天；子宫前位，子宫后方见一脓性包块，包块内可见脓栓

UT-子宫;ABS-脓肿

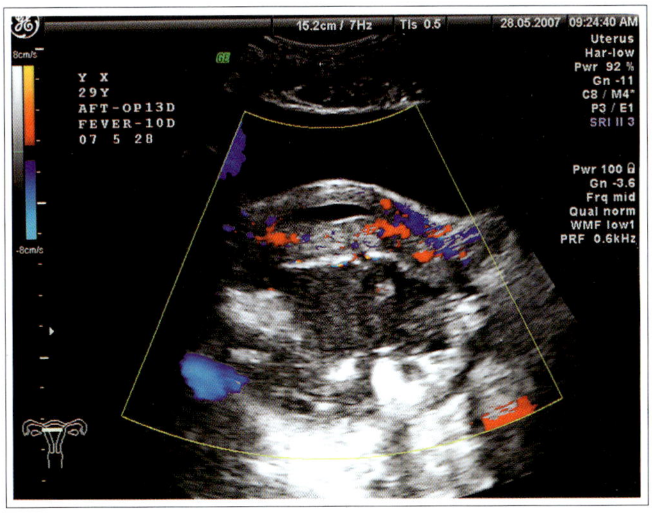

► 图 3-7-14 输卵管卵巢脓肿(TAS)

上同一病人;横切面:子宫正常大小,宫腔内有液体,子宫后方见一炎性包块,囊液混浊,有脓栓

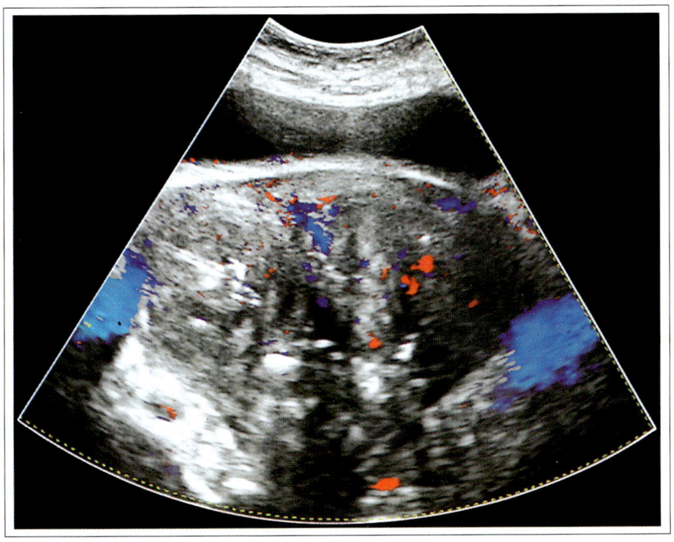

◄ 图 3-7-15 输卵管卵巢脓肿(TAS)

43 岁,发烧 15 天,腹痛;横切面:子宫增大,右侧脓肿及盆腔积脓

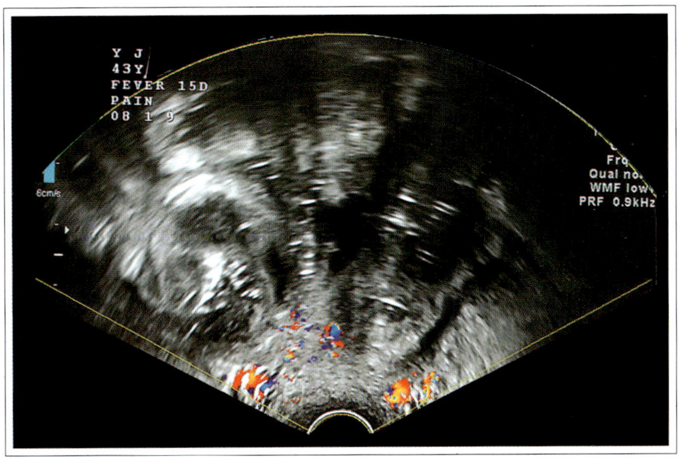

► 图 3-7-16 输卵管卵巢脓肿

上同一病人;横切面:可见盆腔脓肿积脓,强回声条为脓栓

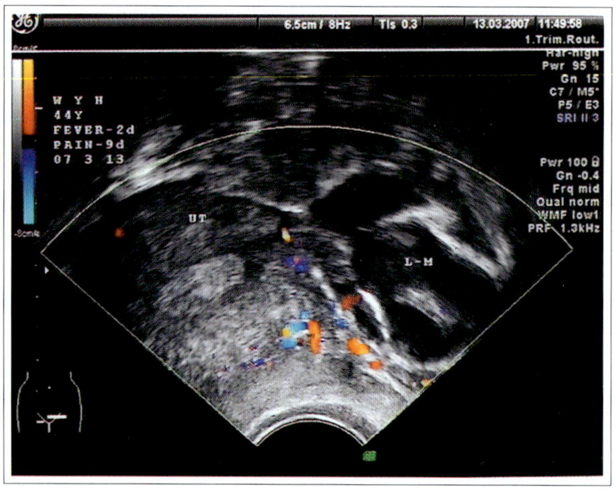

◀ 图 3-7-17　左附件区输卵管卵巢脓肿

44 岁，左下腹痛 9 天，发烧 2 天。横切面：子宫饱满，左侧一脓性包块 60mm×59mm×70mm，内见脓栓

UT－子宫；L－M－左侧炎性包块

六、宫腔粘连

宫腔粘连系多因宫腔手术操作或因感染造成子宫内膜基底层破坏，引起宫腔部分或全部粘连。

● **临床表现**　腹痛、月经量少或闭经、不孕等症状。

● **超声诊断**　完全粘连者子宫内膜不清，宫波消失，可有回声较强的团块（机化）；不全粘连者可见部分宫腔，内可见液性区。

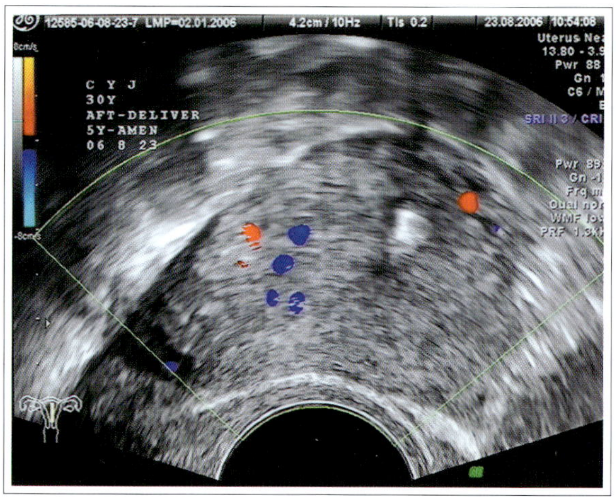

► 图 3-7-18　宫腔粘连

30 岁，生产后 5 年闭经；子宫饱满，未见宫波，上方可见一回声强的团块，周边有衰减区

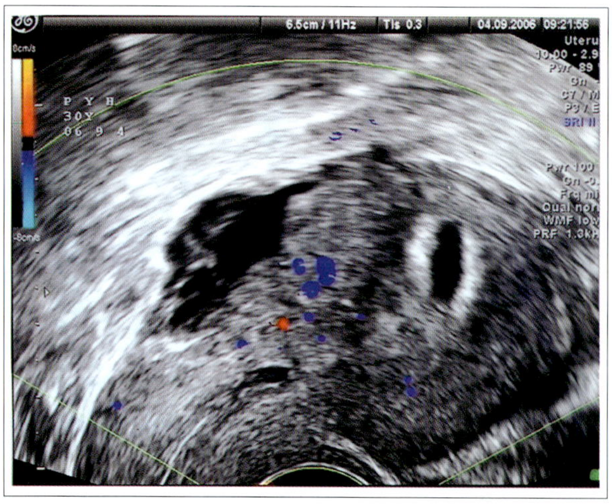

► 图 3-7-19　宫腔不全粘连

30 岁，月经量少；子宫腔上端可见环状宫波，内含液性区，下截亦有宫腔裂隙

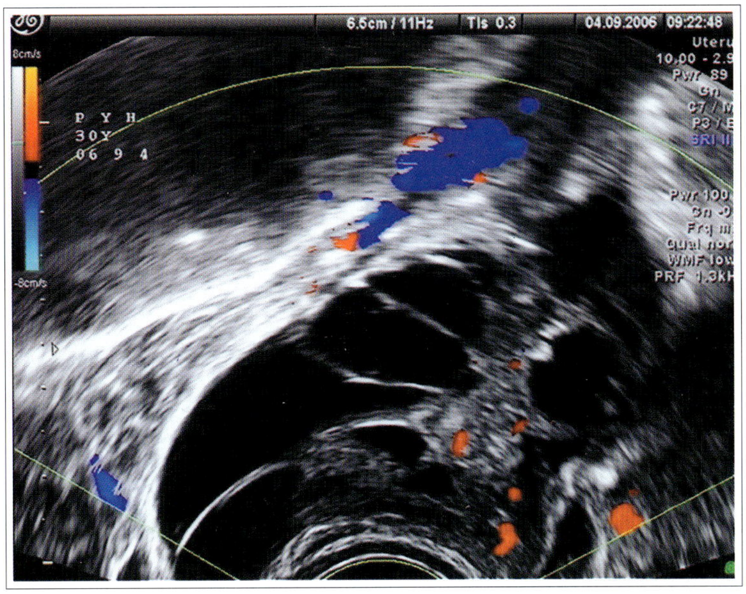

◄ 图 3-7-20 宫腔不全粘连伴宫旁炎性粘连包块

上同一病人；其子宫周边见炎性粘连包块

七、输卵管积水

因炎症造成伞端闭锁，形成输卵管积水，或因输卵管积脓经过治疗，脓液逐渐消失（部分有形物被吸收）可遗留潴留囊肿，可长期存在，临床症状消失。

● **超声诊断**

(1)输卵管呈烧瓶形、三角形、长管形、圆囊形或不规则形等。

(2)单侧或双侧性，后者可在子宫上方粘连。

(3)囊壁薄而光滑，可与周围组织有粘连。

(4)囊内含清亮液体，如有化脓，则囊液混浊。

(5)血流不丰富。

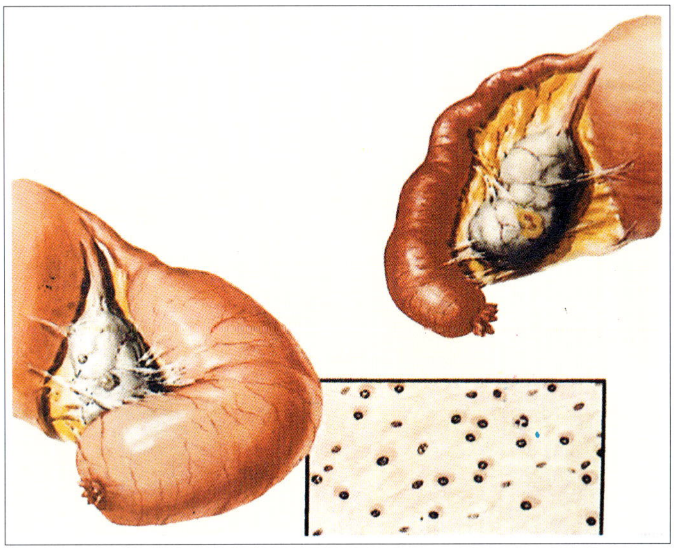

► 图 3-7-21 输卵管积水示意图

因输卵管炎症，伞端闭锁，形成输卵管积水，右上方为轻度，左侧较重

（引自 CIBA 图谱）

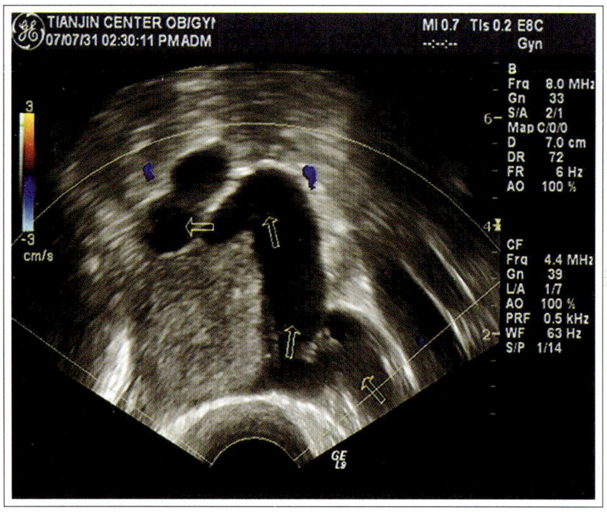

◄ 图 3-7-22　输卵管积水

32 岁，不孕；子宫正常大小，左上方可见迂回管状结构，按箭头方向行走

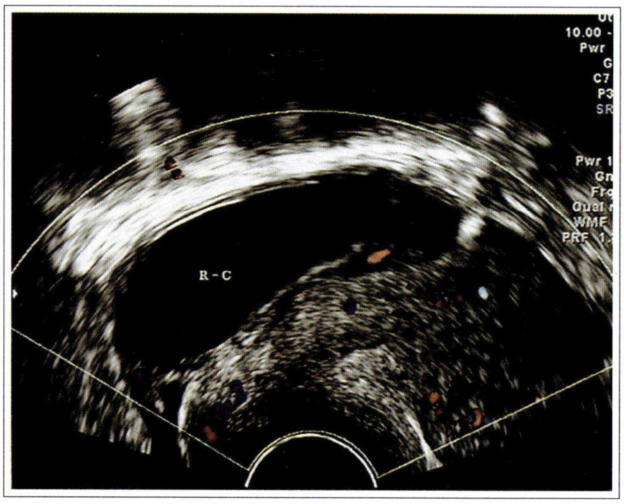

► 图 3-7-23　输卵管积水

33 岁，下腹痛，继发不孕；子宫前位，略大，其右上方可见一粗管状结构

R-C-右输卵管积水

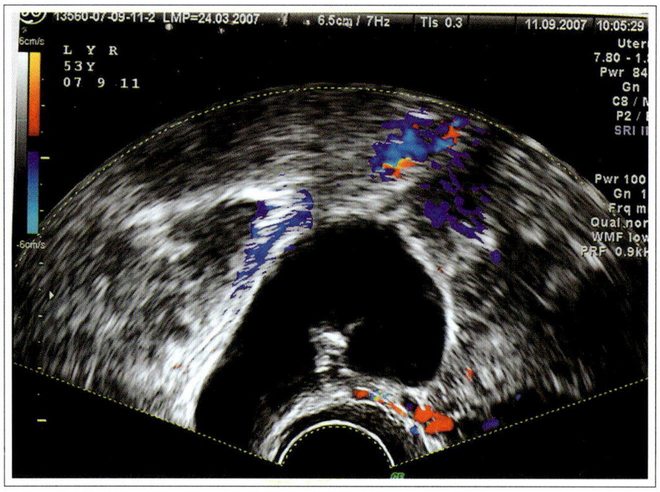

◄ 图 3-7-24　输卵管积水

53 岁，生产一胎后继发不孕；子宫左侧见一弯曲囊肿，左侧为伞端闭锁，形成膨大的积水

（张　蕾）

第八节 功能失调性子宫出血的超声诊断

- 无排卵型
  - 增生期子宫内膜
  - 腺囊型内膜增生过长
  - 腺瘤型内膜增生过长
  - 非典型内膜增生过长
- 排卵型

临床表现 不规则出血，或经血量多，无排卵型可有不孕，重者可造成贫血。本病分为无排卵型和排卵型两种。

一、无排卵型

(1)增生期子宫内膜：多见。此内膜在月经后半期仍表现增生状态。

(2)腺囊型内膜增生过长：子宫内膜全部或局部增厚，腺体数目增多，呈囊性扩张，发糕样。

(3)腺瘤型内膜增生过长：不易与早期腺癌鉴别。

(4)非典型内膜增生过长：在腺瘤型增生的基础上，腺体增多，形态及排列不规则，不易与早期腺体癌鉴别。

二、排卵型

子宫内膜不规则成熟，内膜不规则脱落，因而有阴道不规则出血。B超不易辨别。

三、超声诊断

(1)由于雌激素刺激使子宫饱满、均匀增大。

(2)子宫内膜增厚：正常子宫内膜上限为 10 mm。功血患者内膜明显增厚，内膜呈梭状，甚至呈圆球状光团，边缘整齐。

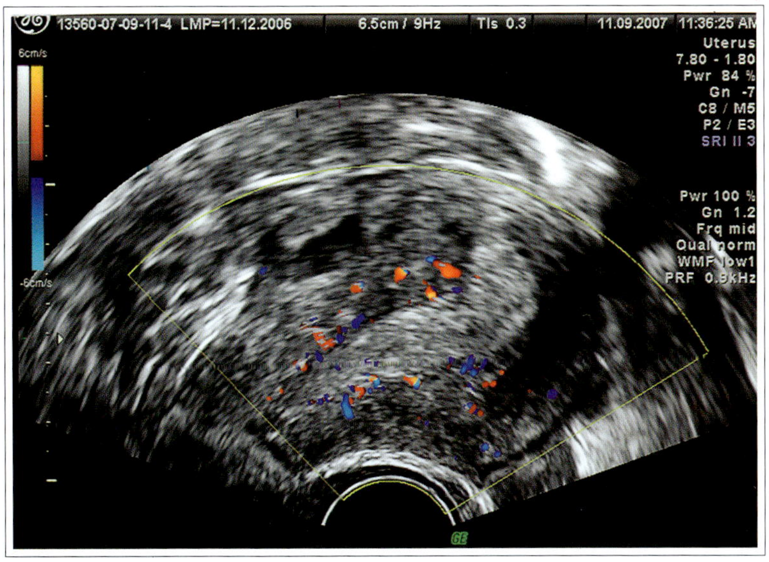

◀ 图 3-8-1 腺囊型子宫内膜增生过长
45 岁，月经量多 3 年，贫血；子宫增大，子宫内膜增厚 25mm，边缘有星点状血流

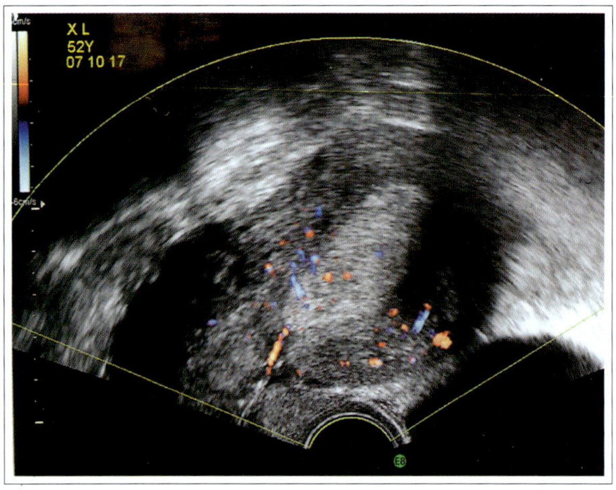

◀ 图 3-8-2 腺囊型子宫内膜增生过长
52 岁，绝经后出血；子宫前位增大，宫内膜增厚 28mm，宫肌及内膜均可见星点状血流

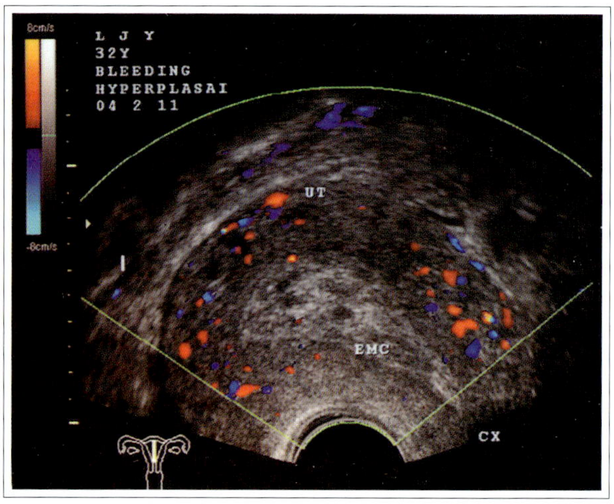

► 图 3-8-3 腺瘤型子宫内膜增生过长
32 岁，子宫出血过多；子宫饱满略大，内膜增厚 25mm，疏松含小囊，为扩大的腺体
UT-子宫；EMC-增厚的内膜；CX-宫颈

(3)内膜含有筛孔状暗区，此为扩张的腺体。但并非所有功血内膜均增厚。

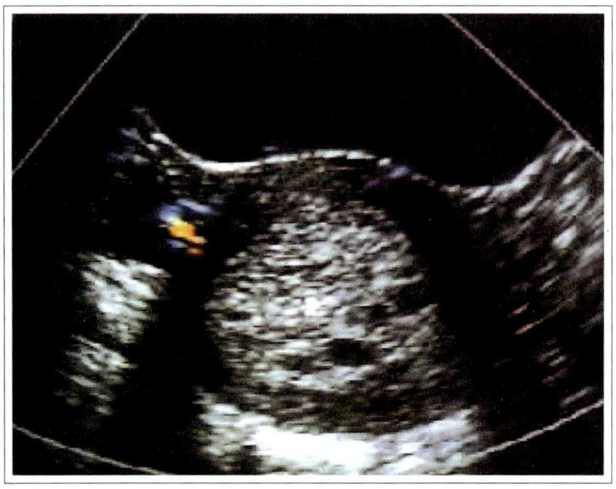

◀ 图 3-8-4 腺瘤型子宫内膜增生过长(TAS)
子宫增大，内膜增殖呈大光团状，内含扩张的腺体
UT-子宫；BL-膀胱

(4)因受雌激素刺激，两侧卵巢饱满增大。

（李慧东 吴钟瑜）

第九节 先天性生殖道畸形的超声诊断

- 幼稚子宫
- 弧形子宫
- 纵隔子宫
- 双角子宫
- 重复子宫
- 双子宫、双宫颈
- 阴道斜隔综合征
- 处女膜闭锁
- 残角子宫

一、先天性生殖道畸形病理

(1)两侧副中肾管在演化过程中受到某种因素干扰，在演化不同阶段停止发育，而形成各种发育异常的子宫。

(2)先天性生殖器官发育异常为常见疾病,有较大临床意义。

二、各类发育异常的生殖道畸形

(1)幼稚子宫。

(2)弧形子宫。

(3)纵隔子宫。

(4)双角子宫。

(5)重复子宫。

(6)双子宫、双宫颈。

(7)阴道斜隔综合征。

(8)处女膜闭锁

(9)残角子宫。

几种子宫畸形示意图如图 3-9-1。

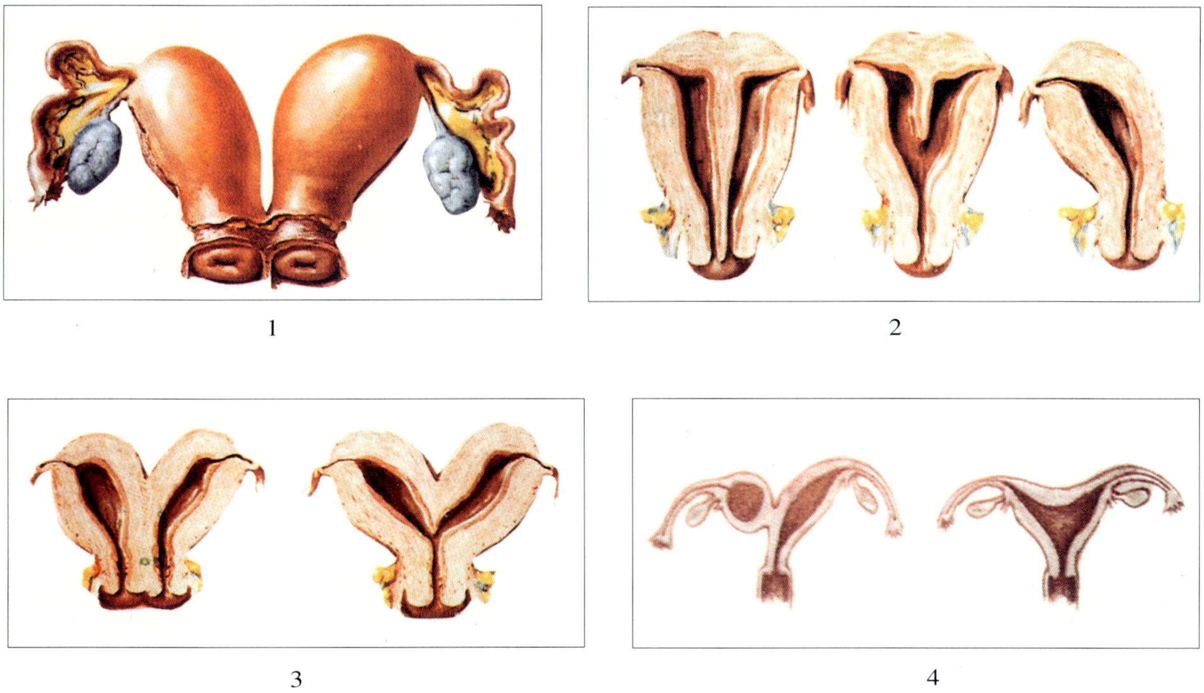

▲ 图 3-9-1 子宫畸形示意图

1.双子宫、双宫颈； 2.完全性纵隔子宫、不完全性纵隔子宫、单角子宫；
3.重复子宫、双角子宫； 4.残角子宫、弧形子宫

正常子宫内膜形态如图。

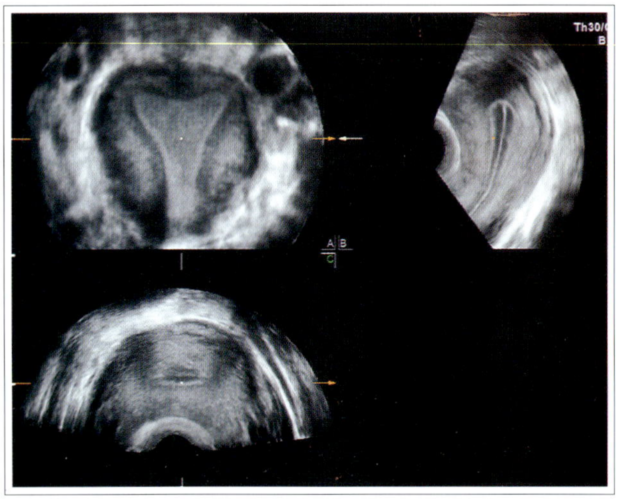

◀ 图 3-9-2　正常子宫
三维图像显示正常子宫内膜，冠状面、纵切面、横切面

●**临床表现**　子宫发育不良者常有痛经、不孕、闭经、流产或早产。

(一)幼稚子宫

青春期前任何时间，子宫停止发育，则出现各种不同程度的子宫发育不全。表现为子宫颈比宫体长，宫颈小，常呈前屈位或后屈位，可造成痛经、月经量少、闭经或不孕。

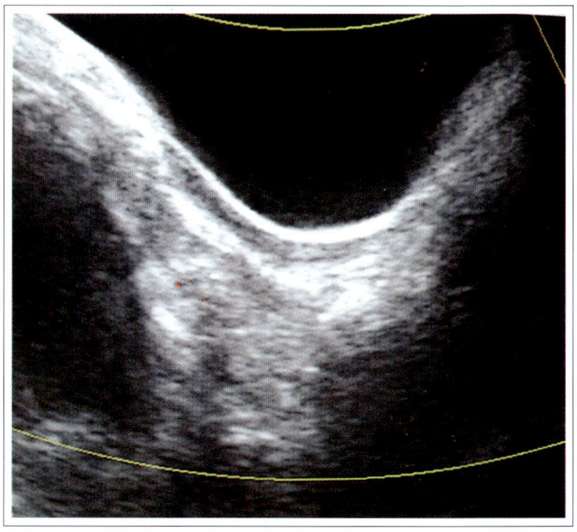

► 图 3-9-3　幼稚子宫(TAS)
28 岁，无月经，乳房已发育；子宫呈细长条形，厚度 10mm，宫内结构不清，很像始基子宫，阴道气线不清

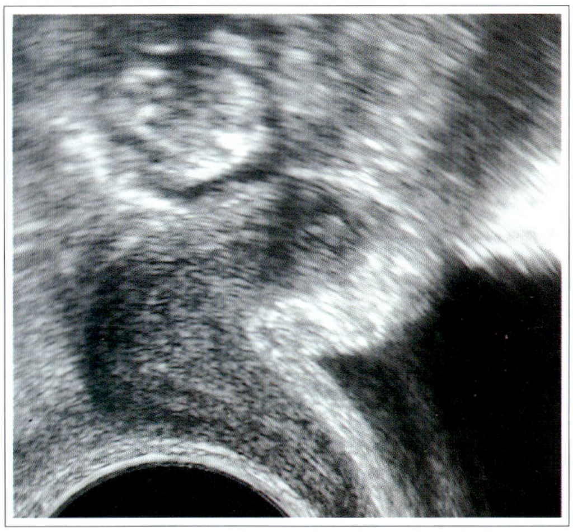

◀ 图 3-9-4　幼稚子宫
上同一病人；经直肠检查：可见子宫较小，宫内膜厚 14mm，宫颈相对较厚，并可见阴道气线

(二)弧形子宫

●**超声诊断** 横切面：横径较宽，子宫前壁表面中央或有轻度凹陷。前壁内面突出一嵴，轻度弧形子宫对妊娠影响不大。

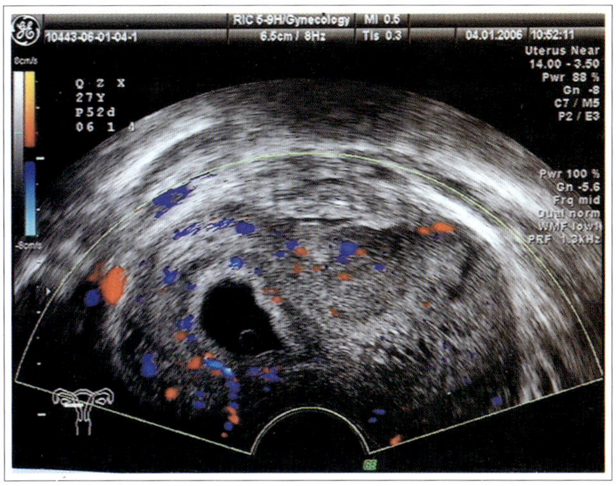

► 图 3-9-5 弧形子宫
27 岁，闭经 52 天；子宫增大，横径较宽，宫底向内突出，右侧可见胎囊，内含卵黄囊，左侧可见宫腔

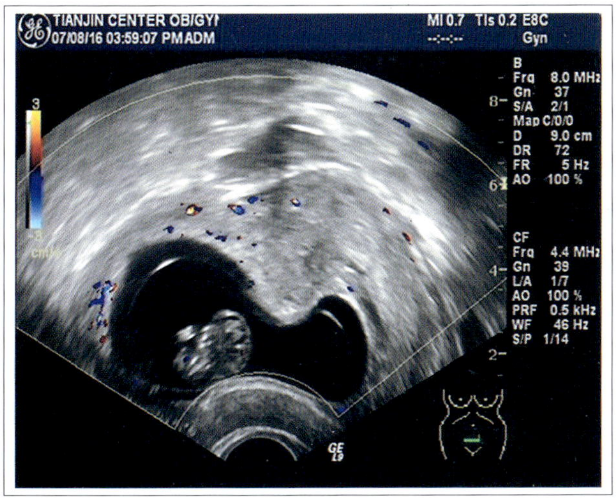

◄ 图 3-9-6 弧形子宫合并早孕
闭经 10 周；子宫前内壁向宫腔内突入，内含胎芽，见羊膜囊围绕

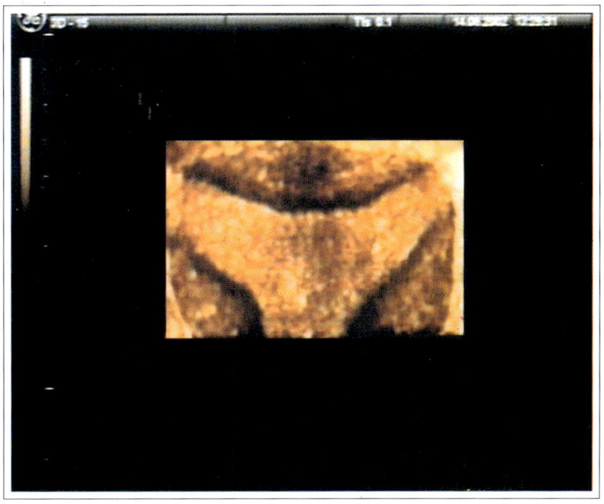

► 图 3-9-7 弧形子宫
28 岁，月经量多；三维显示子宫横径大，宫底内壁弧形增厚，向内突入，宫腔波呈 Y 字形

(三)纵隔子宫

●**不全纵隔的超声诊断** 横切面:

(1)子宫横径较宽,宫底圆形平滑,或有轻度凹陷。

(2)宫底部内壁突出一三角形嵴,可见两个宫腔波呈"Y"字形,有时可见一侧妊娠。

(3)一个宫颈波。

(4)三维图像可清楚显示Y字形宫腔波形态。

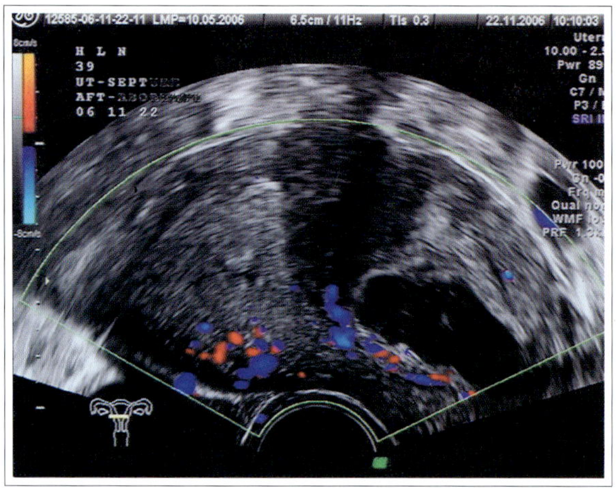

图 3-9-8 不全纵隔子宫

39 岁,子宫横径较宽,中央一三角形纵隔,左侧一空胎囊,右侧可见宫波

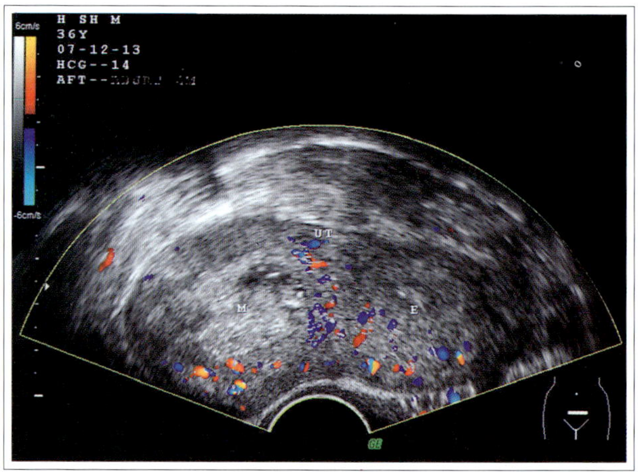

图 3-9-9 不全纵隔子宫、右侧胎物残留

36 岁,刮宫 4 次失败,β-hCG14mIU/ml。横切面:子宫横径宽,中央可见隐约纵隔,左侧可见宫腔波,右侧宫腔内可见一团块,似有一变形胎囊

UT–子宫;E–内膜;M–胎物残留

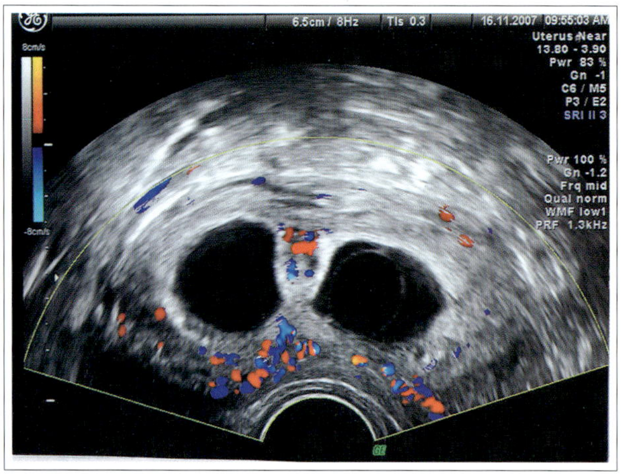

图 3-9-10 子宫不全纵隔合并早孕

31 岁,曾两次早期停育史。横切面:子宫底横径宽,似见两个胎囊,中央有纵隔,左侧宫腔内可见羊膜囊,胎芽不清,右侧仅见羊水

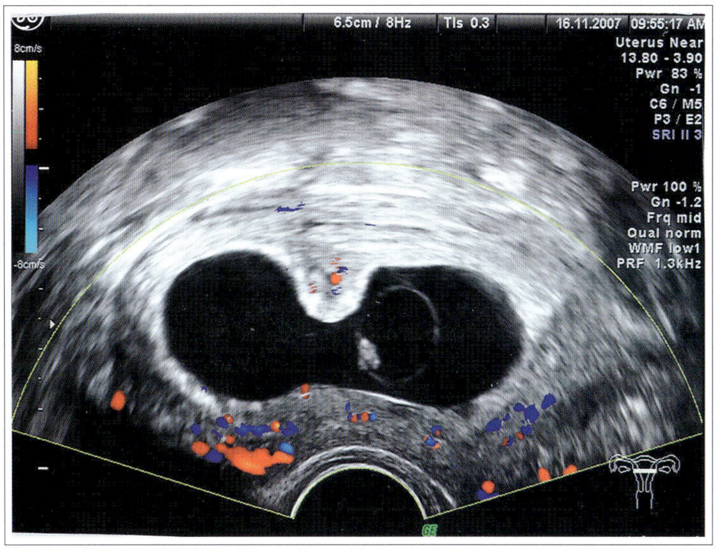

► 图 3-9-11 子宫不全纵隔合并早孕

上同一病人；横切面：探头向下移动至子宫下截，可见为一个胎囊，其上方见部分纵隔，左侧见一羊膜囊，内可见一胎块，胎心搏动消失（停育）

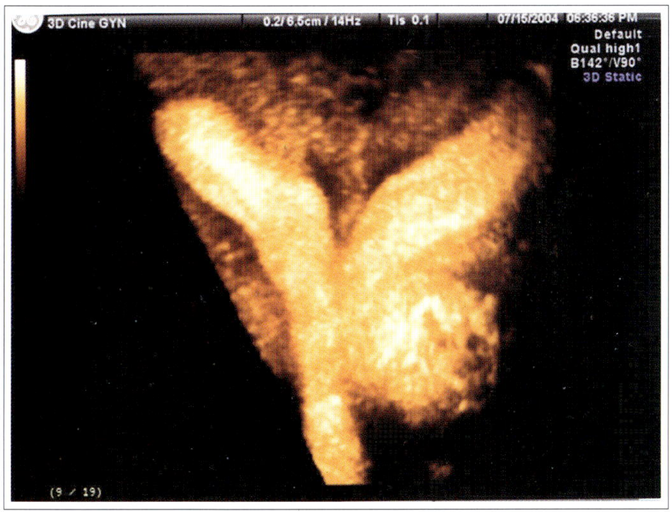

◄ 图 3-9-12 不全纵隔子宫合并左侧肌瘤

三维显示宫波呈羊角形，上方为不完全纵隔，单宫颈，左下方为一肌瘤

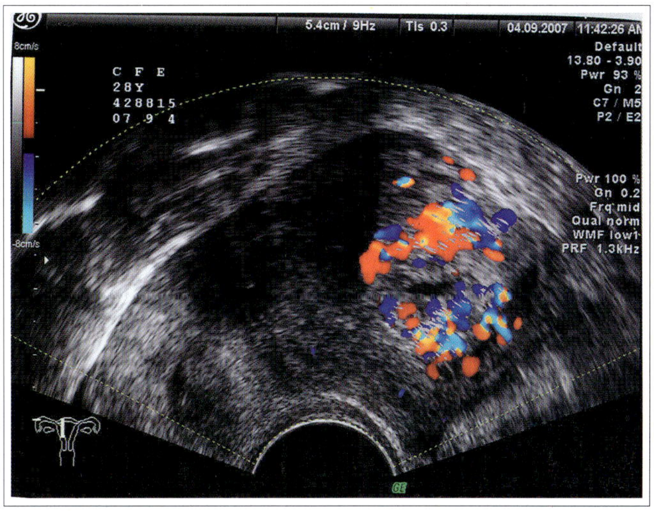

► 图 3-9-13 不全纵隔、右侧妊娠

28 岁，早孕药流未成功，刮宫失败；纵切面：子宫增大，右侧宫内含胎物，血流丰富，似见变形的胎囊

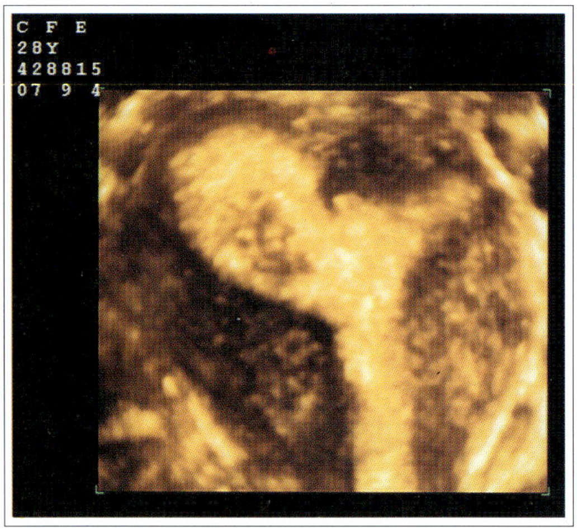

◀ **图 3-9-14　不全纵隔、右侧妊娠**

上同一病人；三维显示子宫腔内可见不对称的 Y 字形内膜，右侧膨大，内含胎囊，左侧内膜短而小，一个宫颈

●**完全纵隔的超声诊断**　横切面：

(1)子宫横径较宽，宫底圆形平滑。

(2)宫底部内壁突出一三角形嵴，可见两个宫腔波呈“Y”字形，有时可见一侧妊娠。

(3)可有两个宫颈波延至宫颈外口。

(4)三维图像可清楚显示 Y 字形宫腔波形态，及两个宫颈波形态。

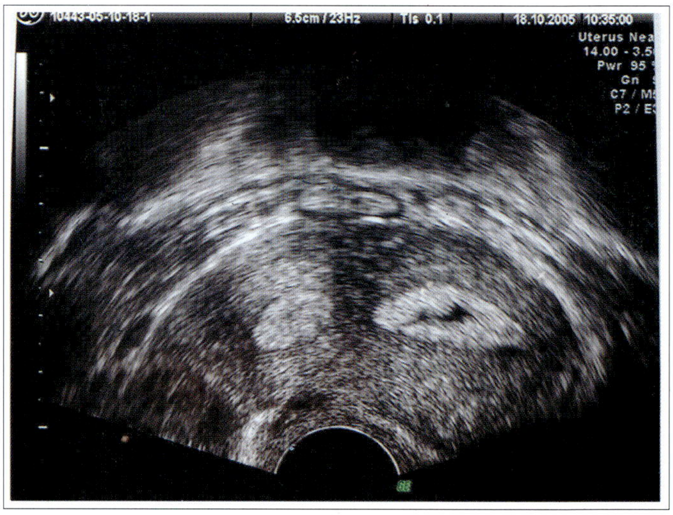

▶ **图 3-9-15　完全纵隔子宫**

29 岁，月经量多，子宫横径宽，见两个宫波，中央为一三角形纵隔

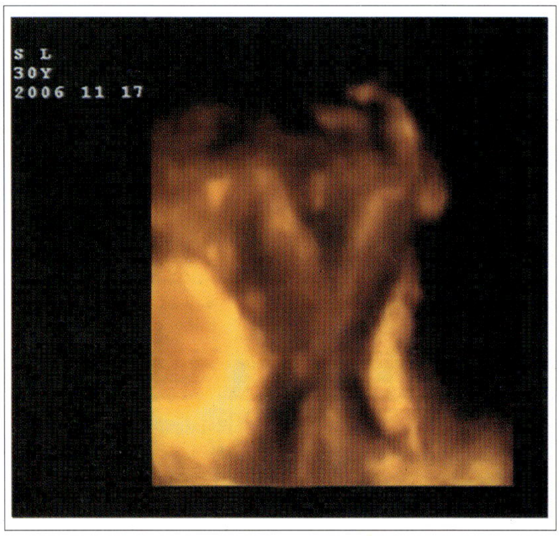

◀ **图 3-9-16　完全纵隔子宫**

三维图像显示完全纵隔子宫

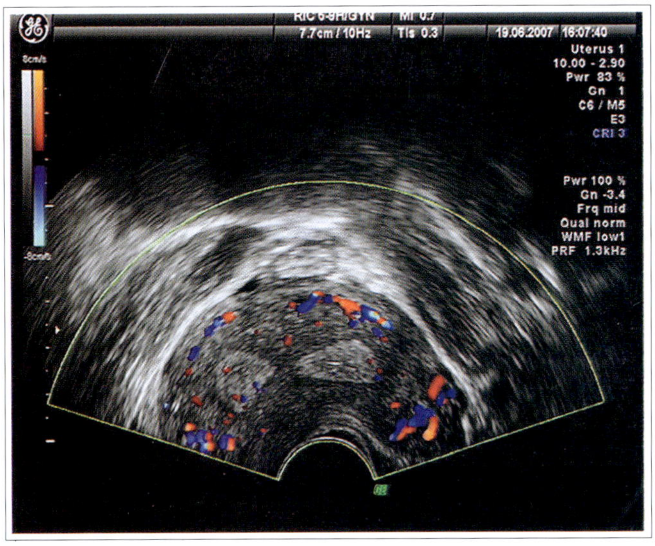

► **图 3-9-17　完全性子宫纵隔**

34 岁，不孕症；子宫增大，横径增宽，可见两个宫波，中央有隔，宫底未见凹陷

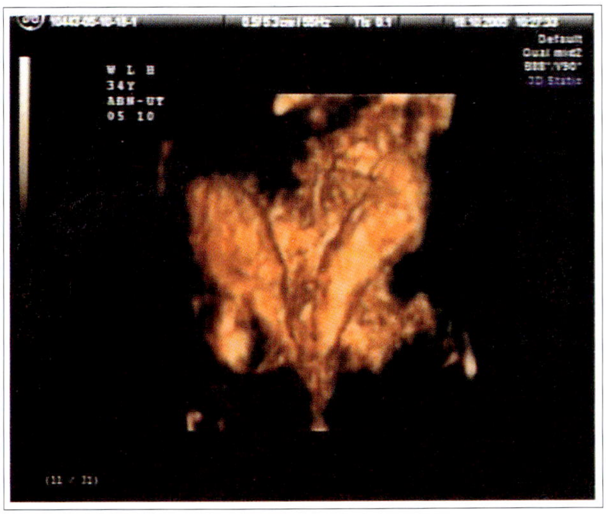

◄ **图 3-9-18　完全性子宫纵隔**

上同一病人；三维图像显示两宫波分叉形，到宫颈处接近一个宫颈，中央有一三角形纵隔

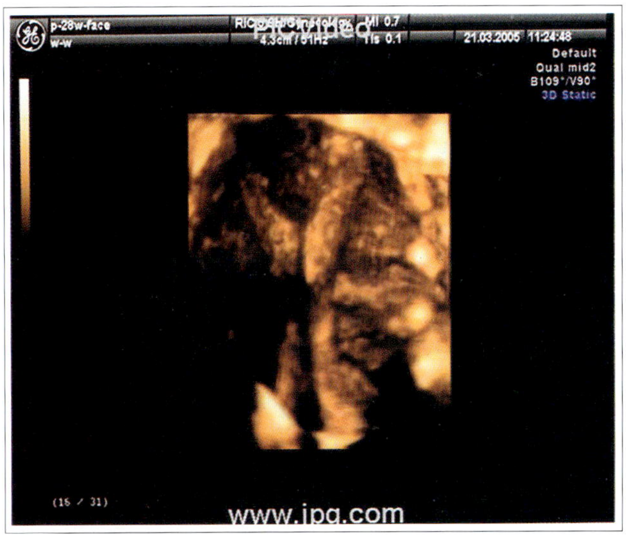

► **图 3-9-19　子宫完全纵隔**

三维图像显示宫底内面肌层向内突入呈三角形，两侧可见两条纵形宫波，直达宫外口

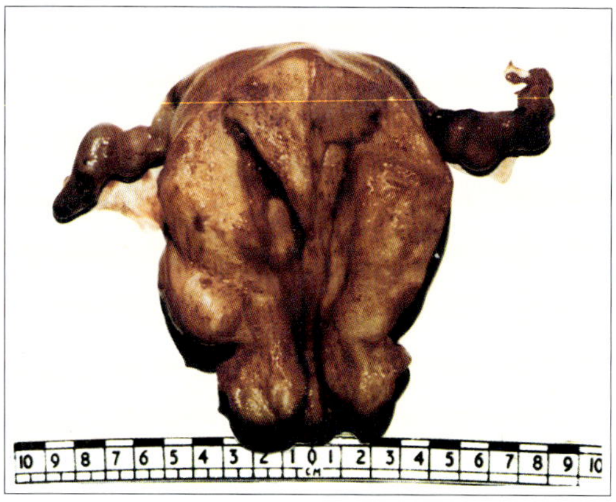

◀ 图 3-9-20 子宫完全纵隔术后标本
剖开宫壁，可见自宫底有一三角形纵隔，向下渐细，直达宫外口，两侧为宫腔

完全纵隔子宫，一侧宫颈阻塞，宫腔内大量积血，另一侧为正常大小子宫，月经规律，少见。

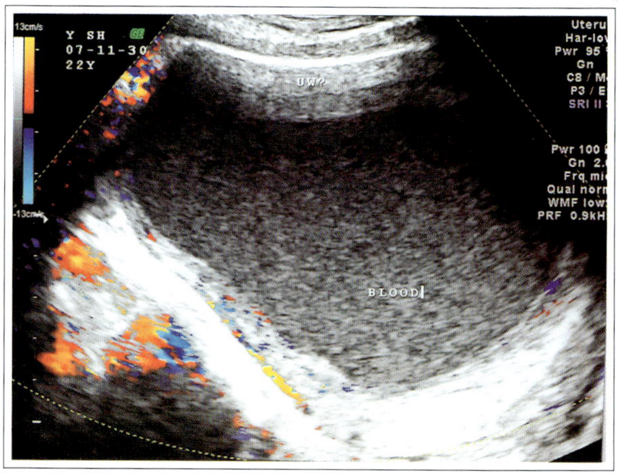

► 图 3-9-21 完全性纵隔子宫、一侧宫颈阻塞，宫腔内大量积血（TAS）
22岁，未婚，月经规律，下腹胀痛；盆腔内见一大囊性包块，囊壁厚似肌壁组织，有血流，囊内大量积血（注：积血子宫颈阻塞不通）
BLOOD-大量积血；UW-肌壁

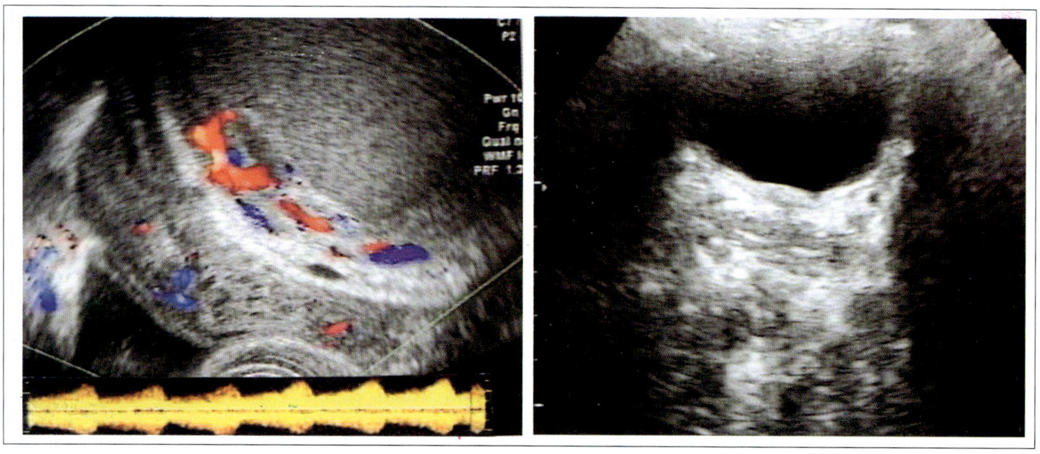

▲ 图 3-9-22 完全性纵隔子宫，一侧宫颈阻塞，宫腔内大量积血
上同一病人；左图经直肠检查：下方为一正常大小子宫，子宫肌壁内可见血流，内膜条状贯穿宫腔，其上方为积血的大子宫，二子宫腔紧贴。右图可见：宫颈较厚，有两个宫颈波

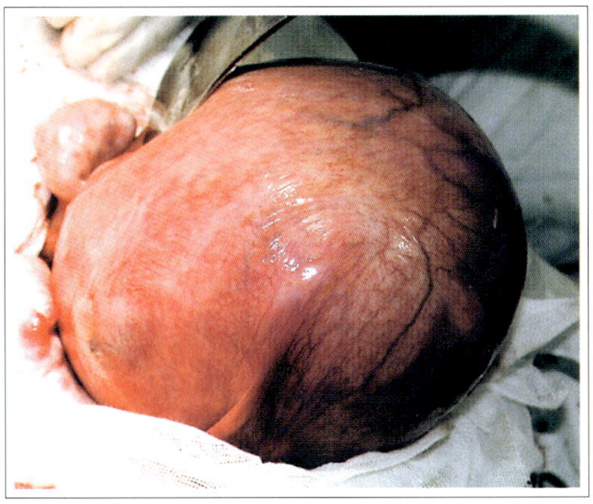

1

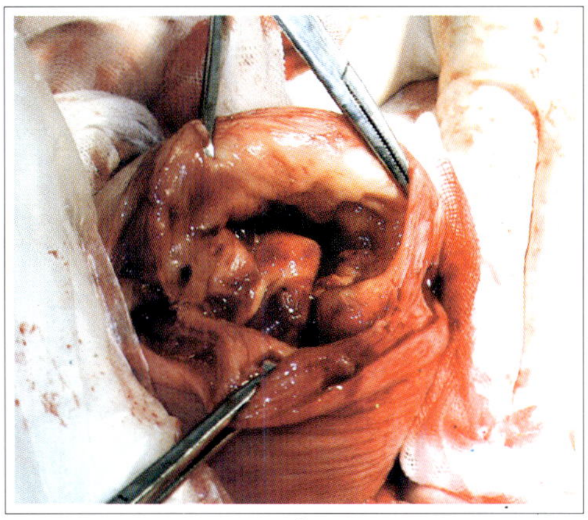

2

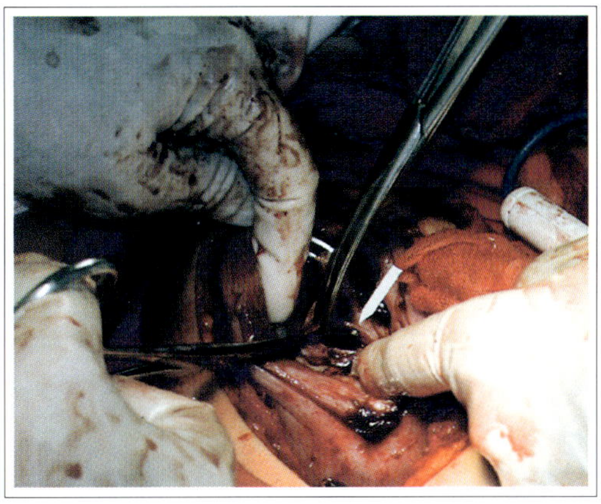

3

图 3-9-23 完全性纵隔子宫，一侧宫腔内大量积血标本

上同一病人；手术所见：

1.子宫增大如孕 3⁺月大小，前壁膨隆增大，张力大，肌壁充血，后壁略突出，未见充血。

2.切开前壁，有大量血清样液体及血液泉涌样喷出，约 800ml，清理后，内见四壁肌肉样组织突出，为收缩后的肌壁。

3.由阴道宫颈处插入探针，剪开纵隔，可见探针露出，修复后外观为一完整的子宫形态

(四)双角子宫

●**超声诊断** 横切面：

(1)宫底部呈羊角状，在膀胱内形成 V 字形，两羊角间可有纤维组织相连。

(2)一个宫颈。

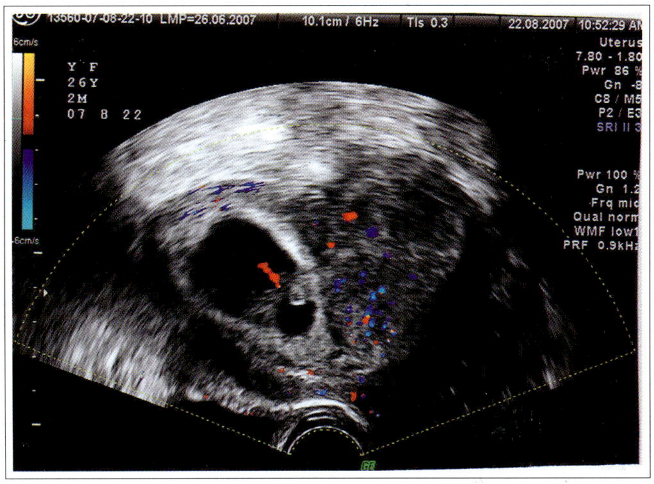

◀ 图 3-9-24　双角子宫右侧妊娠

26岁，闭经8周；双角子宫，右侧妊娠，胎囊内含卵黄囊及胎芽，左侧子宫内蜕膜

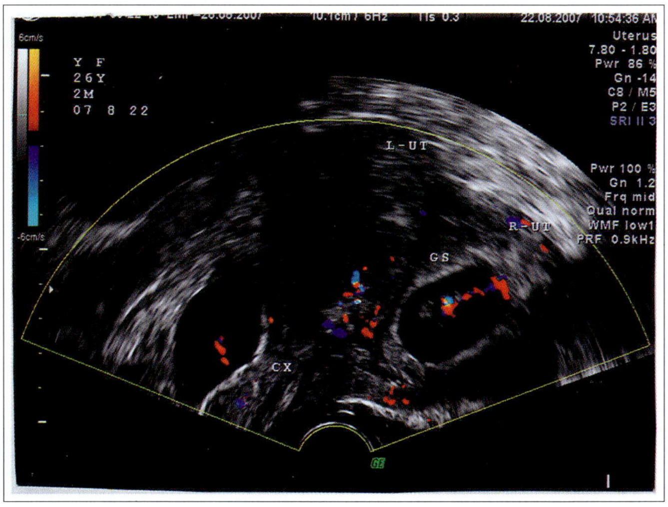

► 图 3-9-25　双角子宫右侧妊娠

上同一病人；两个子宫，其一含胎囊，可见胎芽，其下方见一个宫颈（因阴道探头旋转角度不同，显示图像相反）

L-UT-左侧子宫;R-UT-右侧子宫;GS-胎囊;CX-宫颈

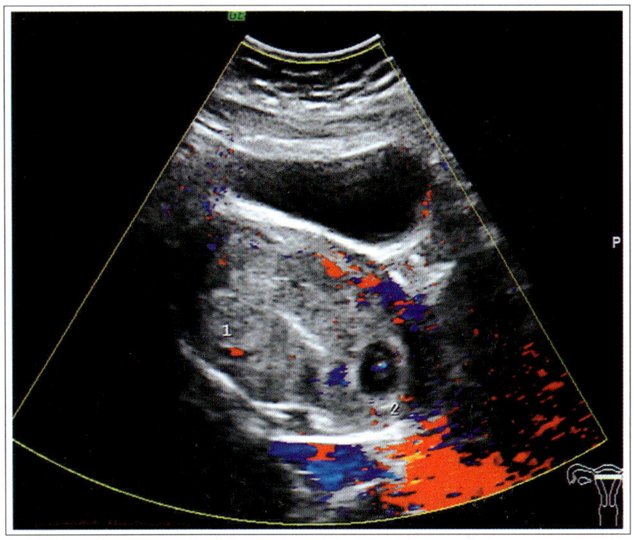

◀ 图 3-9-26　双角子宫、一侧妊娠（TAS）

37岁，曾有一次剖宫产；子宫前位，饱满增大，子宫左下角可见一胎囊，内见胎芽及胎心搏动

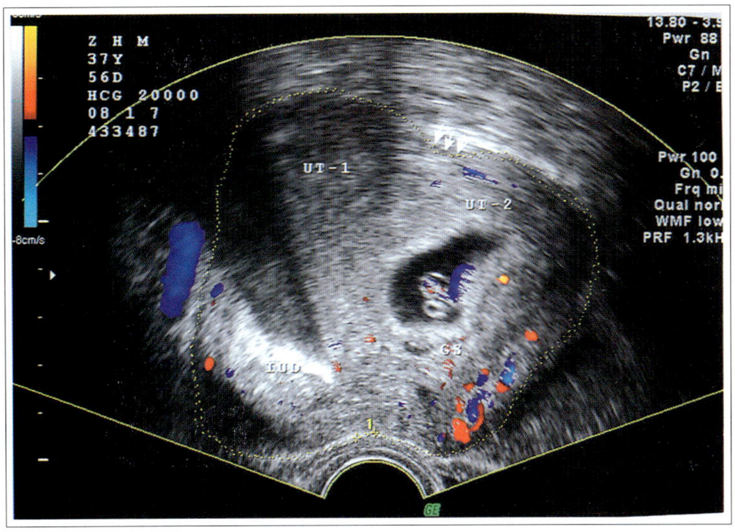

► 图 3-9-27 双角子宫、一侧妊娠

上同一病人；横切面：双角子宫，两宫体相贴很近，上方可见一小切迹，如箭头所指。右侧子宫内含避孕器，左侧子宫内含胎囊，并见胎芽、卵黄囊及脐带血流

UT-1-右侧子宫；UT-2-左侧子宫；IUD-避孕器；GS-胎囊

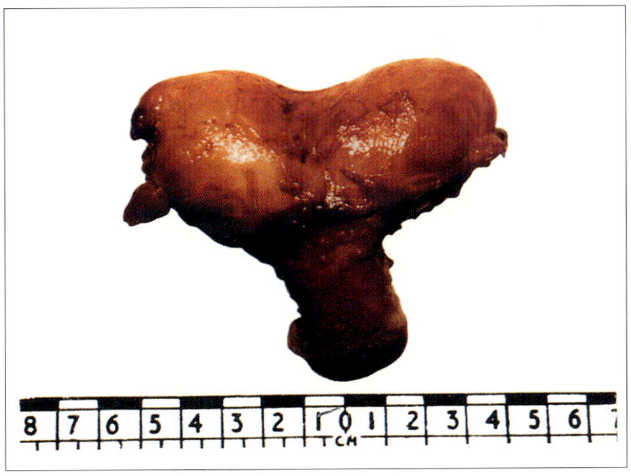

◄ 图 3-9-28 双角子宫示意图

双角子宫宫底有凹陷，一个宫颈，两个宫体

(五)重复子宫

●**超声诊断** 横切面：

(1)横切时横径显示较宽，宫底可有凹陷，两个宫体共用一个内壁。

(2)两个宫颈。

(3)三维图像可清楚显示两个宫波平行向下，宫颈处靠近。

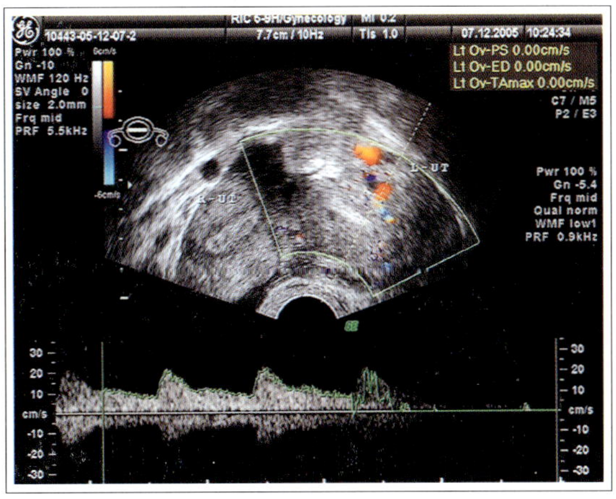

► 图 3-9-29 重复子宫

28 岁；横切面：可见两个宫体靠近，横径较宽，共用一内壁，两个宫波

R-UT-右侧子宫；L-UT-左侧子宫

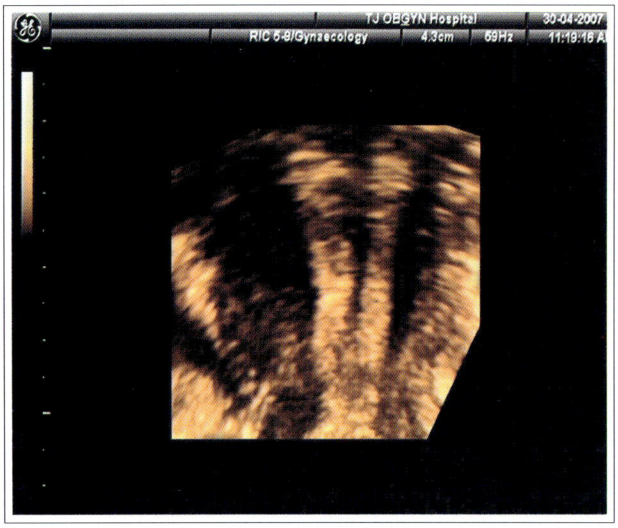

◀ 图 3-9-30　重复子宫三维图像
两个宫波平行从上至下，宫颈处靠近

(六)双子宫、双宫颈

●**超声诊断**　横切面：

(1)盆腔可见两个子宫体，可见两个宫波。

(2)两个宫颈相接近，各有宫颈波。

纵切面：从一侧向对侧移动，见一个子宫→消失又出现另一子宫。

双子宫一侧早期妊娠则可见胎囊偏心，另一宫腔蜕膜增厚或有出血。

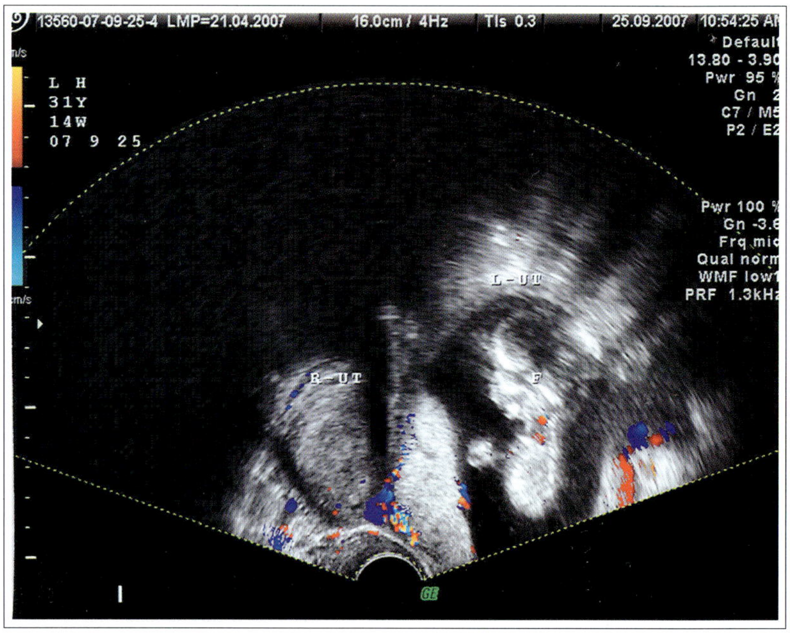

► 图 3-9-31　双子宫、双宫颈
31 岁，孕 14 周，阴道斜隔综合征手术后，无不适。横切面：可见双子宫，左侧妊娠，右侧子宫内见一大蜕膜，右肾缺如
L-UT-左侧子宫；R-UT-右侧子宫；F-胎儿

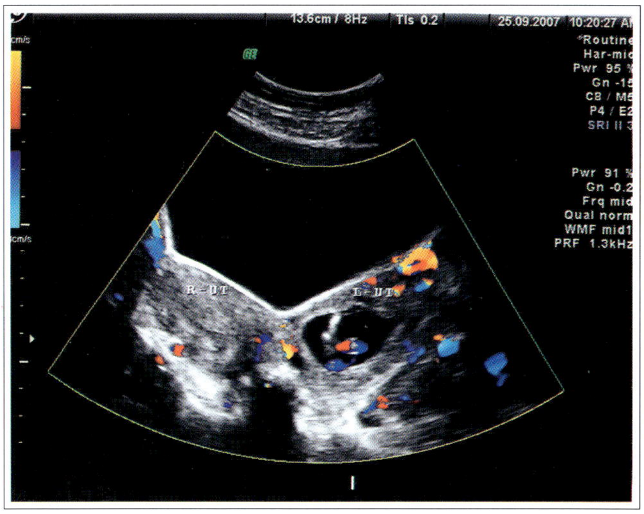

► 图 3-9-32 双子宫、双宫颈(TAS)
上同一病人；双宫底间有凹陷，左侧子宫妊娠可见胎儿，右侧宫腔内蜕膜
L-UT-左侧子宫;R-UT-右侧子宫

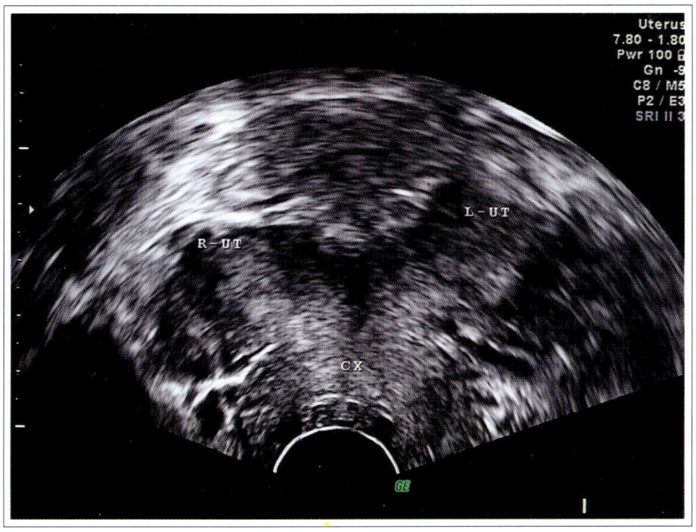

◄ 图 3-9-33　双子宫、双宫颈
26 岁，流产一次；双子宫向两侧分开，宫颈并在一起
L-UT-左侧子宫;R-UT-右侧子宫;CX-宫颈并在一起

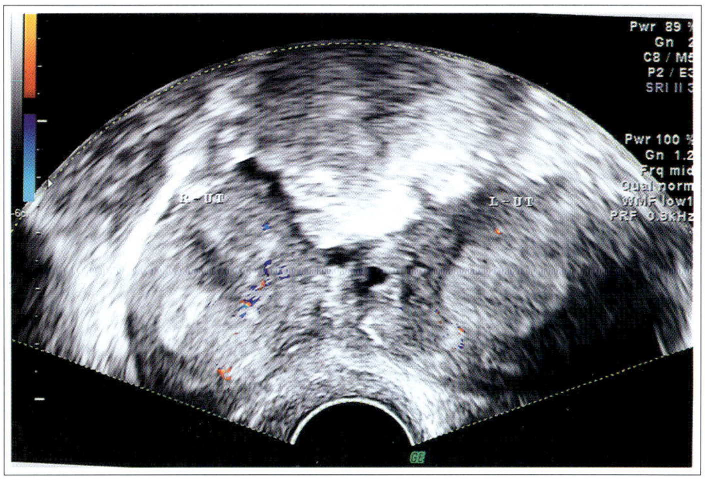

► 图 3-9-34　双子宫、双宫颈
30 岁，妇科检查双子宫、双宫颈；宫底横切面，可见两宫体中央有纤维组织相连
R-UT-右侧子宫；L-UT-左侧子宫

(七)阴道斜隔综合征

双子宫、双宫颈,斜隔起于两个宫颈之间,斜隔向远侧端偏离中线斜行,与健侧阴道外侧壁融合,形成一侧阴道为盲端,斜隔上或可有小孔,使两个阴道之间贯通,或两个宫颈之间贯通。

●**临床表现** 可有正常月经,伴有阴道淋漓出血或有脓性分泌物,因盲端逐渐淤血形成囊性血肿、包块,常有痛经。

●**超声诊断**

(1)宫体为两个。

(2)有两个宫颈。

(3)患侧可见一囊性包块(血肿),如果血肿较大,可掩盖健侧宫体、宫颈及阴道,给超声诊断带来一定困难。

(4)患侧肾缺如或发育不佳,健侧肾代偿增大。

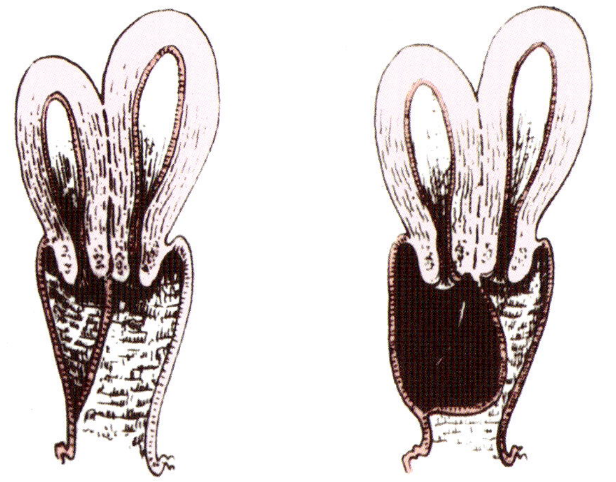

◄ 图 3-9-35 阴道斜隔综合征示意图

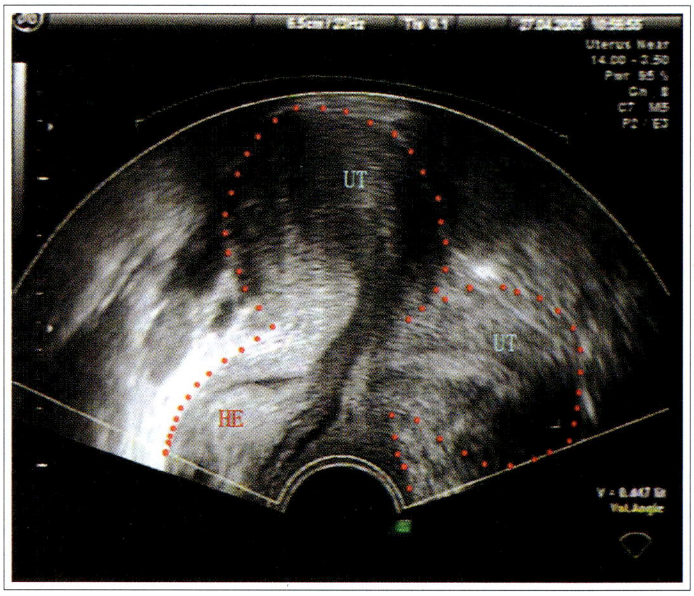

► 图 3-9-36 阴道斜隔综合征
22 岁,痛经,盆腔有囊肿;双子宫、双宫颈,右阴道斜行,下端形成一盲端,经血积存呈一血肿,左阴道通畅。患侧肾缺如
UT-子宫;HE-血肿

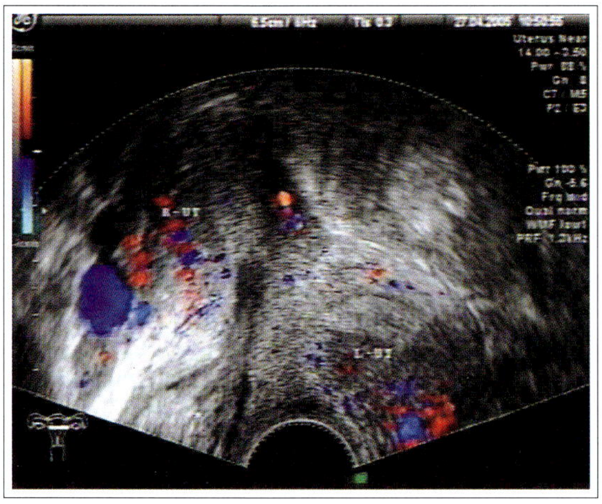

◀ 图 3-9-37 阴道斜隔综合征

上同一病人；左右子宫，右侧下方见一血肿，两宫壁中等血流

L-UT–左子宫；R-UT–右子宫

（八）处女膜闭锁

●**病理** 此病系处女膜发育旺盛所致，青春期后经血不能外流造成阴道积血，积血越积越多可延至宫腔内——输卵管内积血，可流入盆腔造成粘连。

●**临床表现** 青春期后不来潮，下腹周期性痛进行性加重，下腹出现肿块，处女膜无孔成膨隆状，肛查可触到一长圆形囊肿。

●**超声诊断** 纵切面：阴道呈一长圆形囊状肿物，内含积血，重症者宫腔及输卵管积血。

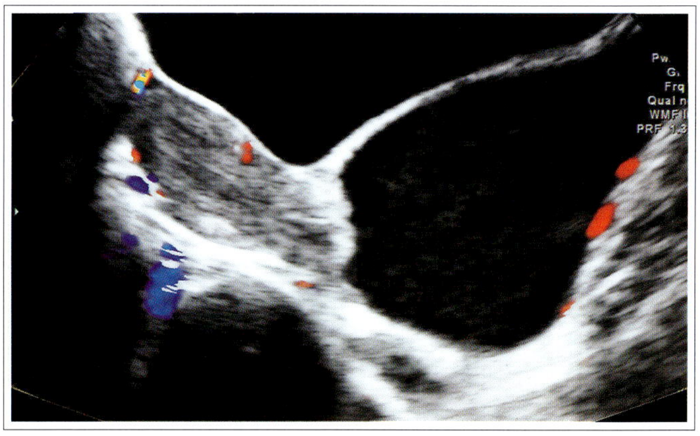

► 图 3-9-38 处女膜闭锁，阴道积血（TAS）

13 岁，下腹痛无月经，下腹肿块。纵切面：子宫略小有宫波，下方阴道积血

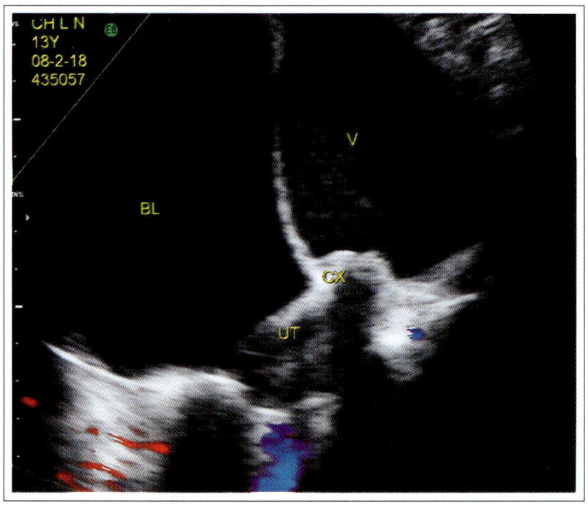

◀ 图 3-9-39 处女膜处闭锁，阴道积血

上同一病人，经会阴检查，可见子宫略小，其下方一血肿

UT–子宫；CX–宫颈；V–阴道积血；BL 膀胱

(九)残角子宫

一侧副中肾管发育异常可形成残角子宫，与浆膜下子宫肌瘤常有混淆。

●残角子宫有两种

(1)无宫腔，似浆膜下肌瘤。

(2)如有宫腔及子宫内膜，但与主子宫不通，可有功能，可形成残角子宫宫腔积血或妊娠。

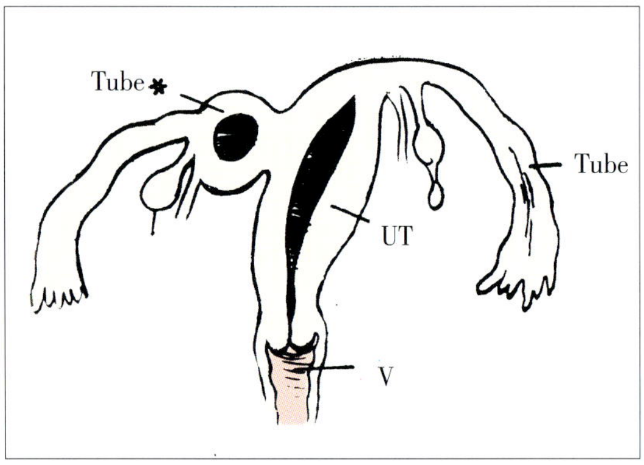

◄ 图 3-9-40 残角子宫示意图

●超声诊断 (详见宫外孕一节)

(1)主子宫之一侧上方见一圆形小子宫，与主子宫以一蒂相连。

(2)主子宫内膜可见。

(3)小子宫壁均匀而薄。

(4)小子宫内可见积血。

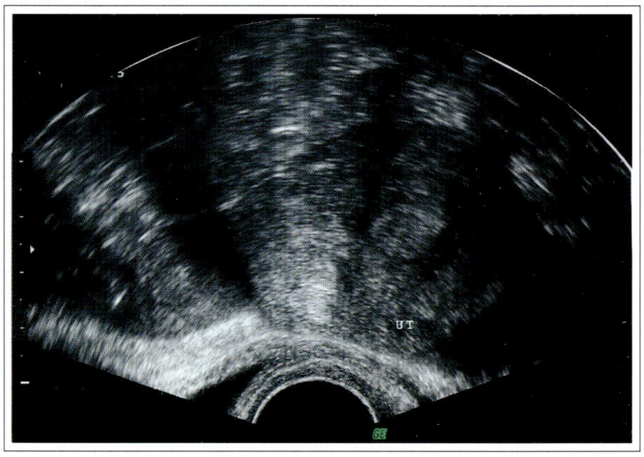

► 图 3-9-41 残角子宫

34 岁，有一次足月产史；横切面：左侧子宫饱满、略大，内见宫波，右侧一小子宫与左子宫相连，内亦见宫波

UT–子宫

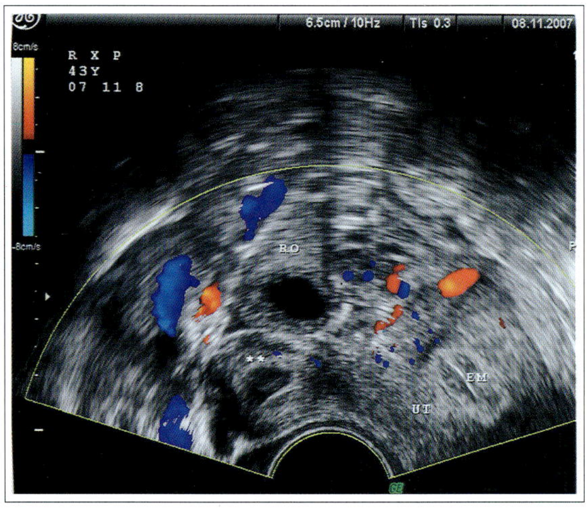

◄ 图 3-9-42 残角子宫

43 岁，足月产两次，无不适；子宫略饱满，子宫右侧可见一残角子宫，内含血液，可见宫壁，其上方见卵巢

UT–子宫；EM–内膜；RO–右卵巢；

**–残角子宫

(焦 彤)

第十节 生殖器官创伤及手术并发症的超声诊断

●剖宫产伤口处憩室
●子宫伤口血肿
●宫腔手术的损伤
⊙子宫假性动脉瘤
⊙子宫肌壁损伤
●近期伤口愈合的超声观察

(1)子宫下截剖宫产瘢痕处憩室。
(2)子宫伤口血肿。
(3)宫腔手术损伤。
(4)近期伤口愈合的超声观察。

一、剖宫产伤口处憩室(pouch)

剖宫产后伤口瘢痕憩室是一种目前尚不被广泛认识而易被忽略的疾患。此类病人均有剖宫产历史,部分病人在数月或数年后出现症状,多表现为不明原因的阴道不正常出血(淋漓出血或血量过多),部分患者伴有下腹痛、腰痛。

据文献报道:子宫憩室可分为剖宫产后伤口处憩室以及先天性憩室,后者主要由于副中肾管发育不良引起。

●**憩室病理** 多因为手术缝合时对合不佳,将子宫内膜带入伤口内。2003 年 Fabres 等对 92 例有憩室病人进行憩室病理解剖并提出"Overhang"即发现憩室内子宫内膜拥挤,并与宫腔相通。

●**憩室的构成** 憩室是由肌层、内膜层及浆膜层构成,其与宫腔相通,长时间积血可使憩室增大,憩室内可存有血块。

●**临床表现** 有剖宫产史,不明原因阴道不规则淋漓出血,妇科检查常未能发现异常。

●**超声诊断** 根据憩室的大小,阴道出血的多少及历次检查情况将其分为轻、中、重三型:

(1)轻型:子宫下段瘢痕处可见缝隙状缺损,浆膜层连续,有薄层肌壁及内膜,裂隙与宫腔相通。此型憩室在历次检查中时隐时现。可有少量淋漓出血或无。

(2)重型:因伤口愈合不良,导致子宫下段薄弱,子宫内膜及肌层、浆膜层呈疝形一并向外突,形成较大憩室。子宫收缩时可见血液样回声喷向憩室内。憩室内常可见存留的血块,可长期淋漓出血。

(3)中型:介于轻型与重型之间。

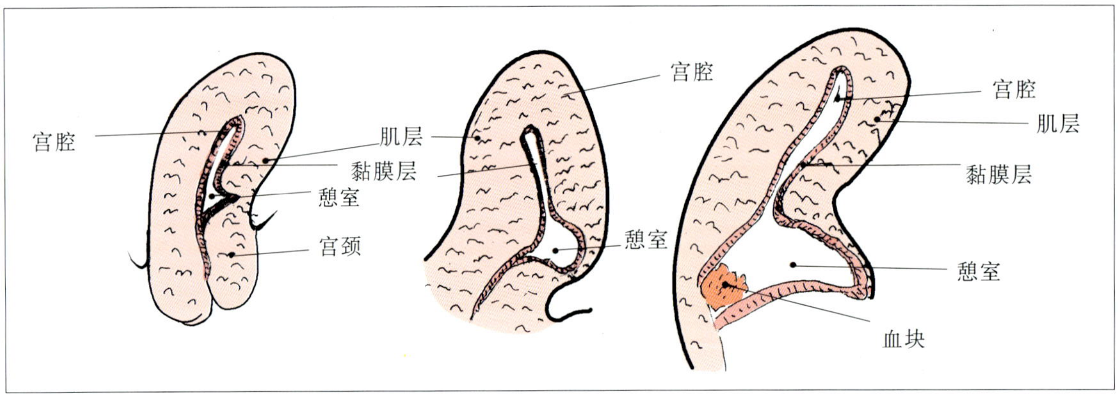

▲ 图 3-10-1 剖宫产后瘢痕处憩室示意图(轻型、中型、重型)

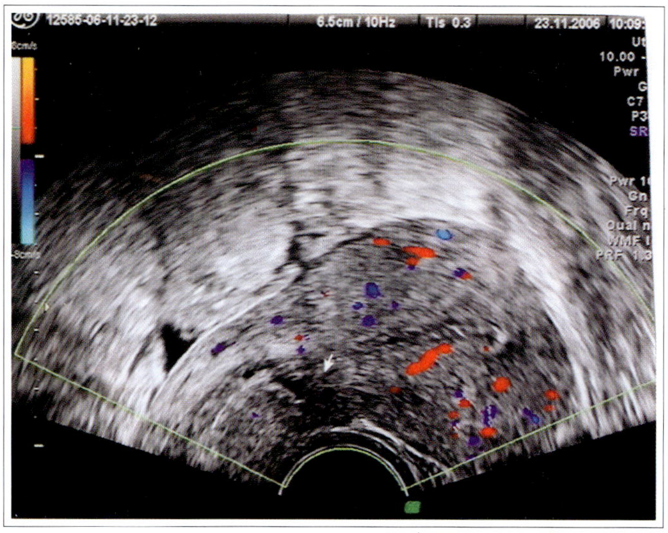

◀ 图 3-10-2　剖宫产后伤口憩室（轻型）

31 岁，剖宫产后 3 年，不规则出血；子宫前位，前壁伤口处有一裂隙，与宫腔相通，如箭头所指

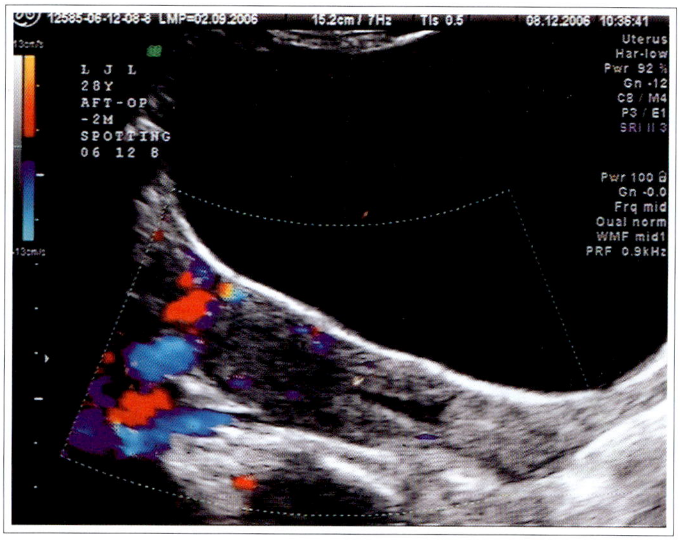

► 图 3-10-3　剖宫产后伤口憩室（轻型 TAS　）

28 岁，剖宫产后 2 个月，阴道淋漓出血；子宫前位，前壁伤口处有一三角形裂口，与宫腔相通

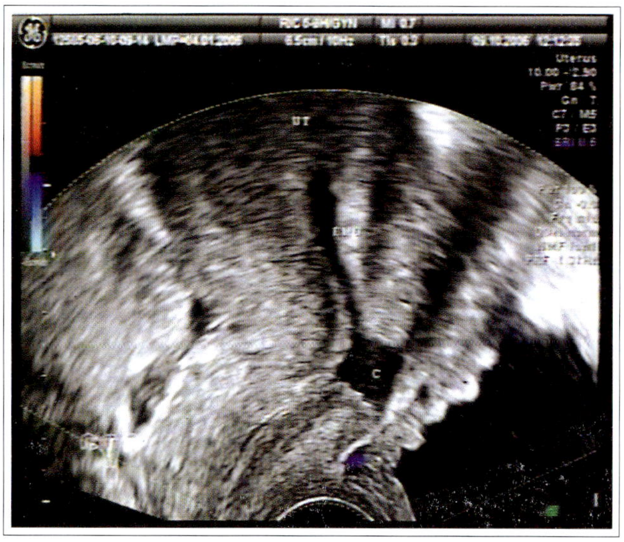

◀ 图 3-10-4　剖宫产后伤口憩室（中型）

31 岁，剖宫产后 4 年，阴道淋漓出血；子宫水平位，子宫前壁见一 15mm×14mm 大小囊性区（憩室），憩室与宫腔相通

UT-子宫；EMC-宫腔；C-憩室

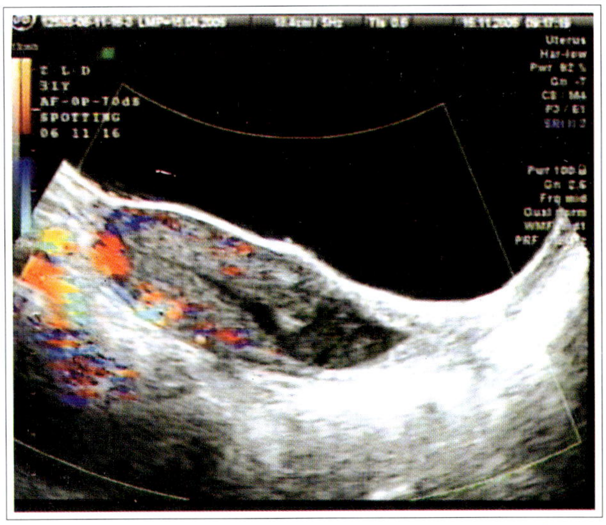

▶ 图 3-10-5 剖宫产后伤口憩室(重型 TAS)

31 岁,剖宫产后 70 天,阴道出血不断;子宫前位,子宫下截处见一较大憩室,与宫腔相通,浆膜层连续

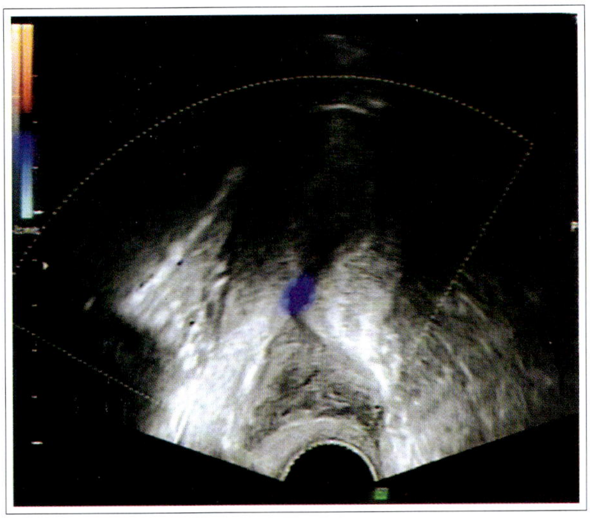

◀ 图 3-10-6 剖宫产后伤口憩室(重型)

上同一病人;子宫水平位,下截伤口处前壁与内膜一同向外膨出,憩室内有混浊血液

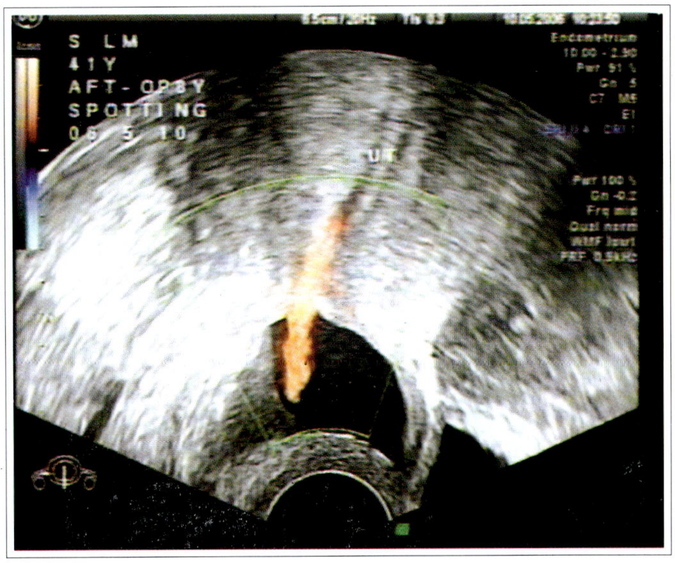

▶ 图 3-10-7 剖宫产后伤口憩室(重型)

41 岁,剖宫产后 8 年,阴道淋漓出血数年;子宫水平位,饱满略大,下段前壁伤口处浆膜层肌壁与内膜向外突出,形成一大憩室,憩室一角有积血块,憩室与宫腔相通在子宫收缩时,有血液自子宫内向憩室内喷出

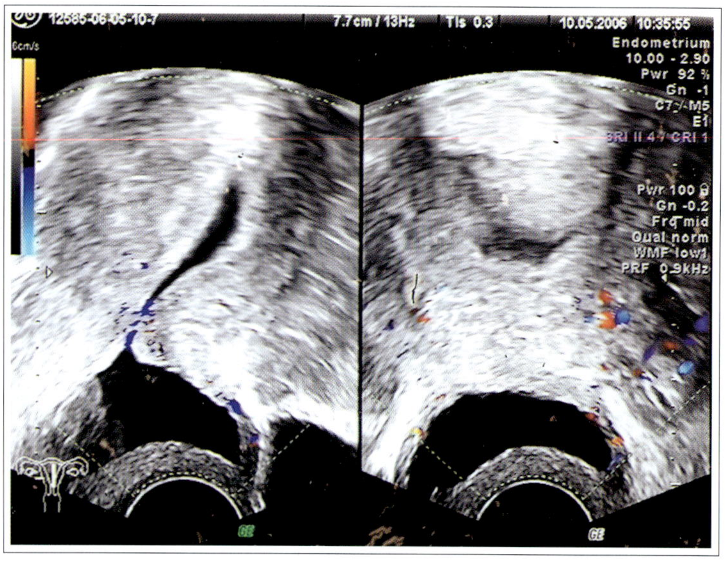

◄ **图 3-10-8　剖宫产后伤口憩室（重型）**

上同一病人；左图子宫水平位，下截处前壁内膜与浆膜一同向外突出，形成一大憩室，与宫腔相通，憩室一角有积血块；右图为憩室横切面

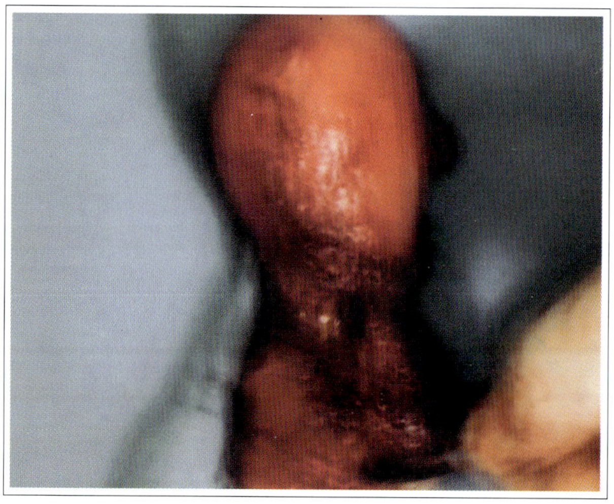

► **图 3-10-9　剖宫产后，伤口重型憩室术后标本**

上同一病人；全切术后，子宫后面显示宫颈肥大

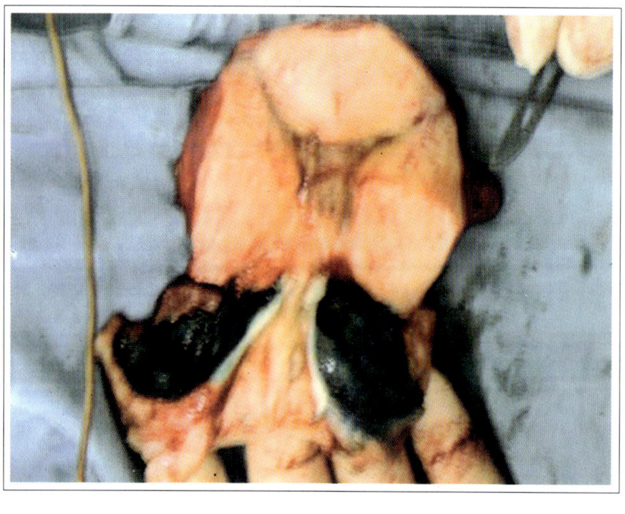

◄ **图 3-10-10　剖宫产后，伤口重型憩室术后标本**

上一病人；正面观切开前壁伤口处大憩室，龙胆紫染色见其扩大的憩室腔

二、子宫伤口血肿（hematoma）

多由于剖宫产子宫伤口缝合不佳，形成伤口处血肿。患者可出现淋漓出血，血肿较大时造成膀胱压迫症状。

超声诊断 子宫前壁伤口附近出现圆形衰减包块，内回声为混合性，周边可见血流。

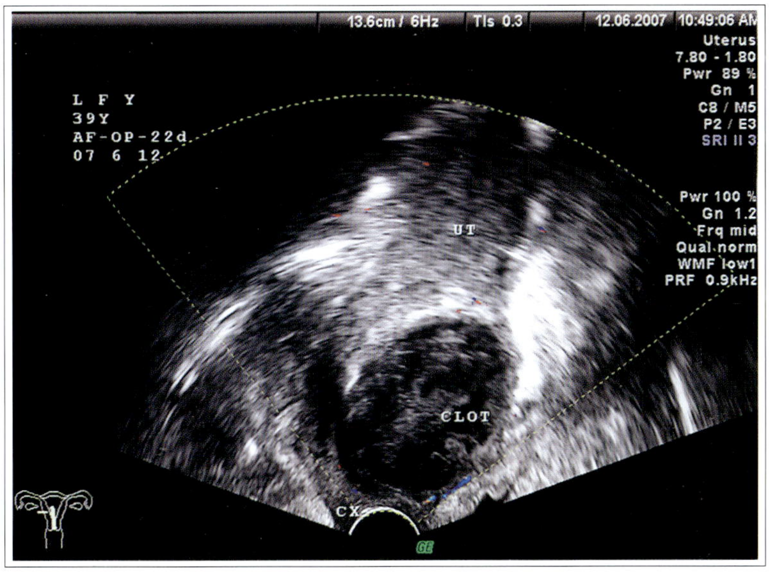

◀ 图 3-10-11 子宫伤口血肿

39 岁，剖宫产后 22 天，下腹痛；子宫前位，宫颈部伤口处见一较大血肿 40mm×30mm 大小

CLOT–血块（血肿）；UT–子宫；CX–宫颈

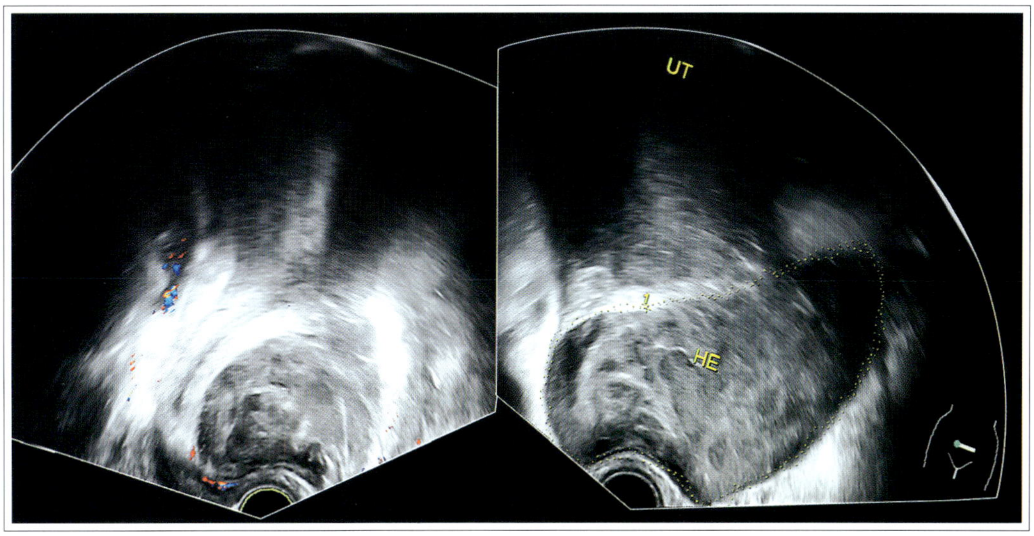

▲ 图 3-10-12 盆腔血肿

26 岁，剖宫产后 9 天，左下腹痛。左图，纵切面：子宫下段左侧可见一血肿，低回声，不均匀。右图，横切面：子宫下段偏左见一血肿

HE–血肿；UT–子宫

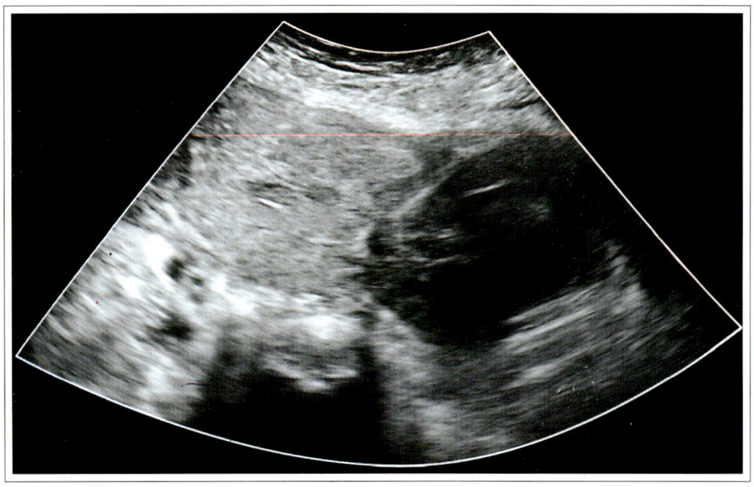

◀ 图 3-10-13　盆腔血肿(TAS)

上同一病人；子宫下段左侧一衰减包块，内有条状回声

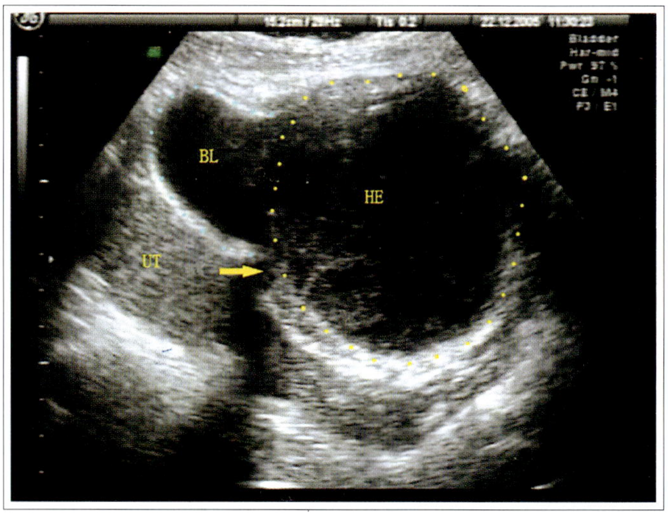

► 图 3-10-14　剖宫产后、大血肿压迫膀胱(TAS)

39 岁，剖宫产后 54 天，因解小便困难就诊；子宫前位，箭头所指为伤口处，子宫下段前方见一较大圆形血肿，内为絮状血流，将膀胱挤到一边

UT-子宫；HE-血肿；BL-膀胱

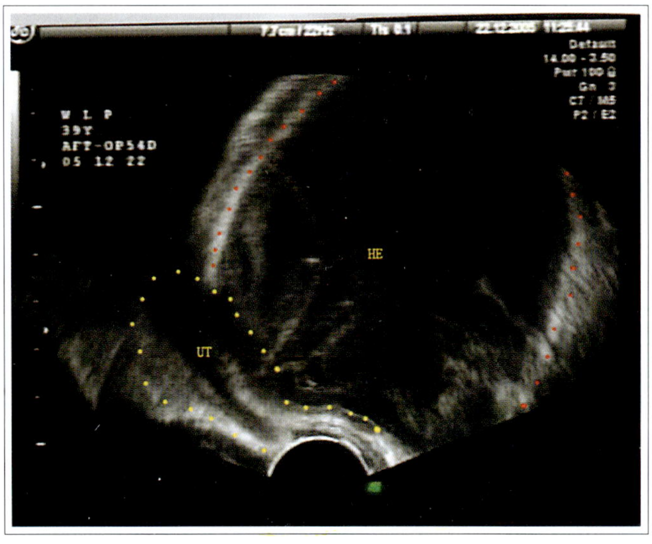

◀ 图 3-10-15　剖宫产后，大血肿压迫膀胱

上同一病人；子宫前方一大血肿，张力较大，压迫膀胱

UT-子宫；HE-血肿

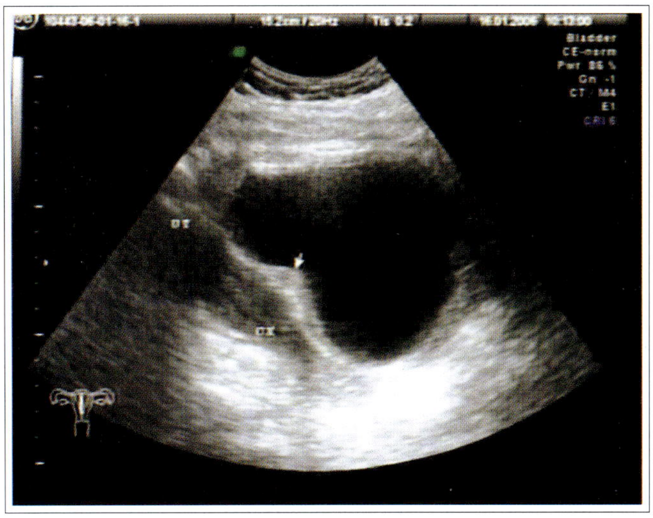

▶ 图 3-10-16 手术后血肿消失
上同一病人；子宫前位，伤口恢复尚好
箭头所指为伤口处
UT-子宫；CX-宫颈

三、宫腔手术的损伤

（一）子宫假性动脉瘤（uterus pseudoaneurysm）

假性动脉瘤在外科较常见，盆腔内少见。为搏动性肿块可伴血管杂音。假性动脉瘤是因为动脉血管的损伤造成的。如子宫假性动脉瘤多由于宫腔手术损伤形成，考虑较大的动脉受损可形成假性动脉瘤。患者多无明显症状。

● **创伤性假性动脉瘤分为四期**

(1)血肿形成期：动脉壁破损，血液流出在动脉周围，形成血肿。

(2)血液凝固期：血液凝固。

(3)瘤体形成期：血块溶化瘤体由假性囊壁和假性囊腔构成，囊腔内充满湍流血液。

(4)瘤体增大期：瘤体可逐渐增大。

● **超声诊断**

(1)子宫多正常大小或略大。

(2)瘤体多为圆形，内壁较光滑，CDFI呈红蓝相间的湍流状血流。

(3)动脉瘤可位于肌壁间或浆膜下子宫旁，常见瘤体与肌壁上一条动脉相连，推测为弓形动脉或子宫动脉。

(4)动脉瘤入口处常见动静脉瘘。

(5)子宫肌壁其他部位血流不丰富。

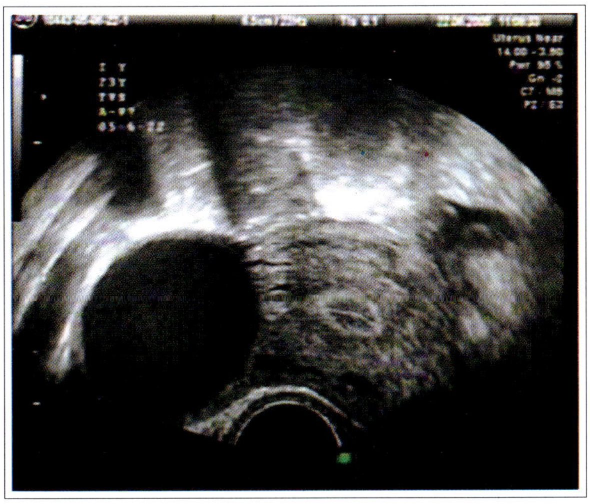

◀ 图 3-10-17 子宫假性动脉瘤
23岁，曾因子宫角妊娠做刮宫。横切面：子宫未见异常，子宫右侧可见一圆形囊性肿物，内有云雾状囊液，呈湍流状，可见囊壁

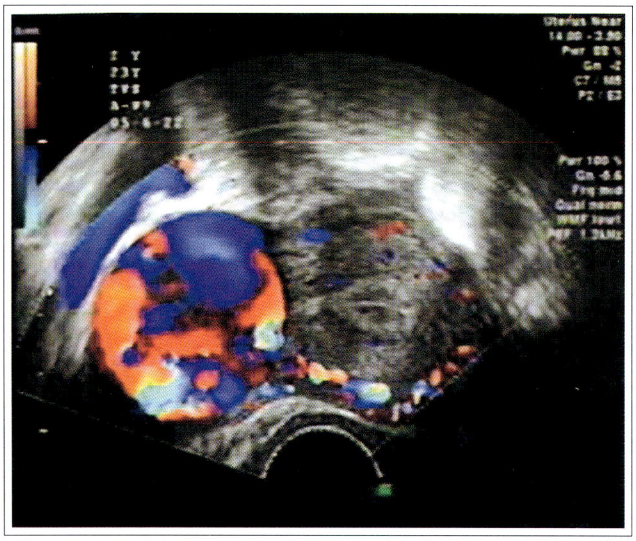

◀ 图 3-10-18　子宫假性动脉瘤
上同一病人；CDFI 显示囊内红蓝相间的湍流，子宫后壁有血管通向囊内，假性动脉瘤位于浆膜下

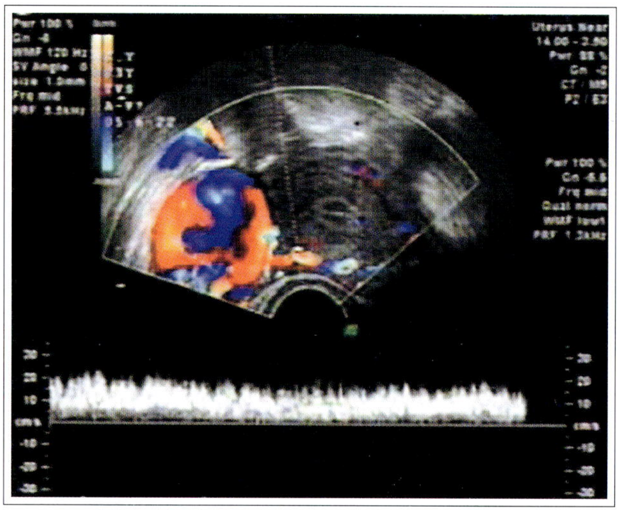

► 图 3-10-19　子宫假性动脉瘤
上同一病人；通向动脉瘤血管频谱为动静脉瘘

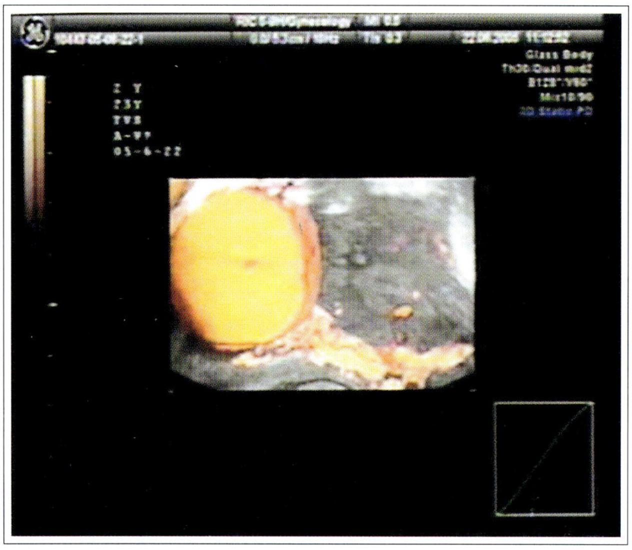

◀ 图 3-10-20　子宫假性动脉瘤
上同一病人；玻璃体模式显示一大血性囊肿，可见明显浆膜层围绕，子宫后壁有一通向动脉瘤的血管

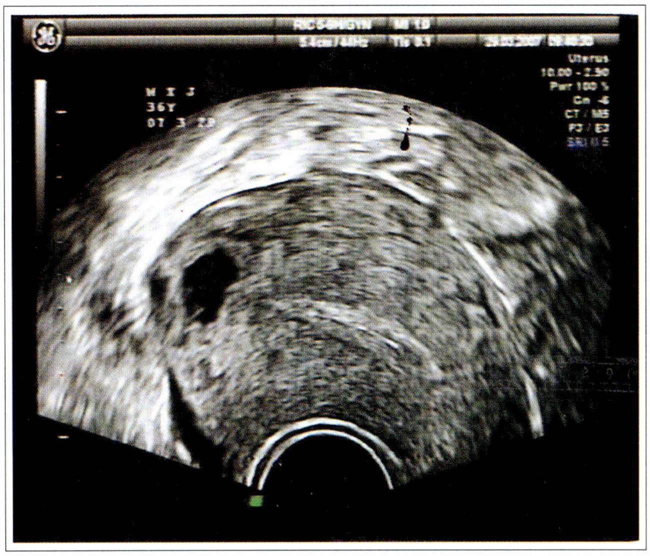

► 图 3-10-21 假性动脉瘤

36 岁，曾做刮宫 4 次，β-hCG3.67mIU/ml；子宫后位，略饱满，子宫底部可见一空洞样结构，前壁较疏松，梭样内膜

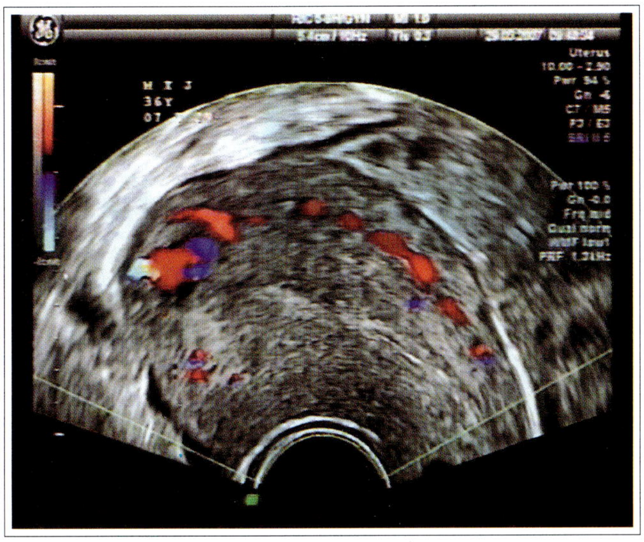

◄ 图 3-10-22 假性动脉瘤

上同一病人；因损伤血管形成子宫底部空洞，内充满血流，前壁可见一条血流，通向空洞，此为本疾患特征

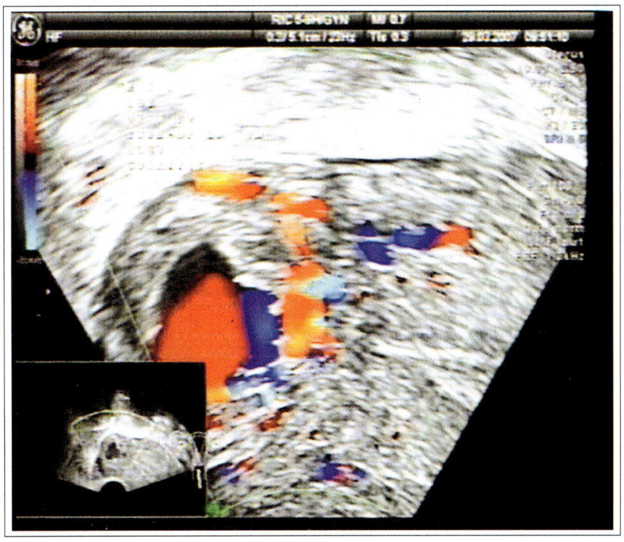

► 图 3-10-23 假性动脉瘤

上同一病人；放大近观：空洞内湍流更为明显，须与绒癌大空洞型病灶鉴别

● **子宫假性动脉瘤与空洞型绒癌鉴别：**

(1)大空洞型绒癌

1)妊娠相关病史(流产，足月产，葡萄胎史一年后等)。

2)血 β-hCG 高。

● **超声诊断**

1)子宫饱满或增大；全子宫血流丰富，可见滋养层血流。

2)肌壁间可见大型空洞。空洞内可见湍流，考虑为滋养细胞侵犯多条动静脉，血管损伤，血流喷入空洞内形成。

3)空洞内壁多凹凸不平。

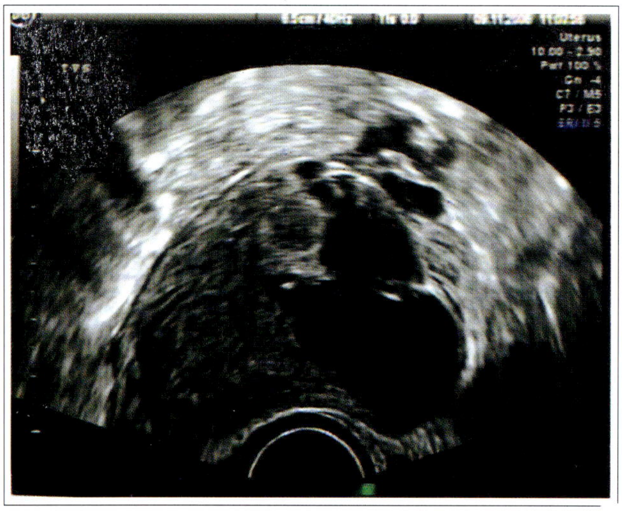

◀ **图 3-10-24　绒癌大空洞型病灶**
绒癌；病变处形成大空洞，内充满血流，呈湍流状红蓝相间流动与假性动脉瘤有相似处

(2)子宫假性动脉瘤

1)宫腔手术史。

2)β-hCG(-)。

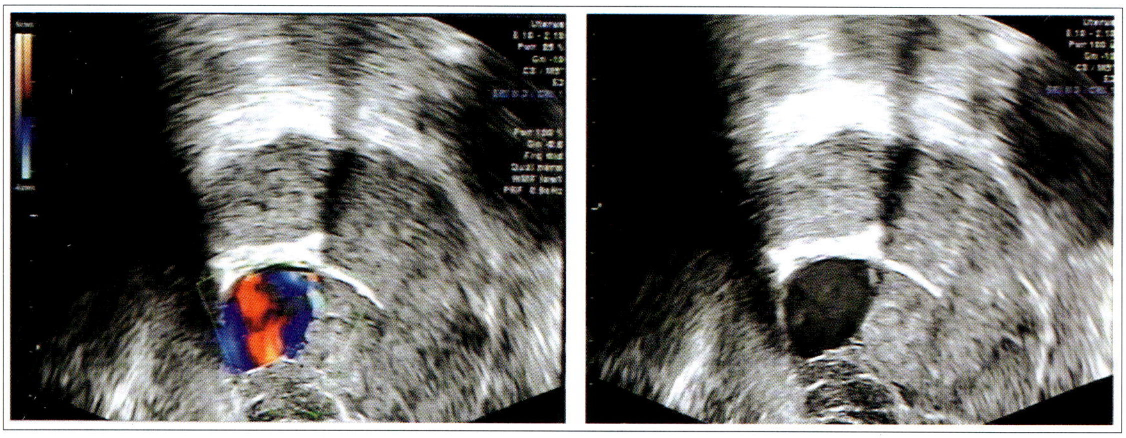

▲ **图 3-10-25　子宫脉管内平滑肌瘤，全切后复犯合并假性动脉瘤**
35 岁，1 年前曾做子宫肌瘤全切术。横切面：多结节肌瘤，其中央见一囊性区，含血流，呈湍流状(右图)，CDFI 可见红蓝相间的湍流状血流(左图)

(二)子宫肌壁损伤(uterus injury)

多次宫腔手术史,患者可出现阴道不正常出血。

●**超声诊断** 可见肌壁大块缺损，边缘不整齐。

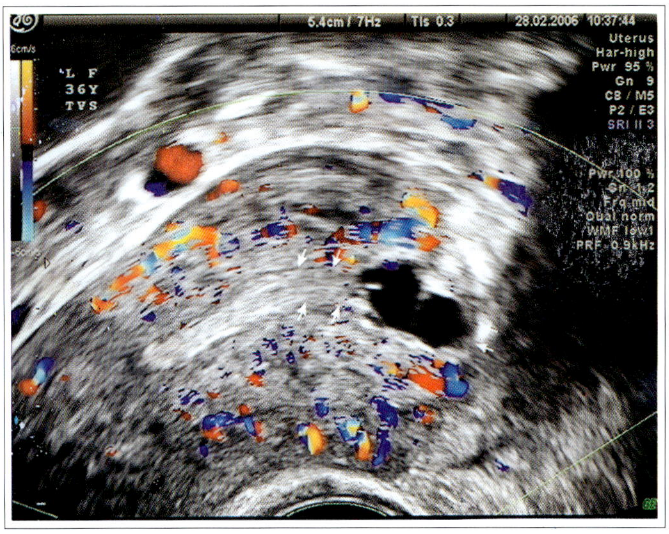

► 图 3-10-26 子宫肌壁损伤

36 岁,曾刮宫两次;子宫前位增大,子宫底部肌壁缺失约 21mm×12mm,下方可见宫波如箭头所指

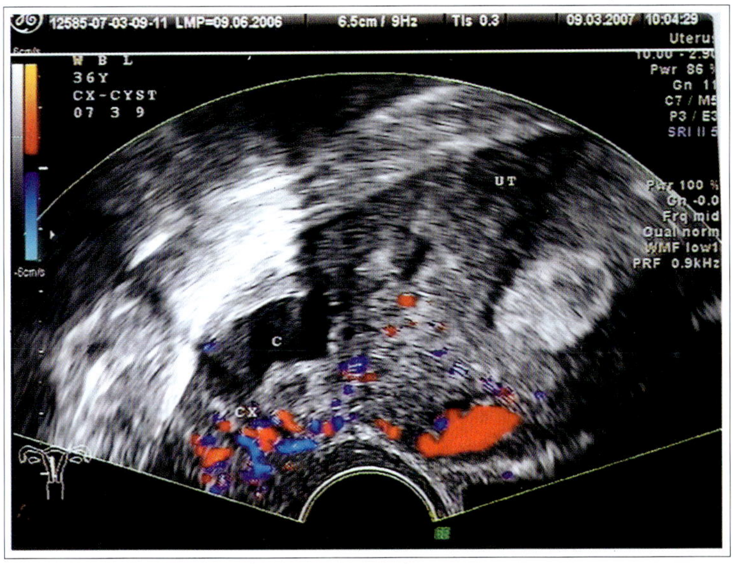

◄ 图 3-10-27 子宫颈肌壁损伤

36 岁，数次刮宫史；子宫前位,略大,宫腔内见宫波,宫颈后唇肌壁缺失 20mm×18mm

UT-子宫;CX-宫颈;C-肌壁缺失

四、近期伤口愈合的超声观察

(一)伤口愈合良好

子宫下截伤口处微隆起。浆膜层连续光滑。肌层完整,伤口处可有小光斑(缝线),其中无暗区。黏膜层无缺损或不平。

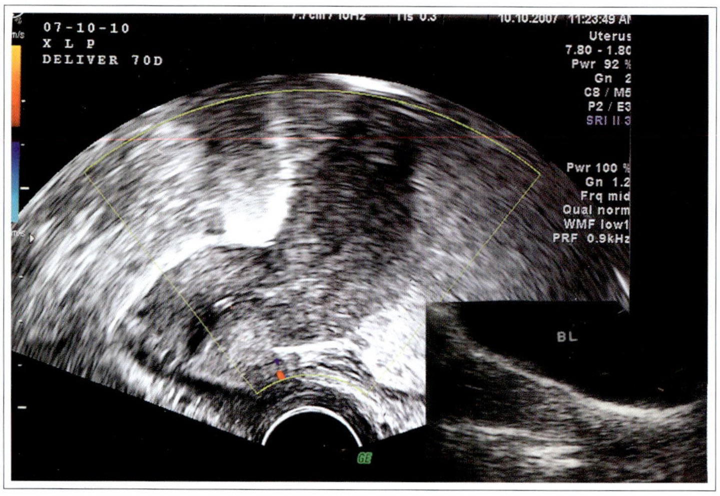

▶ 图 3-10-28　剖宫产后伤口愈合佳

右侧为 TAS 检查伤口俞合佳

(二)伤口愈合欠佳

(1)子宫前壁伤口处浆膜层连续或有肿胀突起。肌层内缝线处呈光条状,可有细小暗区(炎性渗出)。黏膜层无缺损。

(2)病人腹部伤口可有肿胀,或白细胞增高,加大抗生素量,缓和的宫缩药,绝大多数可好转。

(三)伤口未愈合

(1)浆膜层不连续或连续,不光滑。肌层内有多个较大的空洞样液性暗区。黏膜层可缺损。

(2)以上情况须要结合临床,如产后出现大量阴道出血或数次大出血,应考虑子宫伤口未愈合。

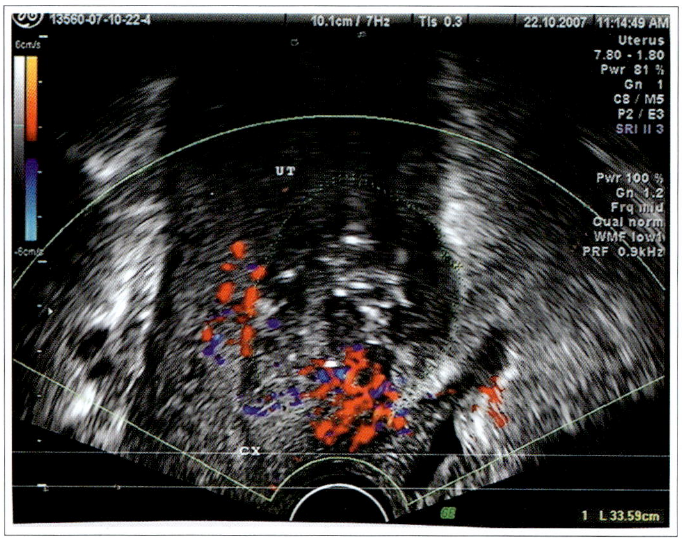

◀ 图 3-10-29　剖宫产后伤口愈合不佳(炎症)

剖宫产后 10 天,发烧;子宫增大,伤口突起呈一包块, 回声衰减,内含缝线及小脓栓,周边血流较丰富

UT-子宫;CX-宫颈

(吴钟瑜)

第十一节 滋养细胞疾患的超声诊断

- 良性滋养叶疾病
  - 葡萄胎
    - 完全性水泡状胎块
    - 部分性水泡胎块
    - 水泡状胎块与胎儿共存
    - 胎盘水泡样变
    - 黄素囊肿
- 滋养叶肿瘤
  - 恶葡
  - 绒毛膜莫癌
  - 胎盘部位滋养细胞肿瘤

滋养细胞疾患是一种极其复杂的疾病,近年来应用二维、三维彩色多普勒成像法,及血尿 HCG 测量,对本病的诊治水平有显著的提高。滋养细胞疾患分为良性和恶性两种,分别对其影像学进行分析。

●滋养细胞疾患的分类

(1)葡萄胎:良性滋养叶疾患。

(2)恶性葡萄胎:恶性滋养细胞肿瘤。

(3)绒毛膜癌:恶性滋养细胞肿瘤。

(4)胎盘部位滋养细胞肿瘤(PSTT):是一种兼有良恶性内涵的滋养细胞疾患或肿瘤。

一、葡萄胎(水泡状胎块)

●临床表现

(1)停经:100%有停经史。

(2)阴道出血:多为断续性少量出血,偶有大量出血或有少量水泡状物排出。

(3)子宫异常增大:子宫比闭经月份大而软,此为葡萄胎临床特点,但也有少数病例相等甚至小于月份的。

(4)早孕期可有较严重反应。

(5)血 β-hCG 高。

●类型

(1)完全性水泡状胎块

(2)部分性水泡状胎块

(3)水泡状胎块与胎儿共存

(4)胎盘水泡样变(一种退行性变)

(5)黄素囊肿(滋养细胞疾患合并的一种囊肿)

(一)完全性水泡状胎块(Complete Mole)

●超声诊断

(1)典型完全性水泡状胎块

1)子宫增大,大于孕周,肌壁清晰。

2)子宫内回声:所有绒毛均变为水泡,宫腔内充满蜂窝样结构,此为大小不等的水泡及其间血流,可由超声识别。少见的有绒毛水肿,为较大水泡。

3)宫腔内无胎儿及胎物。

4)水泡状胎块血流多分布在肌壁,为滋养层血流,胎块中央几无血流。

5)约 1/3 患者合并两侧或一侧黄素囊肿,大小不等。

6)染色体核型为 46XX。

7)滋养细胞增生或活跃。

8)子宫动脉 RI 降低。

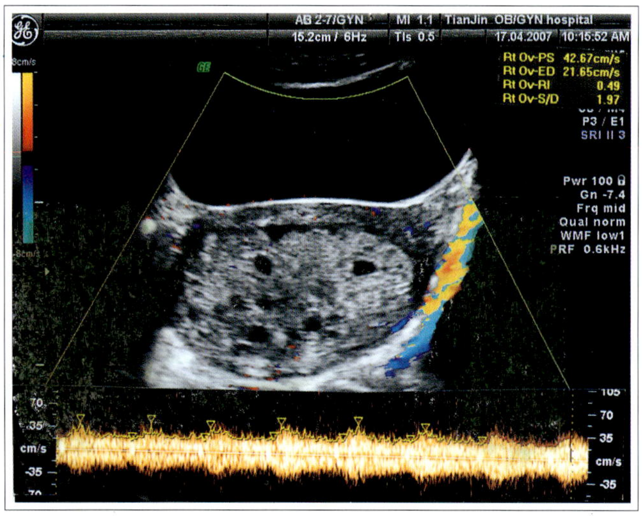

◄ 图 3-11-1 葡萄胎(TAS)

28 岁，闭经 51 天，早孕反应重；子宫增大，宫腔内充满蜂窝状胎块，血流不丰富，宫壁血流较丰富，频谱为滋养层血流，RI=0.49

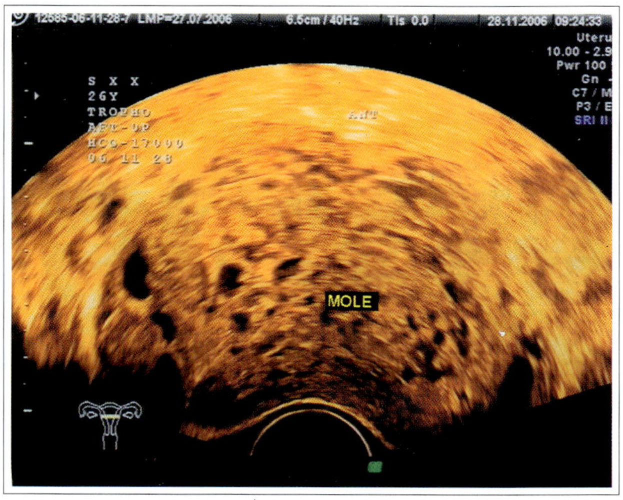

► 图 3-11-2 完全性葡萄胎

26 岁，闭经 2^{+}月，阴道少量出血，血 β-hCG17 000mIU/ml；子宫增大，如孕 3 个月大小，宫腔内充满蜂窝样结构

MOLE-葡萄胎

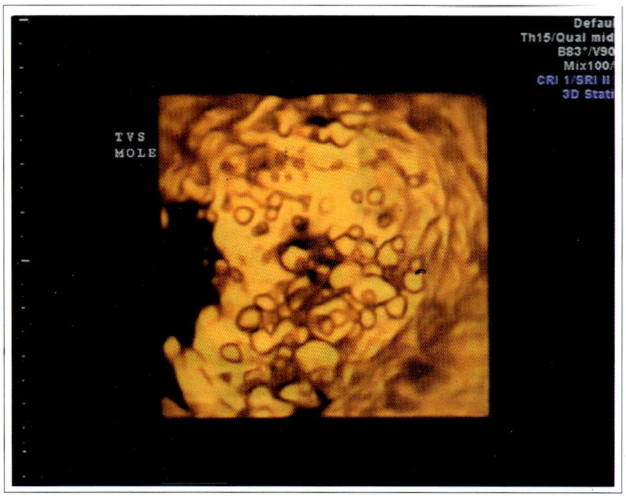

◄ 图 3-11-3 完全性葡萄胎

三维反转技术可见宫腔内多个葡萄珠样结构，外围为宫壁

(2)非典型完全性水泡状胎块：约有10%~15%的完全性水泡状胎块，宫腔内除水泡外还有大片无回声区（推测为血液），本病应与滞留流产相鉴别，另有大水状结构为绒毛水肿。

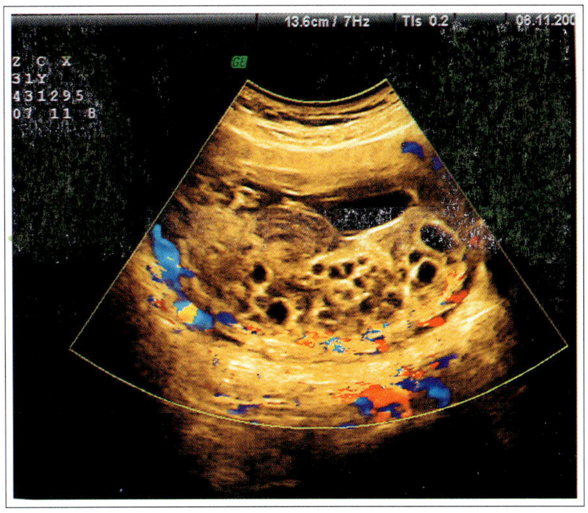

► 图 3-11-4 大水泡型非典型葡萄胎（TAS）

31 岁，闭经 3⁺月，阴道出血；横切面：子宫增大如 13 周，子宫内见大水泡胎块，其上方有较大液性暗区，血流主要在肌壁上，胎块内未见血流

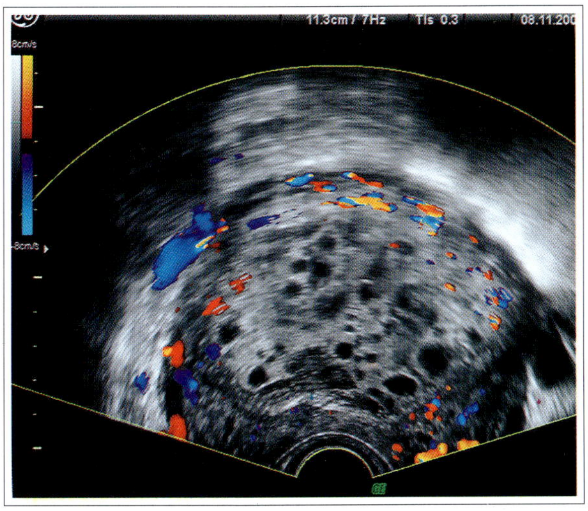

◄ 图 3-11-5 大水泡型非典型葡萄胎

上同一病人；子宫增大，内含大水泡葡萄胎块，内无血流，肌壁上可见滋养层血流，液性区未显示

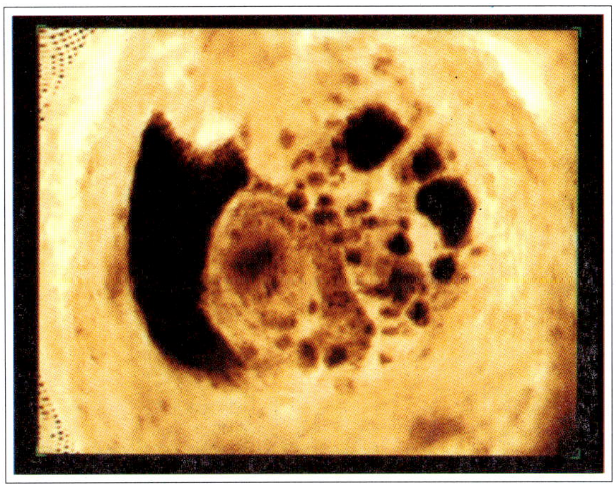

► 图 3-11-6 大水泡型非典型葡萄胎

上同一病人；三维图像：宫腔内除水泡胎块外尚有大片液性区

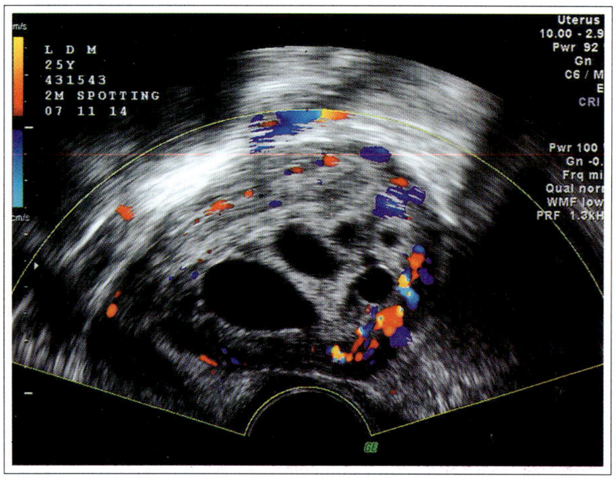

◀ 图 3-11-7 绒毛水肿

25 岁，闭经 2 个月，阴道出血 6 天；(β-hCG2 700) 宫腔内可见蜂窝样、大泡样结构，病理：绒毛水肿。须与大泡型葡萄胎鉴别

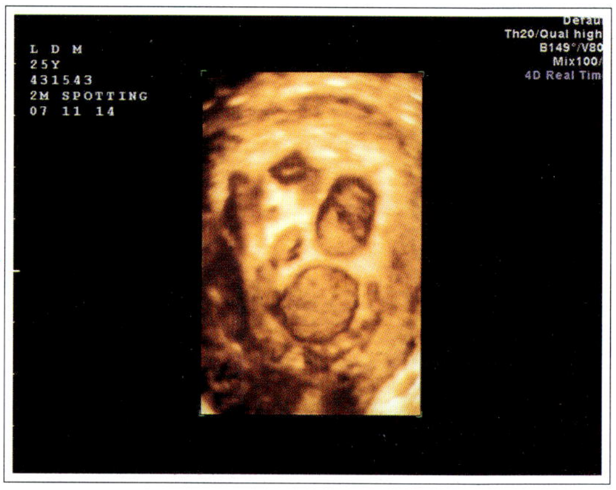

▶ 图 3-11-8 绒毛水肿

上同一病人；三维图像可见宫腔内大水泡样结构

2.部分性水泡状胎块(Partial mole)

水泡状胎块中约有 5%为部分性水泡状胎块，临床无法检出。

●超声诊断

(1)增大的妊娠子宫内可见胎盘一部分结构正常，另一部分呈水泡状胎块，二者界限不规则。

(2)胎儿可发生畸形。

(3)有羊膜囊、胎盘、脐带等附属物。

(4)滋养细胞增生不活跃。

(5)染色体核型为多倍体。

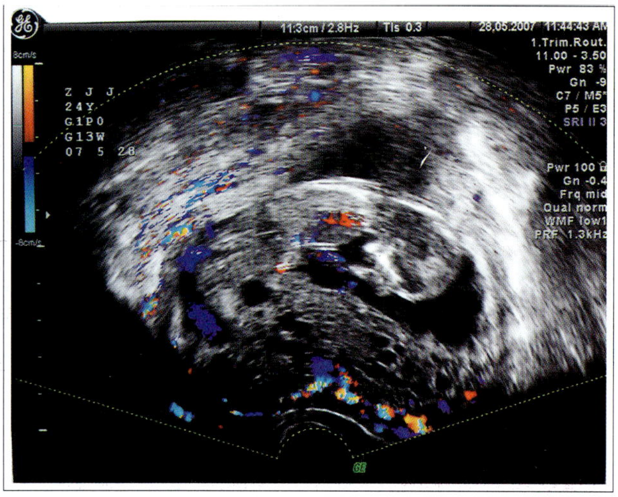

◀ 图 3-11-9 部分性葡萄胎

24 岁，孕 13 周；子宫增大，张力欠佳，部分胎盘水泡样变，胎囊内可见胎儿，尚存活

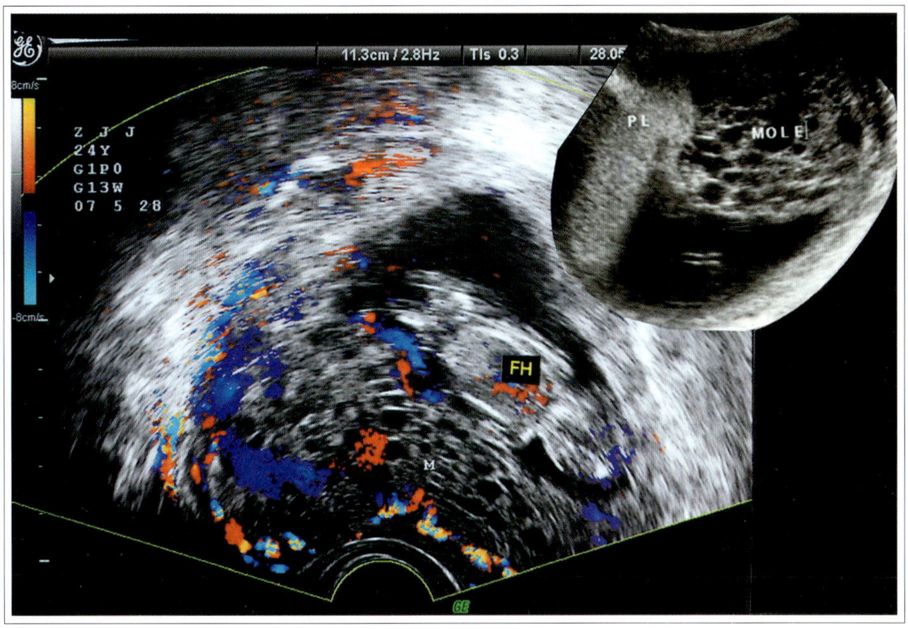

▲ 图 3-11-10 部分性葡萄胎

上同一病人；可见胎盘大部分为水泡样变，胎儿尚存活，可见胎心搏动，右上图为部分性葡萄胎

M-水泡状胎块；FH-胎心

(三)水泡状胎块与胎儿共存

(Coexitence mole and fetus)

可能为双胎，其一变为完全性水泡状胎块，另一为正常胎儿及胎物，二者间有明显界限。

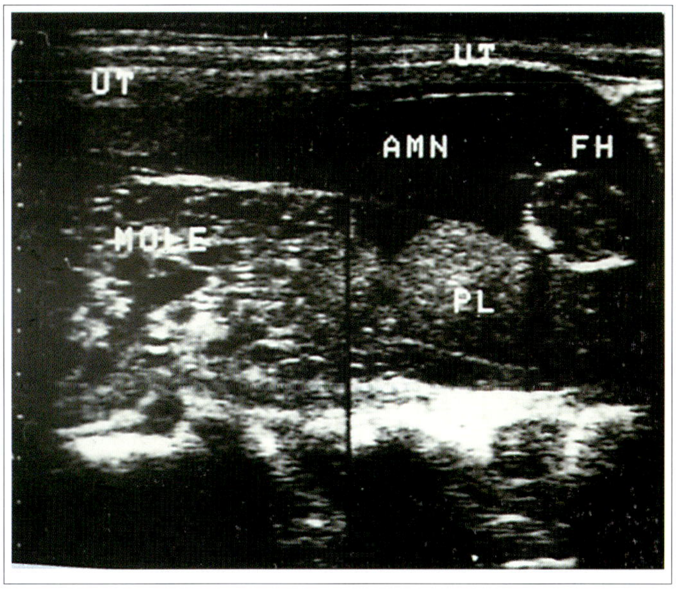

► 图 3-11-11 正常胎儿与葡萄胎共存(TAS)

孕 69 天，早孕反应较重。横切面，子宫腔内见正常胎儿与葡萄胎共存

UT-子宫；MOLE-葡萄胎；PL-胎盘；FA-胎头

(四)胎盘水泡样变(Hydropic Change)

属于退行性变。

●超声诊断

(1)子宫大小,与孕周相符或小于孕周。

(2)胎盘水肿,有部分水泡样变。

(3)无黄素囊肿。

(4)滋养细胞未见增生。

(5)血 β-hCG 不高。

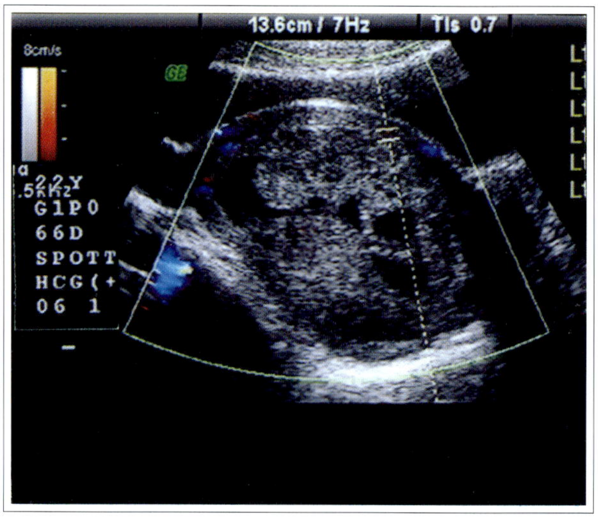

► 图 3-11-12 胎盘水泡样变(TAS)
闭经 2+月阴道出血;横切面:子宫前壁胎盘有水泡样变,刮宫病理证实水泡样变

(五)黄素囊肿
(ThecaLuteinCystic)

滋养细胞疾患约有 1/3 病人合并黄素囊肿,多为双侧,一般在水泡状胎块排除后 3~6 个月自动消失。黄素囊肿多在滋养细胞疾患中出现, 在双胎妊娠或单胎亦可发生。

●超声诊断

(1)多在滋养细胞疾患出现,常为双侧性囊肿,大小不等,大者可充满全腹。

(2)囊内有分隔呈车轮分布,隔上有血流,丰贫不等。

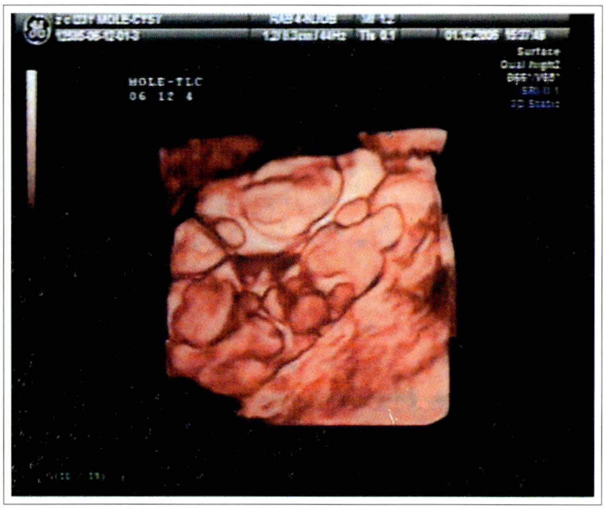

◄ 图 3-11-13 黄素囊肿
恶葡合并黄素囊肿多为双侧性,囊内多隔,此为三维反转技术显示

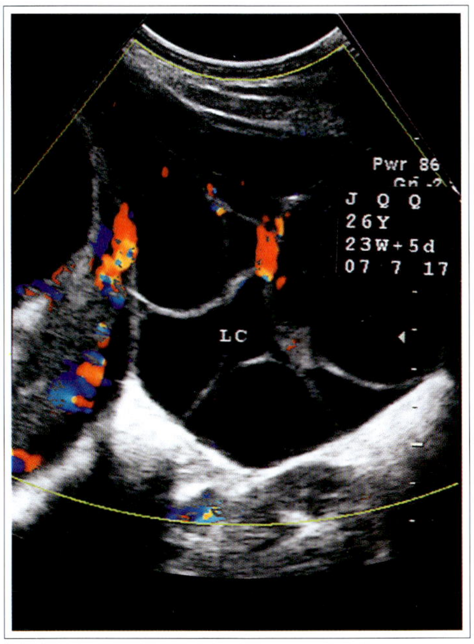

◀ 图 3-11-14A 黄素囊肿

26 岁，孕 23⁺周；双侧黄素囊肿，囊内多隔

C–囊肿;PL–胎盘

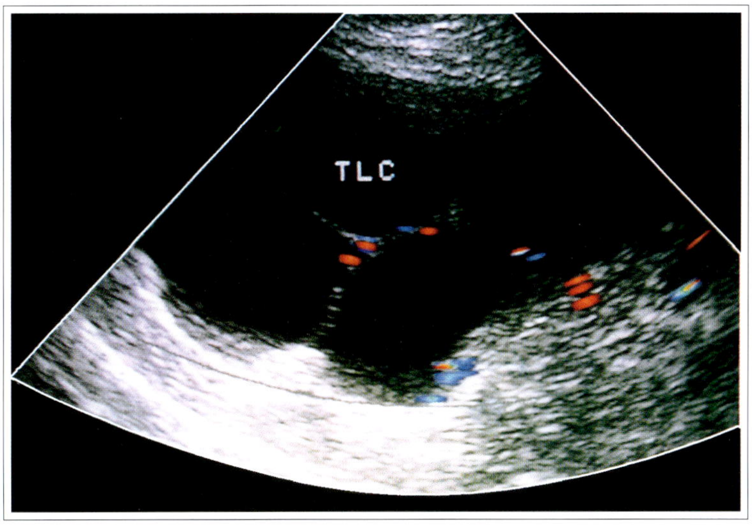

► 图 3-11-14B 黄素囊肿

葡萄胎患者合并黄素囊肿，囊肿内分隔,隔上有血流

TLC–黄素囊肿，应与卵巢黏液性囊肿鉴别

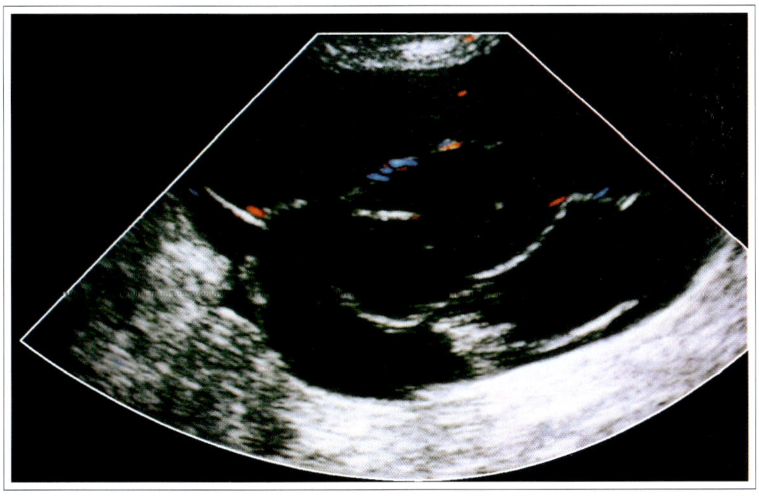

◀ 图 3-11-14C 卵巢黏液阻性囊腺瘤

囊内隔无序排列，隔上有血流

● **黄素囊肿与卵巢黏液性囊腺瘤鉴别**

(1)黄素囊肿常出现在滋养叶疾病及妊娠者中,多为双侧。

(2)血、尿 β-hCG 升高。

(3)卵巢黏液性囊腺瘤多为单侧血、尿 HCG(-)。

二、恶性葡萄胎

恶性葡萄胎随病程发展,各个阶段声像图不同,出现一病多图的现象。可有以下表现:局灶型、弥漫型、侵犯型、空洞型。

(1)多伴有双侧黄素囊肿(出现早晚不定)。

(2) 血 β-hCG 高。

(3)血流极其丰富。

● **临床表现:**

(1) 不规则阴道出血葡萄胎排出后半年内,又出现阴道不规则出血为恶葡发生的常见症状。

(2)子宫复旧欠佳子宫大而软。

(3)血 β-hCG 反弹。

● **超声诊断** 有以下表现:

(一)局灶型

此类型病灶持续较长,故多见。

● **超声图像**

(1)子宫复旧欠佳,子宫大而饱满。

(2)病灶局限于子宫内一区域边界不规则,内呈海绵状结构。

(3)病灶区丰富的滋养层血流。

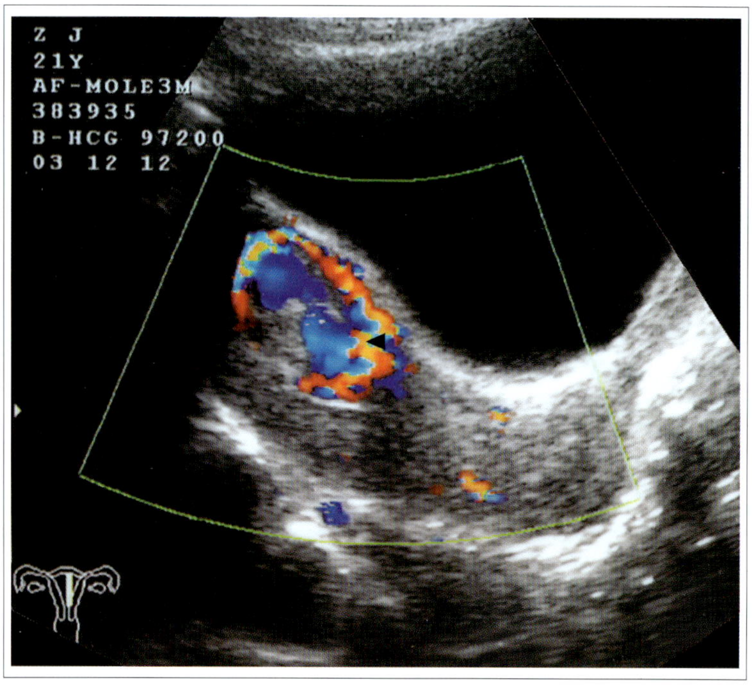

◄ 图 3-11-15 恶葡(局灶型)

21 岁,葡萄胎术后 3 个月,阴道出血,β-hCG97 200,纵切面:前位子宫,宫体前壁局灶型病变,血流丰富

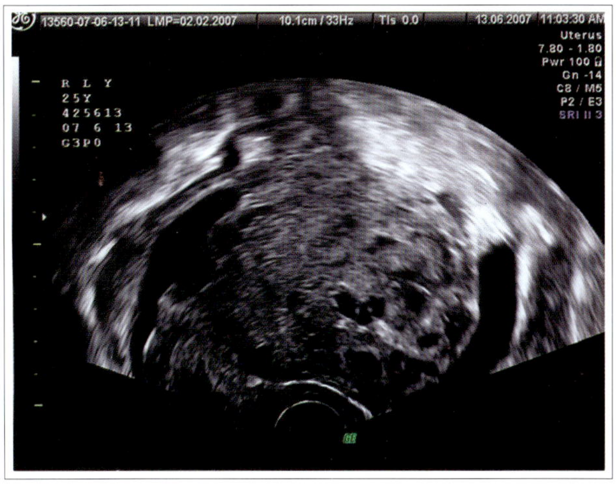

► 图 3-11-16A 恶葡(局灶型)

25 岁,葡萄胎流产后 3 个月,血 β-hCG3 900mIU/ml;子宫增大,前壁疏松,可见多个小空洞

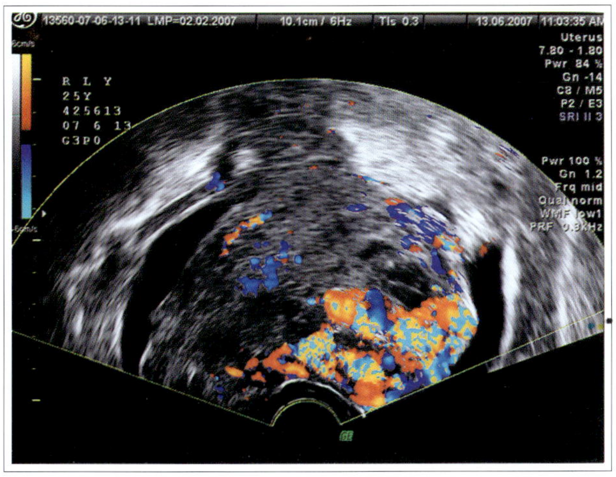

◄ 图 3-11-16B 恶葡(局灶型)

上同一病人;彩色多普勒可见前壁病灶区彩团状血流

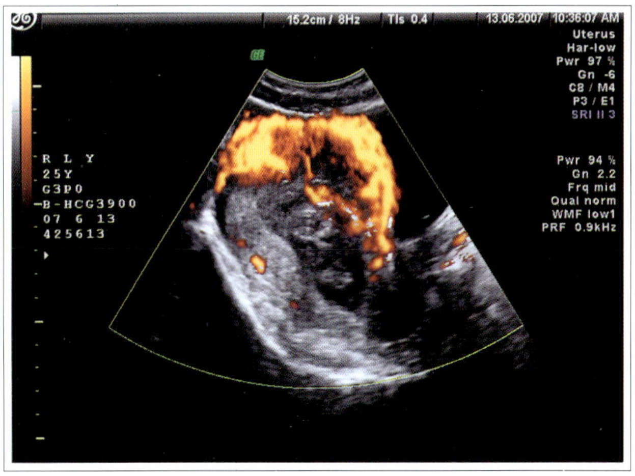

► 图 3-11-17 恶葡(TAS)

上同一病人;能量图显示宫底与前壁火海样血流

(二)弥漫型

病灶侵犯面积较大,占据大半子宫或全子宫。

●超声图像

(1)子宫大而饱满,全子宫或大部肌壁均被病灶侵蚀。

(2)血流满布于病灶区域,五彩缤纷,腹部超声血流比阴道超声更丰富。

(3)子宫动脉及病灶处血流阻力指数均降低。

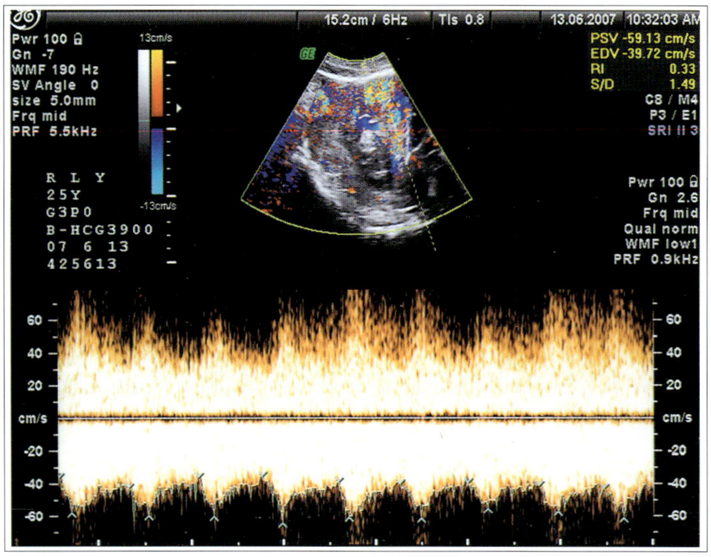

◄ 图 3-11-18 恶葡（TAS）

频谱多普勒显示为滋养层血流，RI=0.33

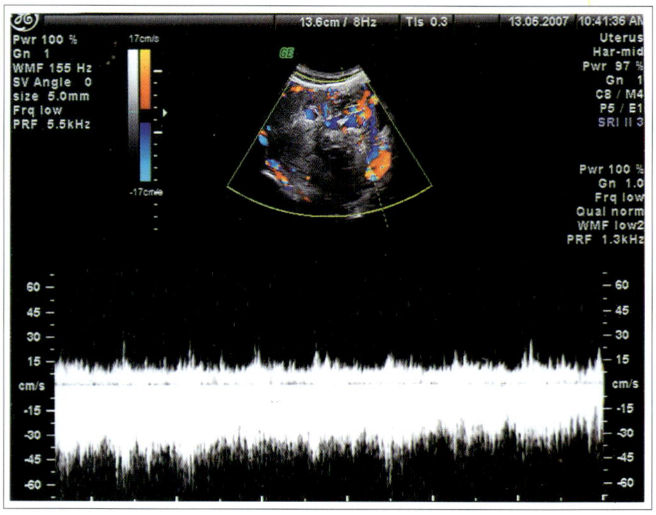

► 图 3-11-19 恶葡（TAS）

病灶内可见动静脉瘘频谱

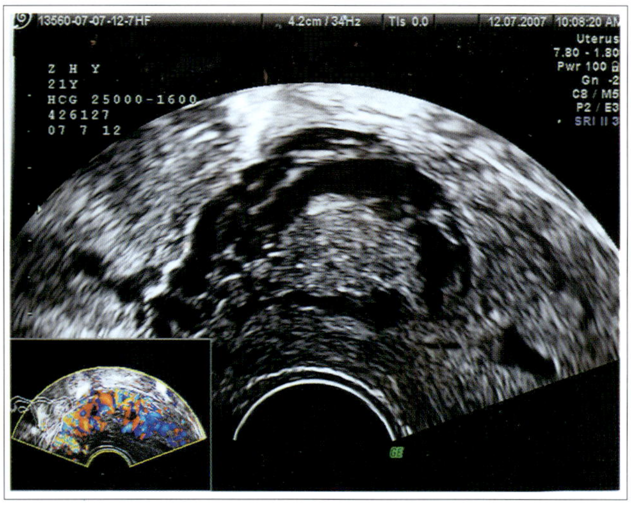

◄ 图 3-11-20 恶葡

21 岁，葡萄胎流产后 3 个月，血 β-hCG25 000mIU/ml；宫体前后壁肌层可见扩张增宽的病灶血管，左下图可见其丰富的血流

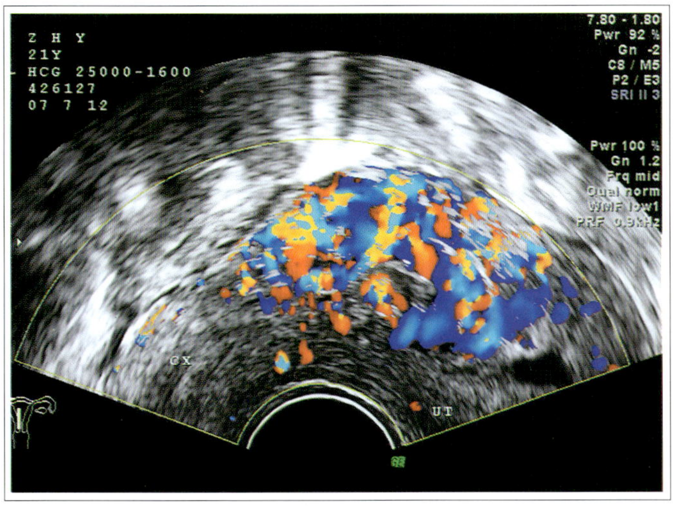

图 3-11-21 恶葡

上同一病人；子宫后壁彩团状血流，极为丰富

UT-子宫；CX-宫颈

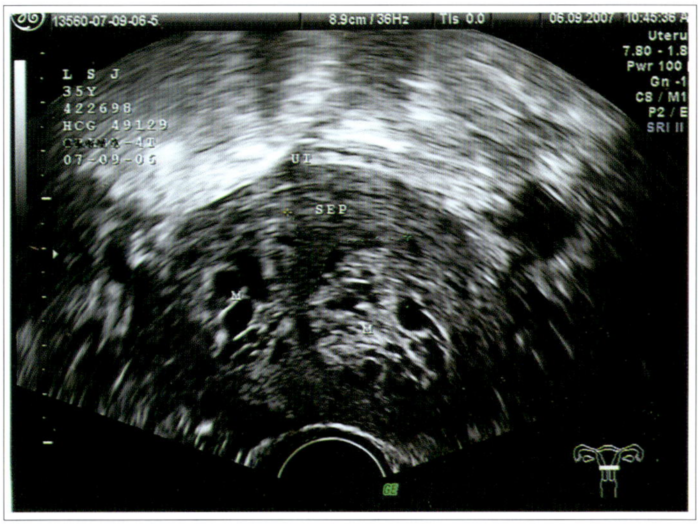

图 3-11-22 纵隔子宫合并葡萄胎

35 岁，闭经 12 周，阴道出血并流出水泡，血 β-hCG49 129 mIU/ml，曾做 4 次刮宫，均失败。横切面：子宫横径增宽，中央可见纵隔，隔的两侧各见一团蜂窝状结构

SEP-纵隔；M-水泡状胎块

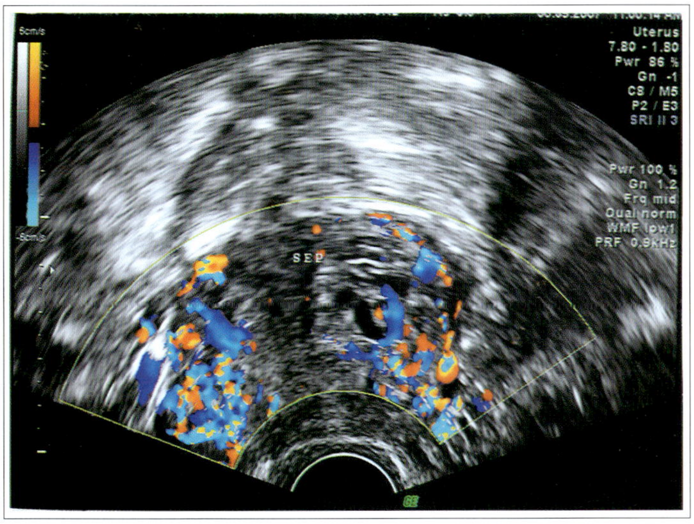

图 3-11-23 纵隔子宫合并葡萄胎

上同一病人；彩色多普勒显示两侧蜂窝状胎块血流丰富，中央可见纵隔

SEP-纵隔；两侧彩团为葡萄胎

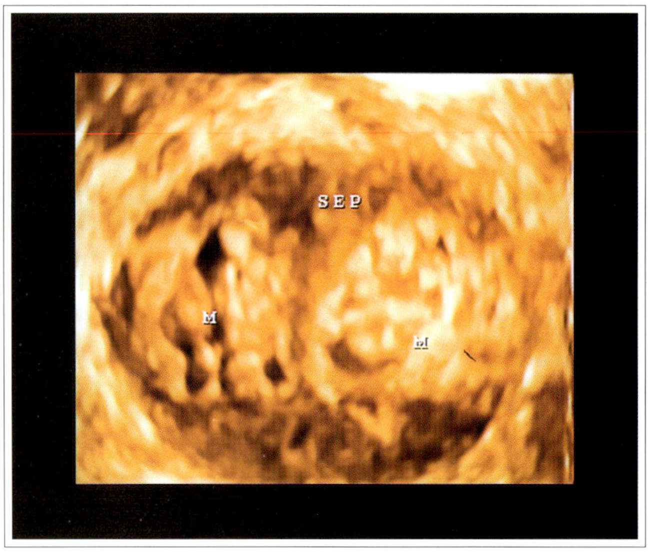

◀ **图 3-11-24　纵隔子宫合并葡萄胎**

上同一病人；三维图像：子宫横径较宽，中央可见一纵隔，两侧各见一蜂窝状葡萄胎

SEP–纵隔；M–水泡状胎块

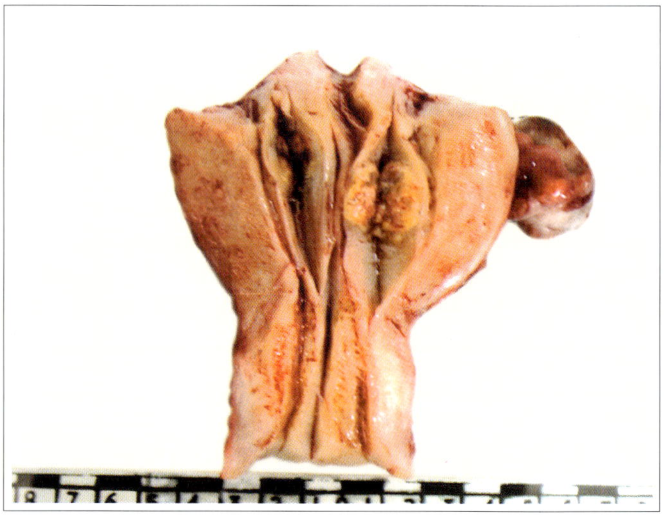

▶ **图 3-11-25　完全性纵隔子宫、左右腔内葡萄胎**

上同一病人手术后标本；剖开子宫可见中央完全性纵隔，两侧宫腔内可见萎缩的葡萄胎块（化疗 3 个疗程后）

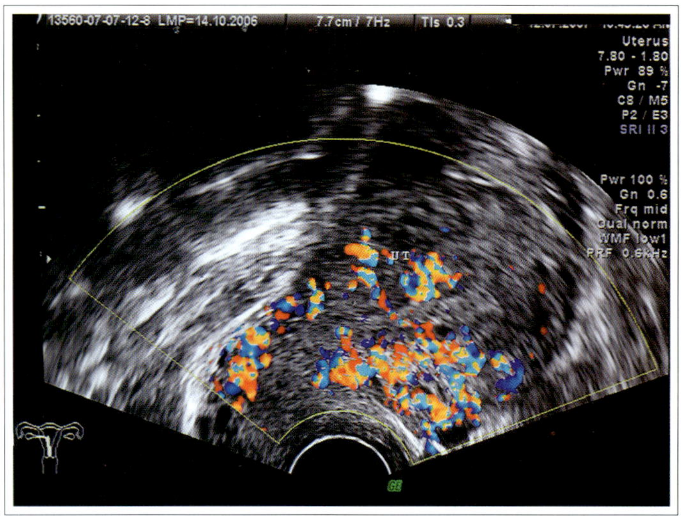

◀ **图 3-11-26　恶葡**

32 岁，葡萄胎流产后；子宫增大，宫体中部血流丰富

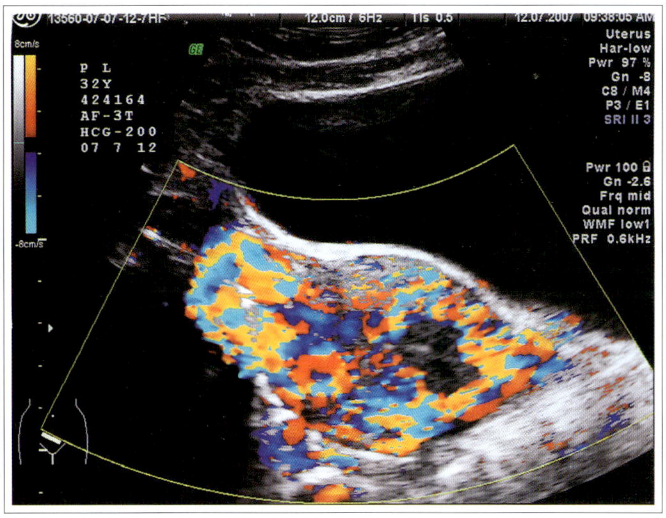

▶ 图 3-11-27 恶葡(TAS)

上同一病人；血流布满子宫，经 3 个疗程化疗后，血 β-hCG 从 4 000 mIU/ml，降至 200mIU/ml，但较 TVS 血流显示丰富

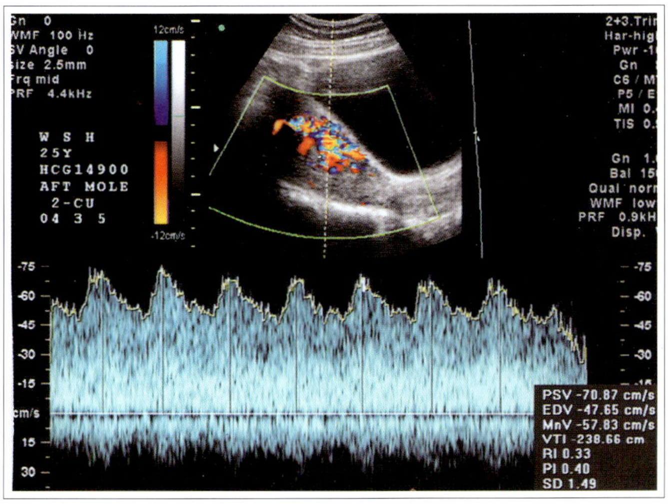

◀ 图 3-11-28 恶葡(TAS)

恶葡血流极为丰富，为滋养层血流，RI=0.33

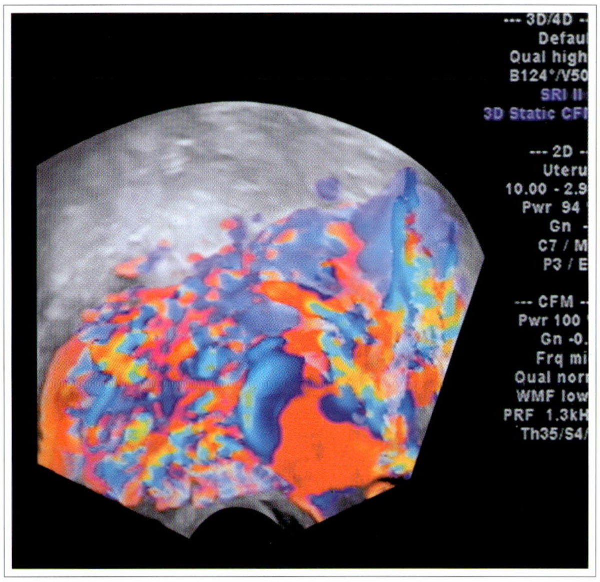

▶ 图 3-11-29 恶葡

上同一病人；应用玻璃体技术显示纵横交错的血流，极其丰富

●**恶葡病灶的血流表现**

(1)五彩缤纷彩团状(见图 3-11-27)。

(2)病灶处血流 RI 降低至 0.4 以下,子宫动脉 RI 降低。

(3)病灶区血流均为滋养层血流,有时可见动静脉瘘(见图 3-11-18、19、28)。

(三)侵犯型

滋养细胞肿瘤很早即可循血运转移到远处。最多为肺,其次可转移到阴道、宫颈、肝、脑、肾及宫旁静脉丛等脏器。超声在盆腔内可检出转移瘤有以下部位:

●**宫旁转移** 靠近子宫边缘的病灶或广泛弥漫性病灶常向宫旁静脉丛侵犯,瘤栓侵入宫旁静脉丛,使该处血管扩张迂曲,血流丰富,水泡状胎块亦可侵入宫旁静脉丛。水泡状胎块可侵犯入宫肌、宫旁、宫颈旁,此类型恶葡可久治难疗。

●**超声诊断** 宫旁或宫颈旁出现条带状、蜂窝状区可见扩张迂曲的血管内有流动的静脉血, 常与宫壁内病灶相连,RI 降低。或在宫颈旁见大量蜂窝状结构,为水泡状胎块侵入宫旁静脉丛。

●**宫颈、阴道转移** 常在阴道区域或宫颈出现病灶,显示宫颈、阴道变厚血流丰富。

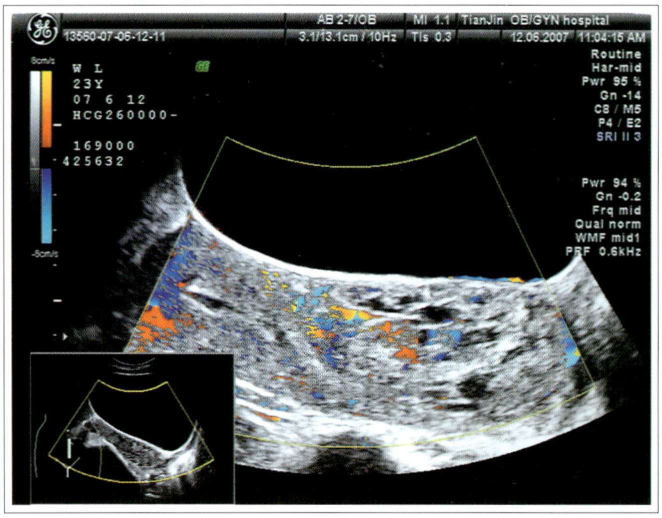

◀ 图 3-11-30 恶葡—宫颈旁静脉丛水泡胎块侵犯(TAS)

23 岁, 闭经 2^+月, 阴道出血, 血 β-hCG26 0000mIU/ml;纵切面:子宫增大,子宫颈部增厚,为蜂窝状结构,血流较丰富,宫体内可见宫波,宫颈显示不清

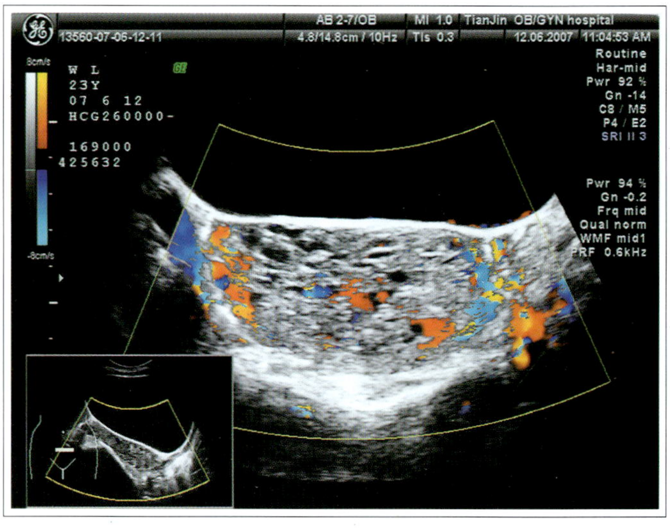

▶ 图 3-11-31 恶葡—宫颈旁侵犯(TAS)

上同一病人;横切面:宫颈部增大,内为蜂窝样结构, 边缘血流丰富,未发现宫颈

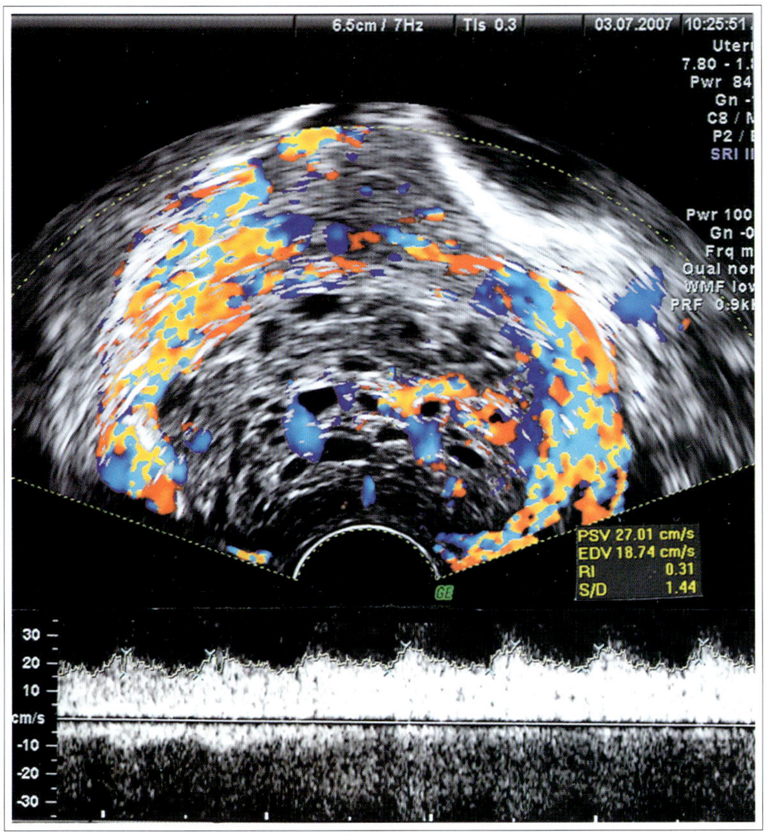

◄ 图 3-11-32　恶葡—宫颈旁侵犯

上同一病人；横切面：子宫颈区增大，内含蜂窝样结构，宫颈壁血流丰富

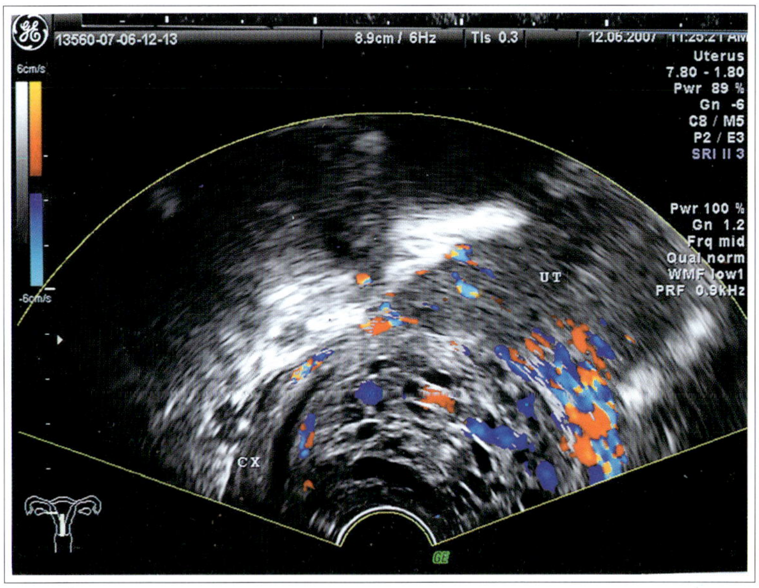

► 图 3-11-33　恶葡—宫颈旁侵犯

上同一病人；纵切面：子宫增大，下方发现宫颈，宫颈前方可见一团蜂窝样结构的胎块，周边血流丰富，推测有水泡状胎块侵入宫旁静脉丛

UT-子宫；CX-宫颈；经 TVS 发现宫颈，在 TAS 未能发现，此例可见 TAS 与 TVS 联合使用优越

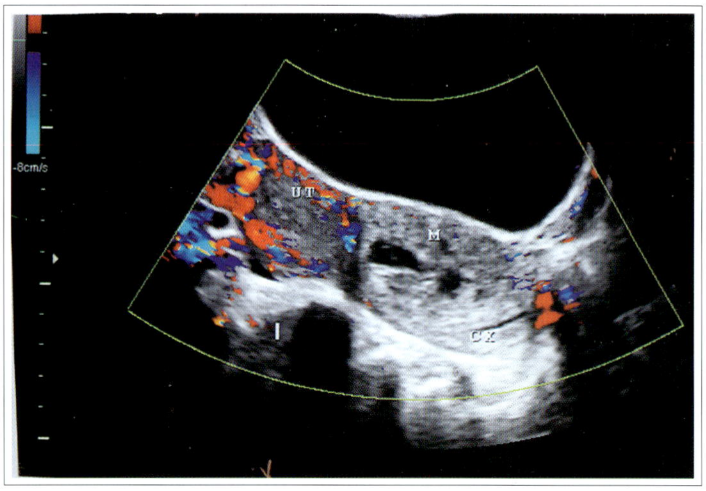

◀ 图 3-11-34A　恶葡合并宫颈旁侵犯（TAS）

上同一病人；化疗 9 个疗程后，病灶明显减小，血流减少，宫体上血流仍丰富，仍有滋养层血流，血 β-hCG44mIU/ml，已显露宫颈。此病人经一次介入及十次化疗，子宫仍很大，宫体仍有丰富滋养层血流 β-hCG 已降至 56mIU/ml，但宫颈旁病灶仍存在

UT－子宫；CX－宫颈；M－病灶

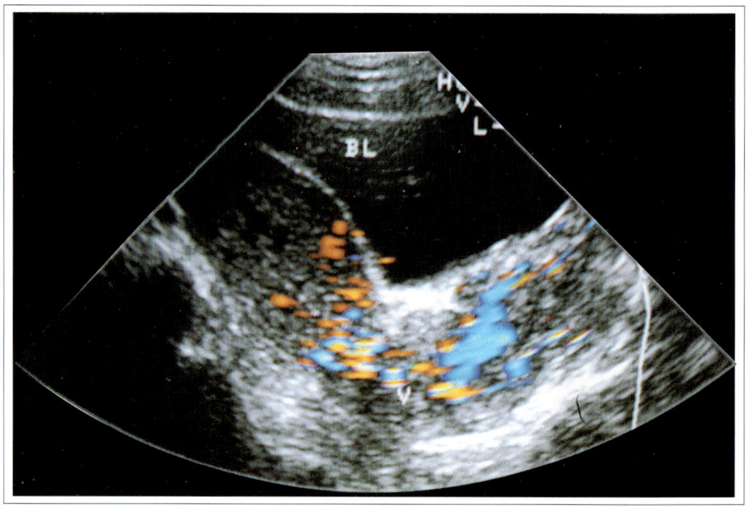

► 图 3-11-34B　恶葡宫颈阴道侵犯（TAS）

24 岁，葡萄胎后恶葡。纵切面：子宫下段至宫颈阴道病灶转移，宫颈变粗肥大，内含血流丰富

BL－膀胱；V－阴道

（四）空洞型

多见于绒癌病例，是一种严重类型。病灶侵蚀肌壁坏死形成空洞，空洞内充满湍流血液，空洞边缘凹凸不平，应与假性动脉瘤鉴别。空洞型在绒癌病例多见，详见绒癌一节图像。

三、绒毛膜癌

● **临床诊断标准**

(1)葡萄胎排出后半年内出现为恶葡。

(2)半年至一年 50%为恶葡，50%为绒癌。一年以后为绒癌。

(3)流产、足月产后的滋养叶疾患均为绒癌。

● **临床表现**

(1)出现不规则阴道出血。

(2)子宫增大而软。

(3)血 β-hCG 值很高。

绒癌与恶葡在声像图上难以分辨，应由病史来判断。从实践中感觉，绒癌的黄素囊肿少见。绒癌分型与恶葡相同，绒癌重症空洞型多见。

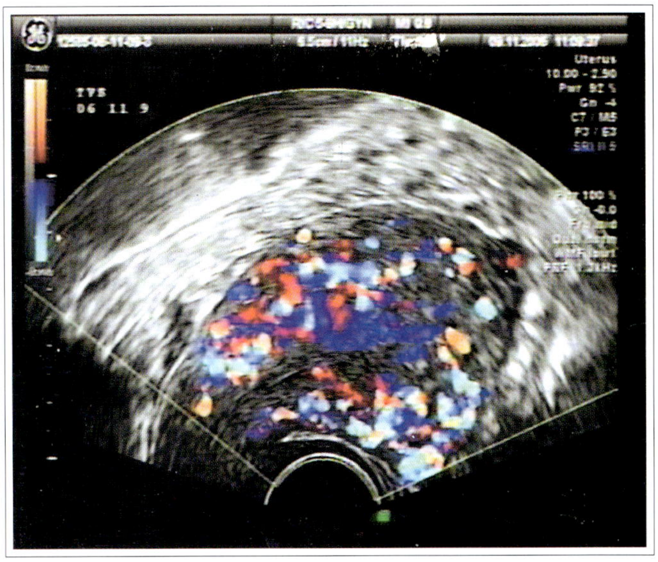

► 图 3-11-35 绒癌

27 岁，人流术后 4 个月，血 β-hCG 150 000mIU/ml；子宫增大，血流丰富

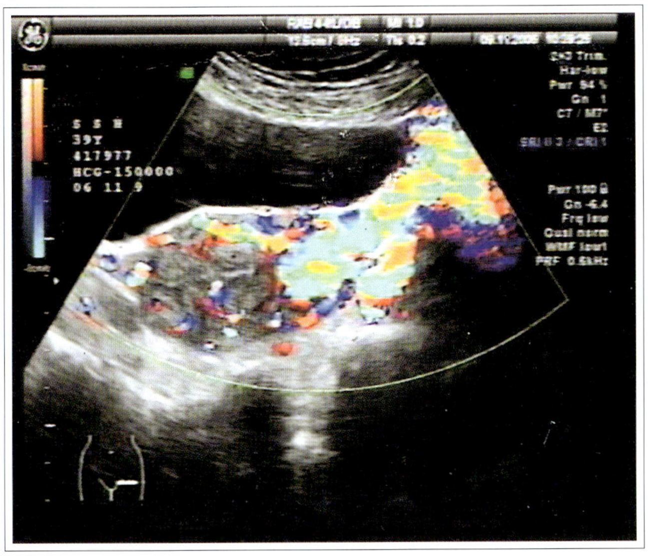

◄ 图 3-11-36 绒癌合并宫旁侵犯（TAS）

27 岁，人流后 β-hCG 高；彩色多普勒可见左侧宫旁受侵犯，经阴道检查不能看清宫旁受侵范围

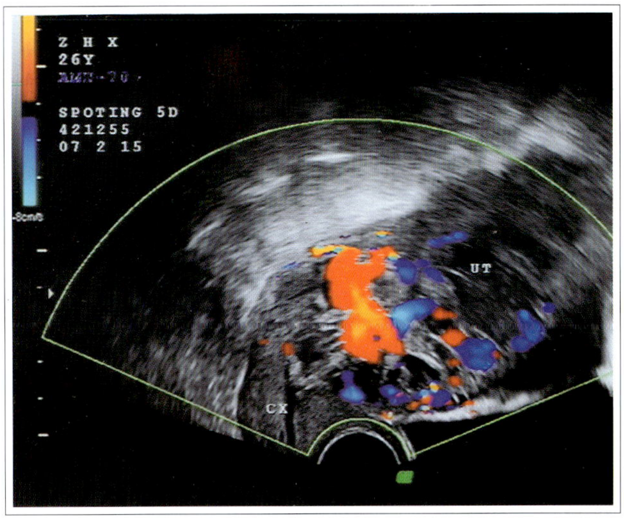

► 图 3-11-37 绒癌

26 岁，闭经 70 天，出血 5 天，子宫增大，子宫下段大片病灶，血流丰富

UT-子宫；CX-宫颈

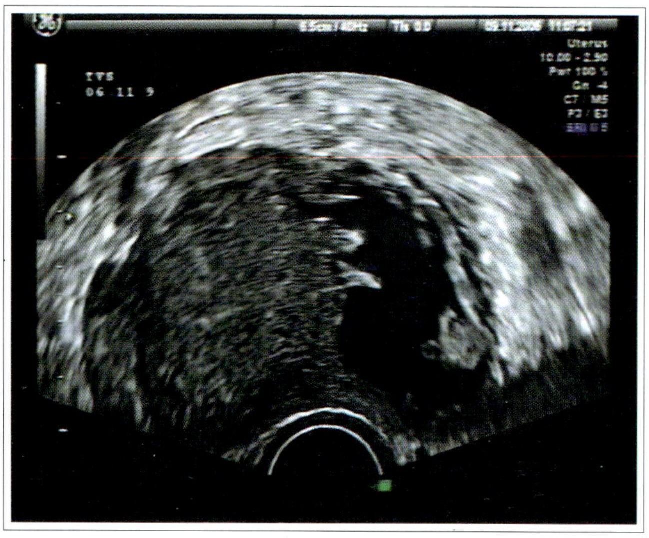

图 3-11-38 绒癌（重症空洞型）
27岁，人流术后4个月，血β-hCG150 000mIU/ml；子宫增大，宫体大部分为一空洞占据，空洞边缘凹凸不平，内可见流动的血流

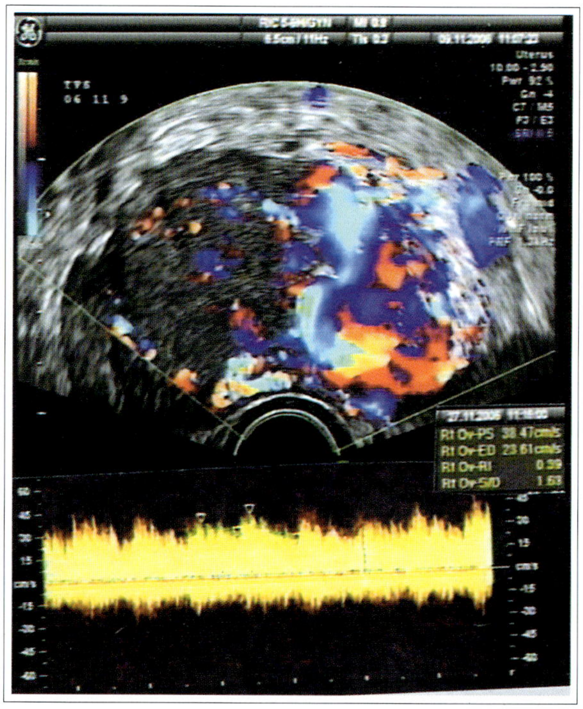

图 3-11-39 绒癌（重症空洞型）
上同一病人；彩色多普勒显示空洞内充满血流，频谱为滋养层血流并有动静脉瘘，RI=0.39

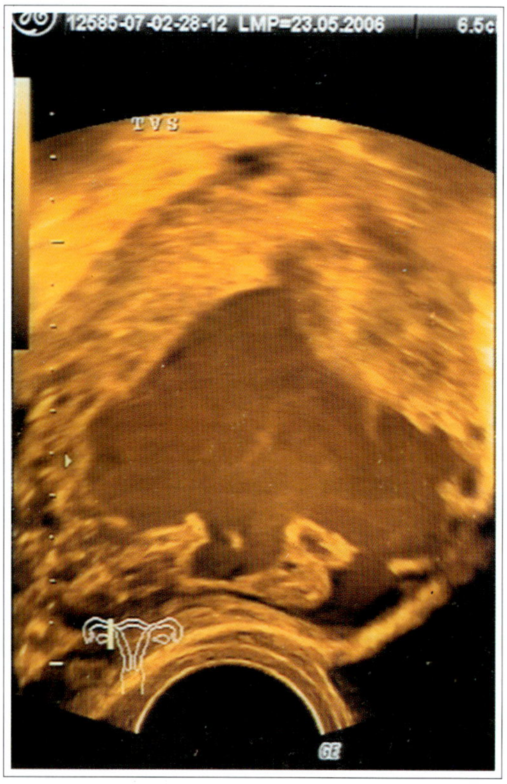

图 3-11-40 绒癌（重症空洞型）
上同一病人；大空洞边缘凹凸不平，内可见"湍流"，似雾状，环流明显，与假性动脉瘤相似

●空洞型绒癌应与子宫假性动脉瘤鉴别

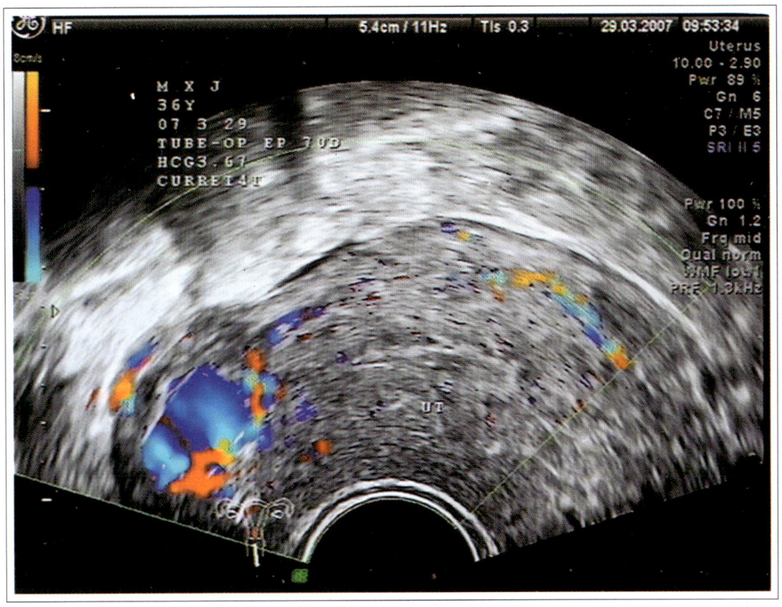

► 图 3-11-41 子宫假性动脉瘤（与绒癌鉴别诊断）

36 岁，曾经刮宫 4 次，血 β-hCG 3.67mlU/ml；子宫后位饱满，宫底可见一空洞样结构，内充满湍流血液，前壁可见一条血流通向空洞（弓形动脉损伤）

UT–子宫

●**输卵管绒癌** 罕见、常见闭经史血 β-hCG 值高误认为宫外孕。

●**超声图像** 宫旁包块血流丰富，未见明显胎囊样结构。腹腔镜检查见输卵管上一泡状结构，取出病理诊断为绒癌。

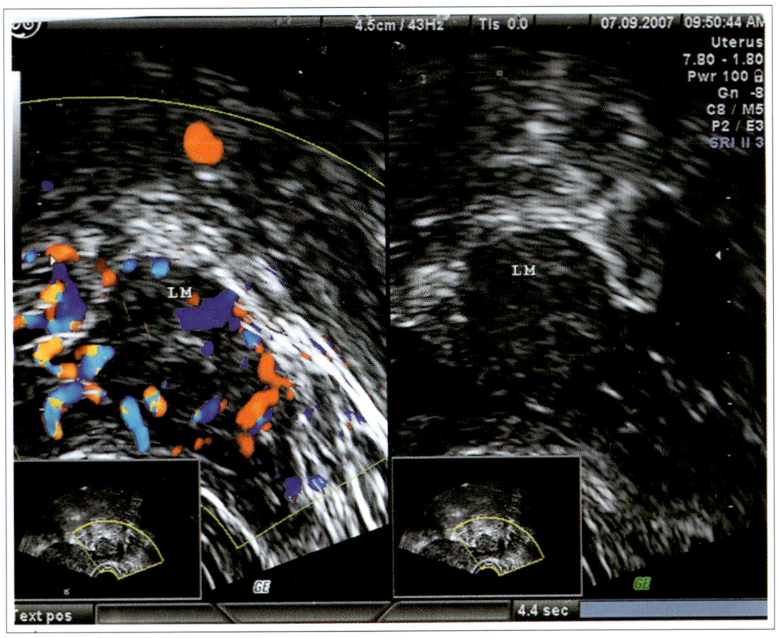

◄ 图 3-11-42 输卵管绒癌

35 岁，闭经 56 天，出血 7 天，血 β-hCG 60 000~4 000mIU/ml；斜切面：附件区见一长圆形包块，星点状血流，较丰富，超声考虑宫外孕

LM–左侧包块

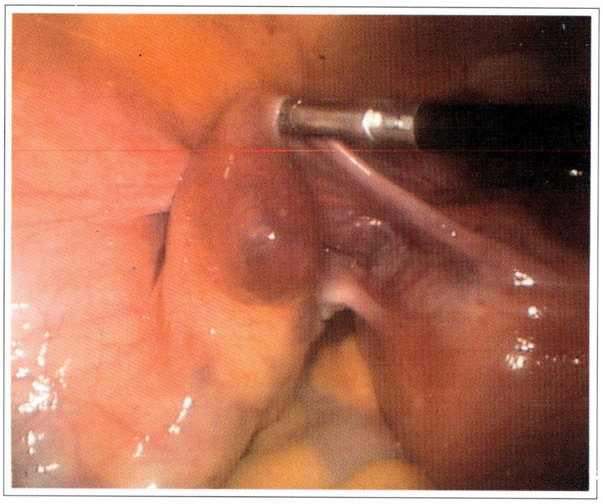

◄ 图 3-11-43 输卵管绒癌
上同一病人；腹腔镜所见：左侧输卵管壶腹部膨大 30mm×20mm×20mm 大小，亮晶泡状，盆腔内有极少出血

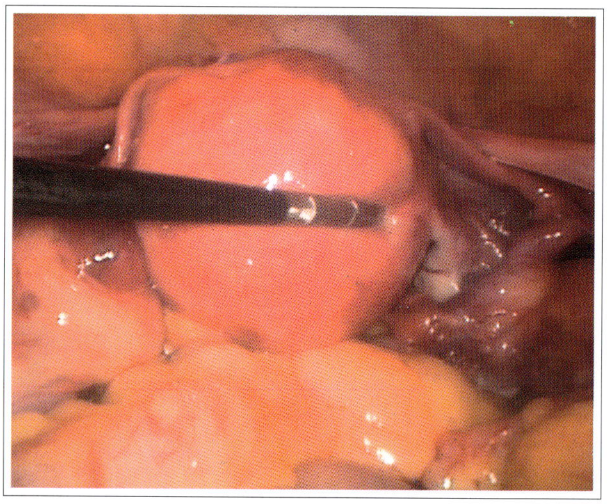

► 图 3-11-44 输卵管绒癌
上同一病人；腹腔镜所见：子宫左侧输卵管壶腹部增粗，亮泡状（病灶），右侧输卵管正常

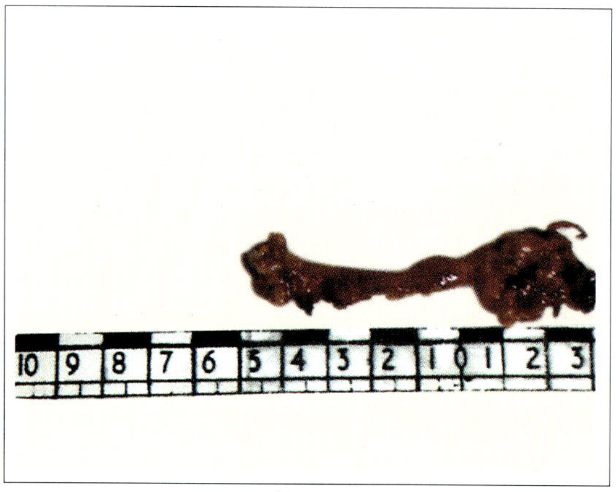

大体形态

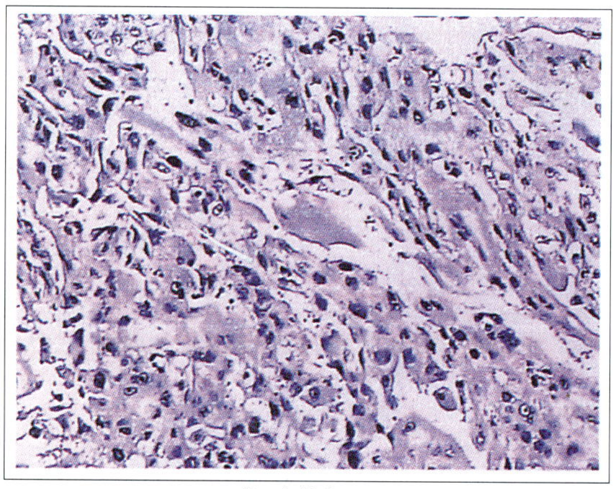

镜下形态

▲ 图 3-11-45 输卵管绒癌
上同一病人；左图标本：输卵管长 80mm，峡部与壶腹部管腔增粗；
右图为镜下所见：左侧输卵管峡部与壶腹部管腔与肌壁中弥漫高度增生的滋养细胞。诊断：绒毛膜癌

四、胎盘部位滋养细胞肿瘤(PSTT)

胎盘部位滋养细胞肿瘤(placental site trophoblastic tumor PSTT)是近20年来新命名的一种滋养细胞肿瘤，随着认识的深入，PSTT是一种兼有良、恶性内涵的滋养细胞肿瘤已被公认，并正式与葡萄胎、恶葡和绒毛膜癌并列，成为第四种滋养细胞肿瘤。临床罕见，大多数为良性，约10%~15%为恶性，其死亡率约20%。特点是血β-hCG较低，免疫组化胎盘泌乳素(HPL)呈高表达。刮宫或术后标本病变由中间型滋养细胞组成。PSTT经常合并肾病综合征(低蛋白血症，蛋白尿，高脂血症，水肿)。

● **临床表现** 可发生于葡萄胎后、流产或足月产后。

(1)阴道不规则出血。

(2)子宫增大而软。

(3)血β-hCG值低，与病情不符。

(4)诊刮镜检主要由形态单一的中间型滋养细胞组成，免疫组化胎盘泌乳素(HPL)多呈高表达。

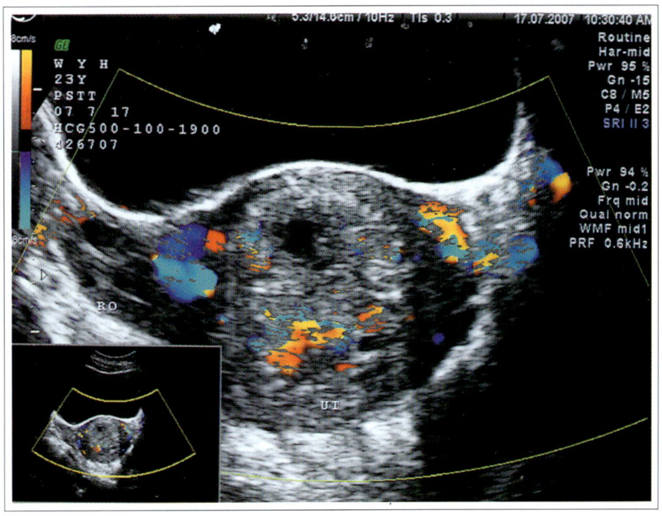

► 图 3-11-46 胎盘部位滋养细胞肿瘤即PSTT(TAS)

23岁，阴道出血；横切面：子宫增大呈球状，如孕3个月大小，宫内见一60mm×50mm×45mm大小病灶，回声略强，疏松含多个暗区，有一定边界，血流很丰富，频谱为滋养层血流，血β-hCG500~100mIU/ml。刮出物病理：大量增生的中间型滋养细胞及出血，HPL弥漫(+)，HCG零星细胞，符合PSTT

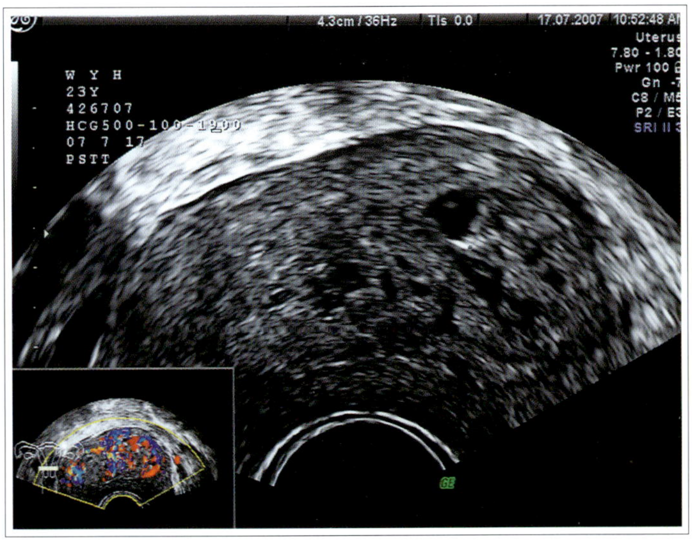

◄ 图 3-11-47 PSTT

上同一病人；纵切面：子宫增大，宫体部见较大病灶，回声略强，有界限，病灶疏松，多个空洞，内有流动的血流，血流丰富(左下小图)

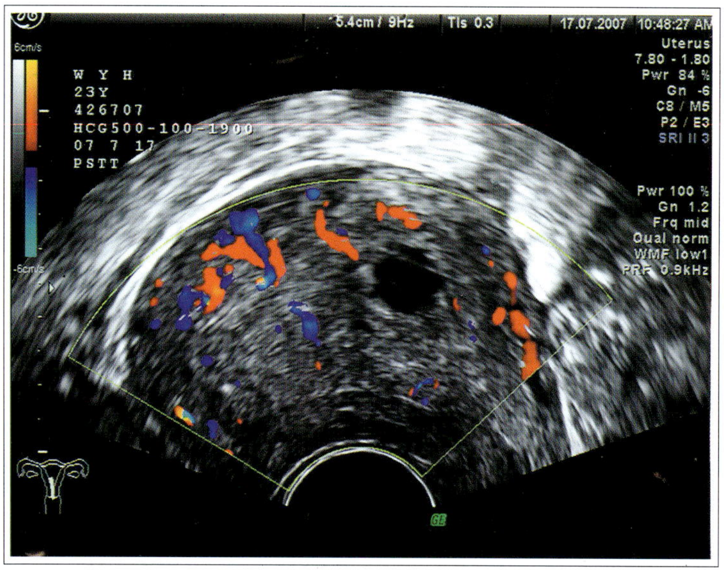

◀ 图 3-11-48 PSTT

上同一病人；阴道超声横切面：可见增大的子宫内见一有界限的病灶，回声略强，周围血流较丰富，病灶内可见空腔

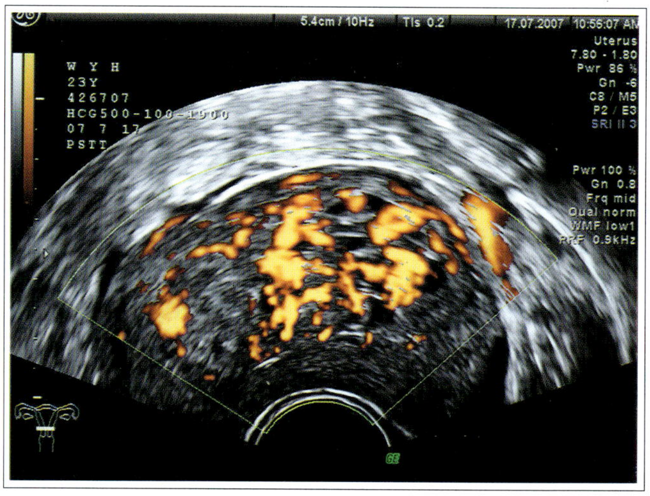

► 图 3-11-49 PSTT

上同一病人；能量图显示病灶内丰富的血流

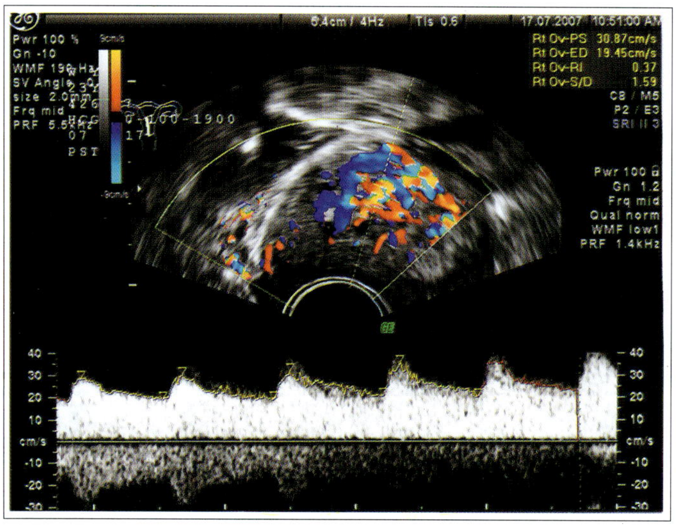

◀ 图 3-11-50 PSTT

上同一病人；病灶血流为滋养层血流，RI=0.37

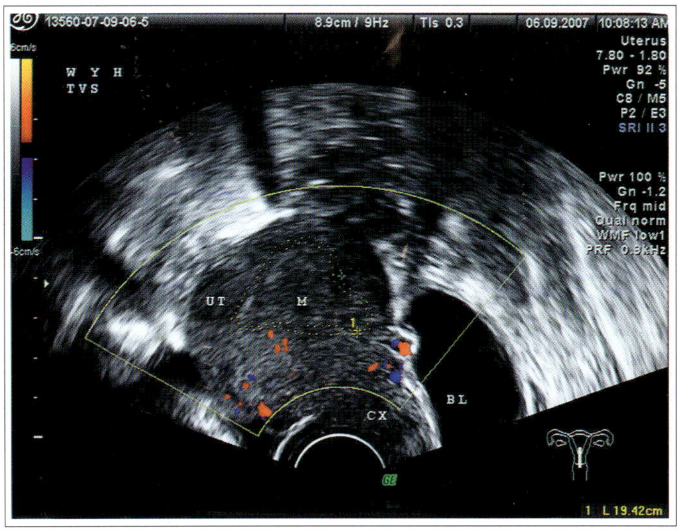

► **图 3-11-51 PSTT**

上同一病人；经过 3 次刮宫 2 次化疗后，纵切面：子宫及病灶明显缩小，血流减少，血 β-hCG 降为 50 mIU/ml

UT-子宫；M-病灶；CX-宫颈

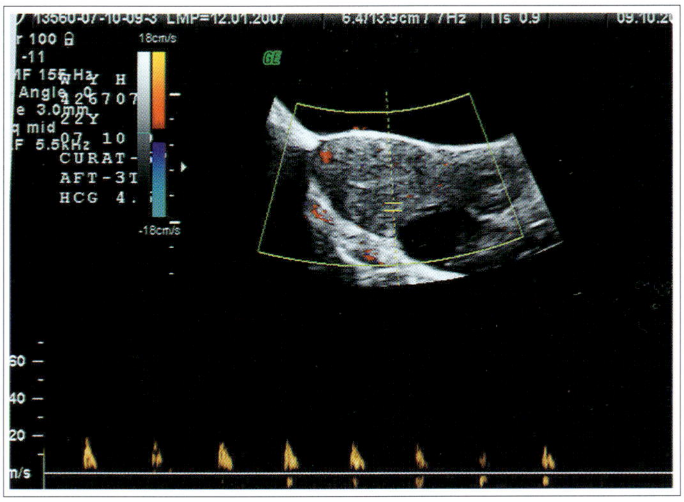

◄ **图 3-11-52 PSTT**

上同一病人；经过 5 次刮宫 3 次化疗后，病灶明显缩小，血 β-hCG 4.5mIU/ml

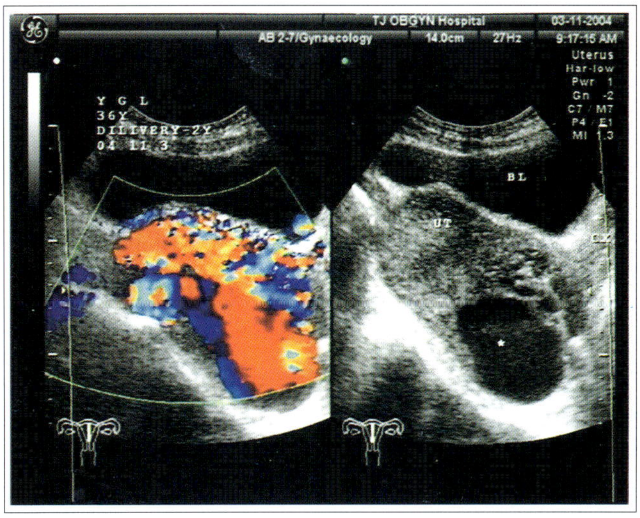

► **图 3-11-53 胎盘部位滋养细胞肿瘤(PSTT TAS)**

36 岁，产后 2 年，阴道淋漓出血，血 β-hCG 低；子宫不均匀增大，疏松，有大空洞，子宫及空洞血流极为丰富，RI 低，术后病理证实为 PSTT

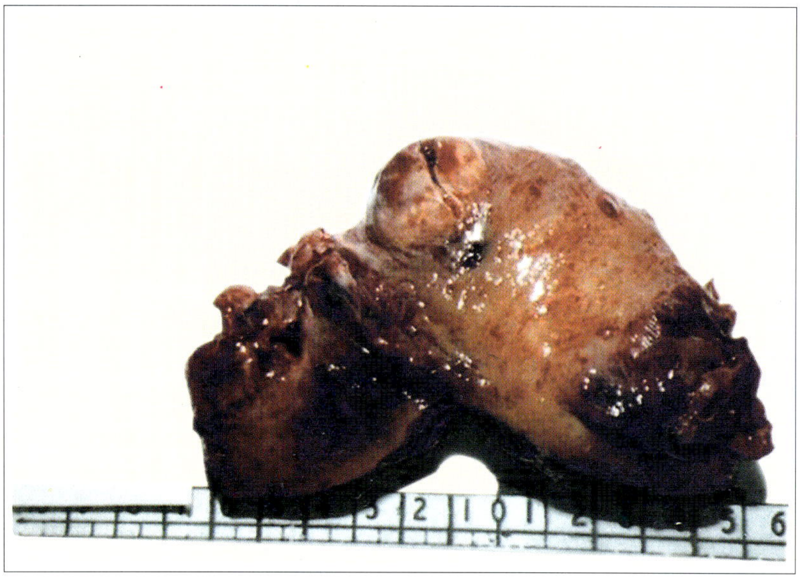

◀ 图 3-11-54 胎盘部位滋养细胞肿瘤（PSTT）标本

上同一病人；术中出血较多，标本肿胀，多处出血性病灶

五、化疗中病灶转归

（1）在化疗中病灶受到控制，则向转归方向进行。病灶由大缩小，至最后消失。血流亦由丰富变稀少至恢复正常。

（2）子宫大小、病灶、黄素囊肿及血流同步缩小。

（3）恢复中的病例，子宫缩小，虽有略丰富血流，但其均为动静脉频谱，滋养层血流频谱消失。

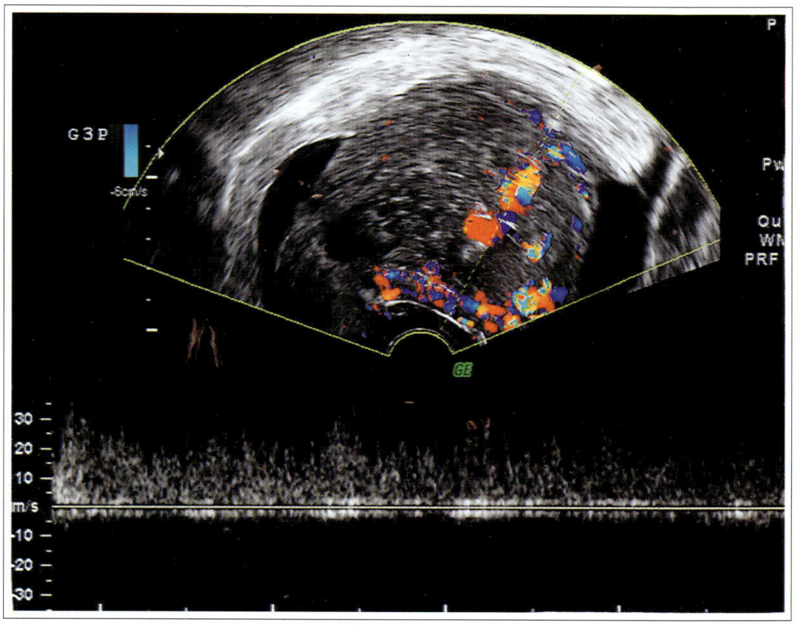

► 图 3-11-55 恶葡

27 岁，恶葡，血 β-hCG10 000mIU/ml；子宫肌壁血流丰富，可见滋养层血流及动静脉瘘频谱，RI=0.31

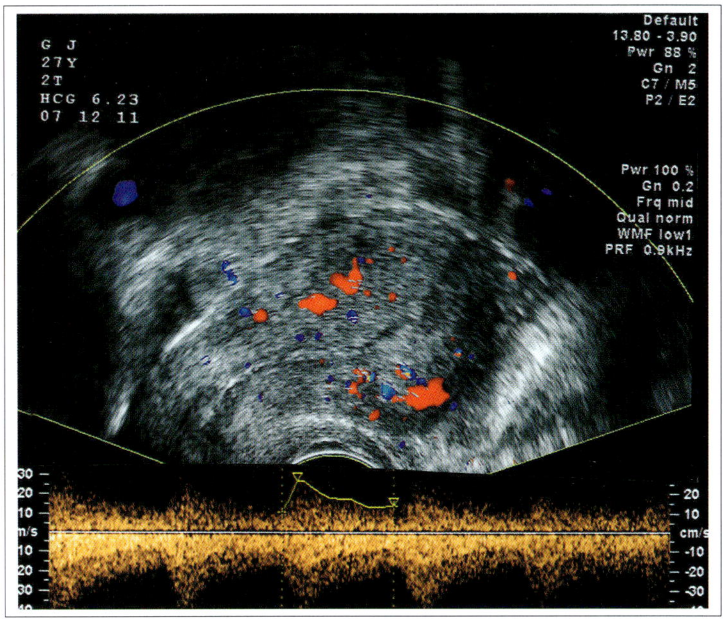

▶ **图 3-11-56 恶葡化疗后，子宫恢复中**

上同一病人；经两次化疗后，血 hCG 降至 6.23mlU/ml；血流减少，仍可见滋养层血流，RI=0.43

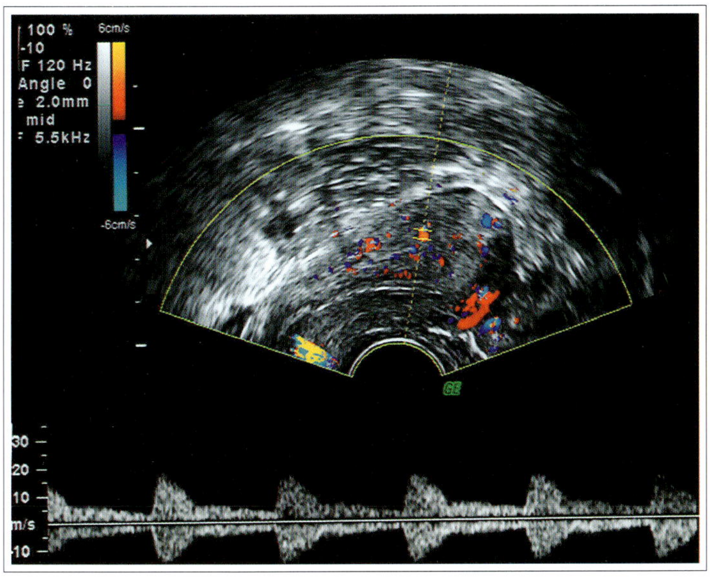

◀ **图 3-11-57 恶葡化疗后恢复佳**

上同一病人；经 7 次化疗后，血 β-β-hCG 为 1MIU/ml；子宫恢复佳，子宫缩小，血流减少，滋养层血流消失

六、滋养细胞疾患及肿瘤血流动力学

（1）滋养细胞疾患及肿瘤血流频谱均为滋养层血流。

（2）滋养细胞疾患及肿瘤病灶处及子宫动脉的阻力指数均降低。

（3）良性葡萄胎宫腔内充满水泡状胎块，其血流均集中在肌壁上，水泡结构内几无血流。

（4）滋养细胞肿瘤血流极丰富，呈五彩缤纷的彩团状或弥漫状。

（5）重症者可出现大空洞状，充满湍流状血流。

（6）滋养细胞肿瘤可查见动静脉瘘。

（吴钟瑜）

第十二节　卵巢肿物的超声诊断

一、卵巢非赘生性囊肿的超声诊断

卵巢非赘生性囊肿亦为常见的卵巢疾病，或是一种特殊性囊性结构。可来自卵巢的卵泡或黄体（月经期、妊娠期等），是一种潴留性囊肿，多能自行消失。此外尚有非赘生性、非生理性囊肿：有卵巢的“巧克力”囊肿、类瘤样的卵巢冠囊肿、多囊卵巢综合征、卵巢血肿等。

●非赘生性囊肿分为以下两种

（1）卵巢生理性囊肿：这类囊肿有自然产生、自然消退的特性，故被称为卵巢生理性囊肿，如黄体囊肿、卵泡囊肿、黄素囊肿等。

（2）卵巢非生理性囊肿：除生理性卵巢囊肿外，还有一些非生理性囊肿，如：卵巢血肿、“巧克力”囊肿、多囊卵巢综合征等。

（一）卵巢生理性囊肿

（1）卵泡囊肿。

（2）黄体囊肿。

（3）卵巢黄素囊肿。

（4）黄素化未破裂，卵泡综合征（LUFS）。

●卵泡囊肿

（1）卵泡成熟后不破裂，或闭锁卵泡持续增长，致使卵泡腔液体潴留而形成卵泡囊肿。大多数卵泡囊肿并无症状，偶有部分病例持续分泌雌激素而并发内膜增生，出现月经过多等症状。卵泡囊肿一般间隔数周多能缩小或自行消失。

（2）囊肿壁薄、囊液清亮，大者可达50~60mm。

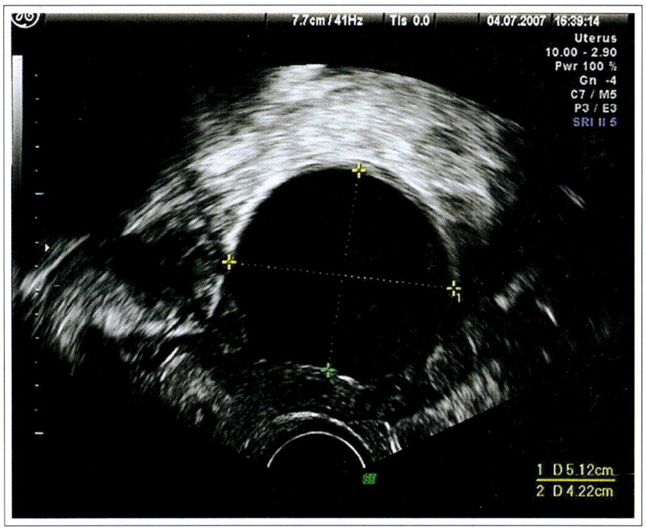

► 图 3-12-1 卵泡囊肿

27 岁，发现盆腔包块；子宫正常大小，右侧见一圆形囊肿 51.2mm×42.2mm

● **黄体囊肿**

(1)最为常见，多发生于月经后半期或妊娠早期，多因供应黄体的血管或淋巴系统发生了紊乱，黄体出血过多形成黄体血肿，待血液吸收后，清液滞留于黄体腔内，使黄体增大。或因垂体促性腺激素过度分泌，促使黄体过度发育形成。一般情况下，黄体囊肿可自行消退。

(2)囊肿呈圆形，多数为 20~30mm，偶尔也可达 100mm，单侧、壁薄、囊液清亮、单纯。

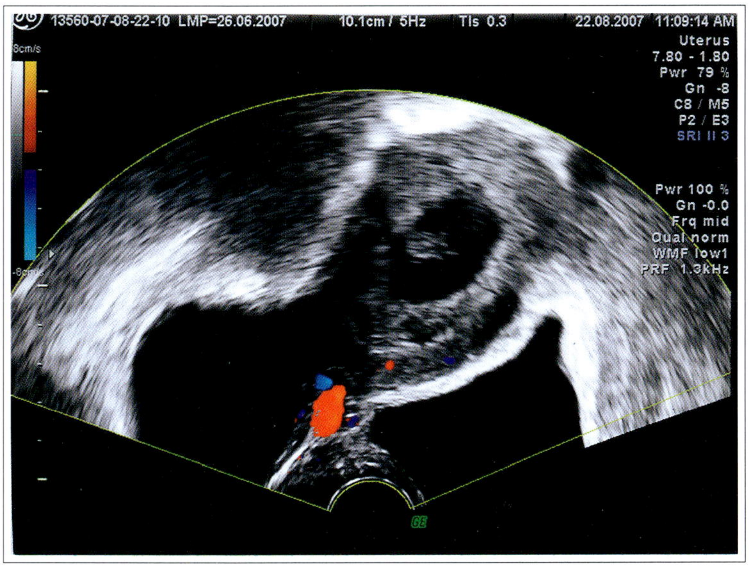

◄ 图 3-12-2 妊娠黄体囊肿

子宫增大，内含胎囊，其一侧见一妊娠黄体囊肿

● **卵巢黄素囊肿**

(1)黄素囊肿系过多绒毛膜促性腺激素刺激所致。多发生在滋养细胞疾患，亦可发生在双胎，偶见于单胎。病灶消除后或妊娠终止后，可自行消退。

(2)是一种特殊囊肿，大小不等，小者肉眼难辨，大者可达直径 200mm，充满腹腔，多为双侧性，外形不甚规则，壁薄，囊液较清亮，可有车轮状多隔，隔上有血流。

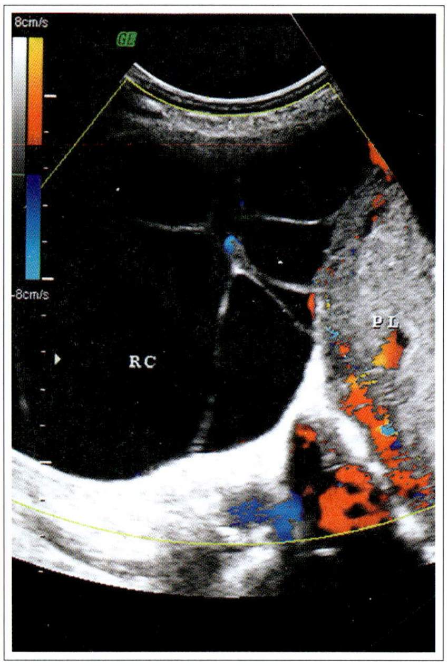

◀ 图 3-12-3　卵巢黄素囊肿

28 岁,孕 # 周,血 β-hCG3 800。横切面:妊娠子宫双侧含隔囊肿,此为右侧黄素囊肿

RC-右囊肿;PL-胎盘

●黄素化未破裂卵泡综合征(LUFS)

LUFS 并无特殊的临床表现，月经周期正常,基础体温双相,子宫颈黏液的改变亦为正常。子宫、内膜亦有分泌期改变,但发育迟缓,黄体期较短。其发生率在不孕症中约为无不孕症者的 3~8 倍,在不明原因不孕症的发病率更高。其发生有重复性。LUFS 卵泡发育不同于正常排卵的卵泡，在超声下可观察到生长速度较快,LH 峰后卵巢急剧增长并持续长大,最大可达直径 80mm,直至下次月经来潮。

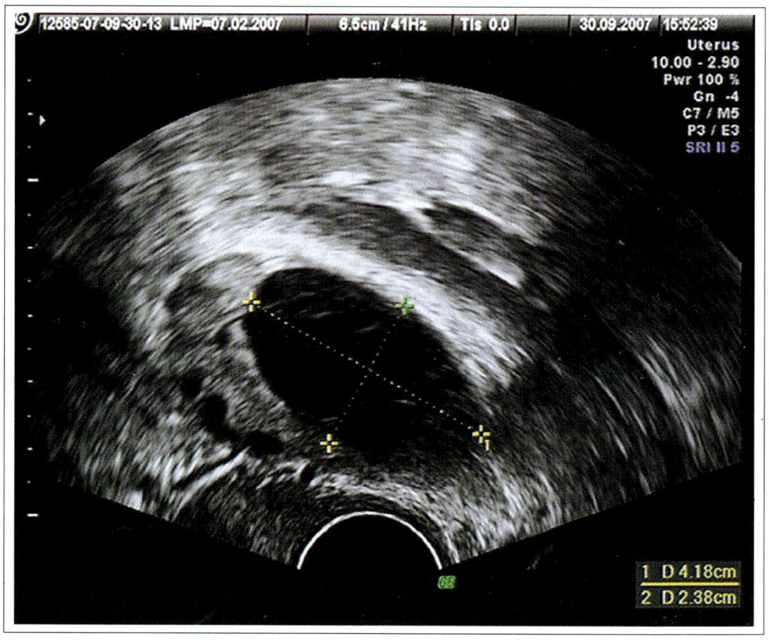

► 图 3-12-4　黄素化未破裂卵泡综合征(LUFS)

婚后 2 年不孕;右卵巢卵泡增大未排，卵泡增大 41.8mm×23.8mm,卵泡上方可见卵巢组织,内含多个小卵泡

(二)卵巢非生理性囊肿

(1)卵巢血肿。

(2)卵巢“巧克力”囊肿。

(3)多囊卵巢综合征。

(4)卵巢过激综合征。

●卵巢血肿

(1)卵巢成熟卵泡的卵泡膜层有丰富的血管网,在某种诱因下而破裂,即可在其周围发生出血或血流入卵泡腔内, 当黄体血管形成期,血管生长活跃,且穿入颗粒层直至黄体腔边缘而出血。一般出血量很少。依血肿形成时间不同, 可有滤泡血肿和黄体血肿。多见于年轻妇女,多有患侧腹痛、发热史,最终可破裂、感染、自行消退、机化、液化形成潴留囊肿。

(2)多为单侧,表现为细纹状、混合状、含液面状(上清下浊)。

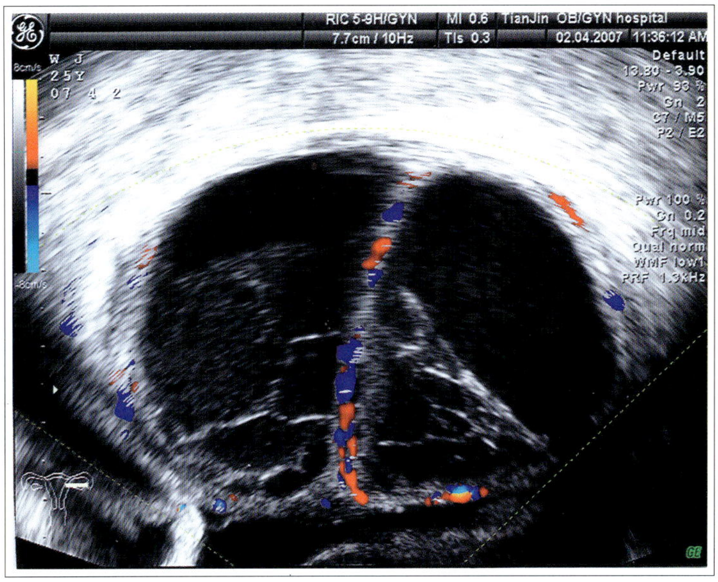

► 图 3-12-5 卵巢出血

25 岁,左下腹痛;左附件区可见一较大囊肿,可见囊壁,内可见分隔及絮状物

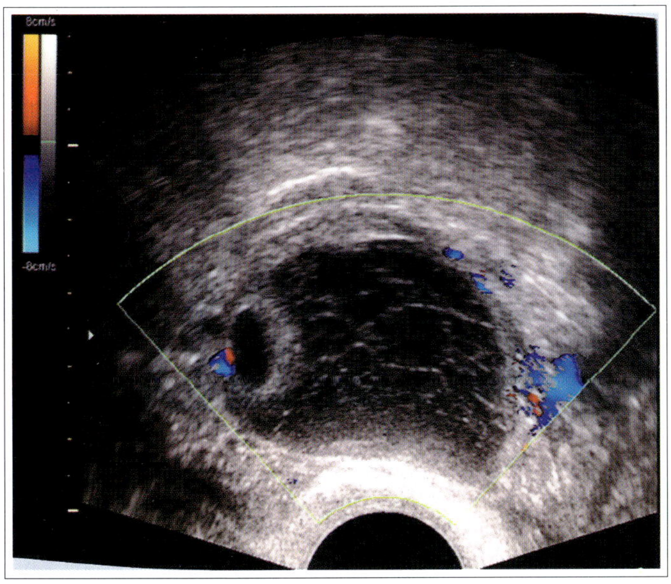

◄ 图 3-12-6 卵巢出血

28 岁,月经后半期右下腹痛;子宫右侧可见一 60mm×50mm×51mm 大小的肿物,见囊壁,囊内絮状物

●卵巢“巧克力”囊肿

卵巢为外在性子宫内膜异位症最常发生的部位，占 80%。由于异位组织侵及卵巢皮质，在皮质内生长，随月经周期激素的变化反复出血，形成单个或多个囊肿。

(1)圆形囊肿，50~60mm 大小，很少大于 100mm。

(2)囊壁厚、粗糙。

(3)囊液多含密集光点或含贴壁光块，无血流信号。

(4)与子宫及周围组织有粘连。

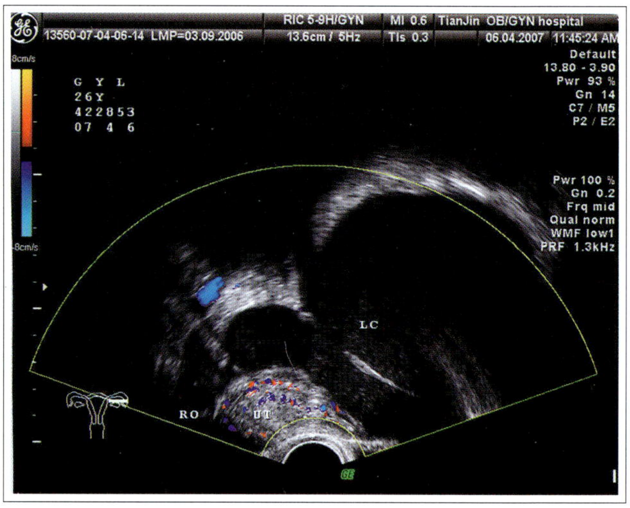

► 图 3-12-7 巧克力囊肿

26 岁，痛经；子宫左侧可见圆形囊肿，壁较厚，内为密集光点

●多囊卵巢综合征

多囊卵巢综合征是一种很复杂的疾病，多见于 20~40 岁，其表现为双侧卵巢增大，外观珍珠白色、光滑，内含多个滤泡，严重者可伴有闭经、月经稀发、不孕、多毛、肥胖，故称为多囊卵巢综合征。此类患者内分泌检查多伴有高雄激素。

(1)子宫稍小于正常或正常。

(2)双侧卵巢增大 1~4 倍，亦有不大者。

(3)包膜厚，回声较强。

(4)包膜下多个小囊泡排列成行，可多达数十个，小囊大小一般不超过 10mm，内含清亮囊液。

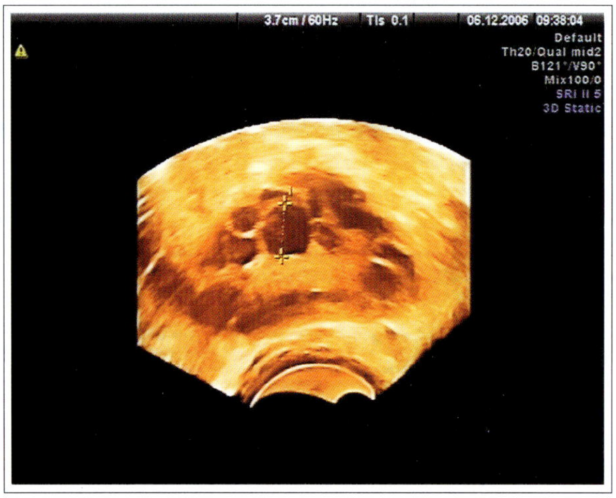

◄ 图 3-12-8 多囊卵巢综合征

24 岁；子宫略小，两侧卵巢增大，内含多个小型囊泡，最大者直径 7.9mm

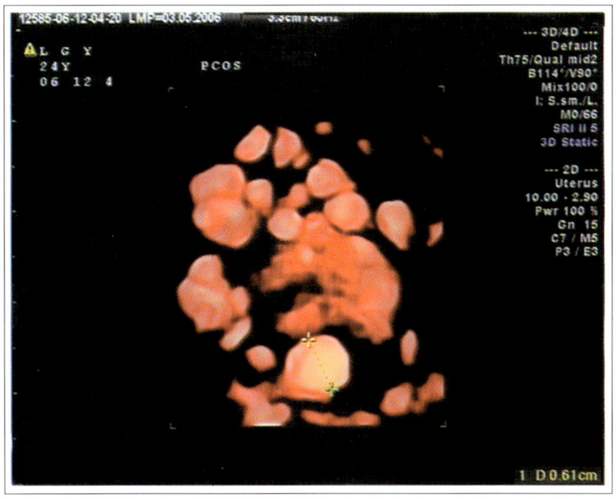

► **图 3-12-9 多囊卵巢综合征**
上同一病人；三维反转模式显示卵巢内的多个小囊泡，大者直径6.1mm

●正常优势卵泡

约在月经周期的第 7 天，FSH 阈值最低的卵泡优先发育成优势卵泡，第 11~13 天，优势卵泡迅速增大至直径 18mm 左右，且有一定的张力，即可认为已达成熟阶段。

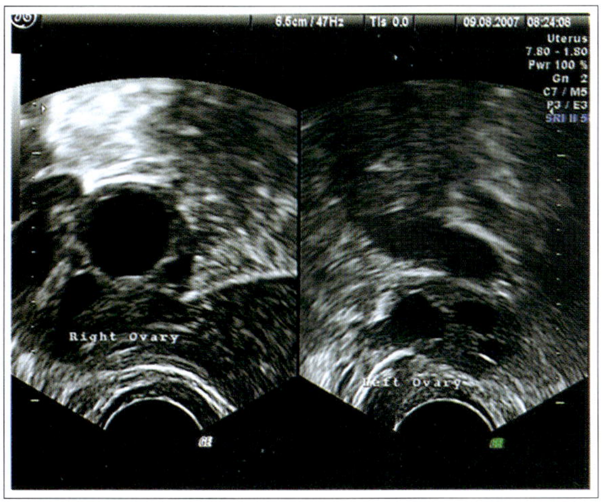

◄ **图 3-12-10 右卵巢优势卵泡**
右卵巢优势卵泡饱满，直径 2lmm，囊液清亮，卵泡在卵巢边缘，左侧卵巢内见数个卵泡，未见优势卵泡

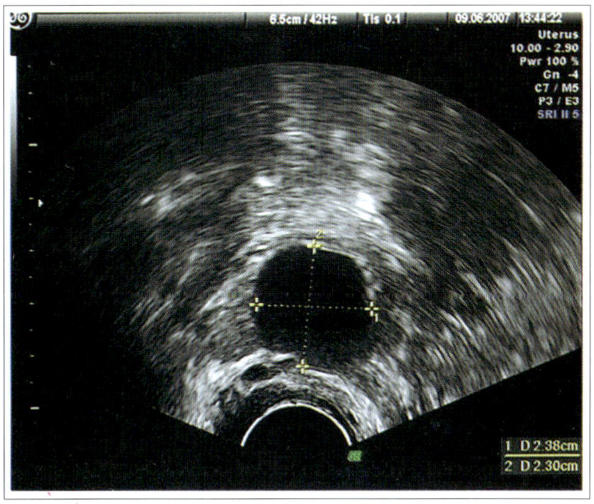

► **图 3-12-11 右侧优势卵泡**
卵泡靠近卵巢边缘，张力好，卵泡液清亮，大小 23.8mm×23mm

●**卵巢过激综合征**

卵巢过激综合征是用促排卵药促发卵泡生长过度的一种严重并发症，其临床分期与临床表现如下：

(1)轻度：伴轻度下腹不适；

●**超声表现**　卵巢增大约<50mm，内含多个卵泡，卵泡直径 2~6mm，间隔可见血流。

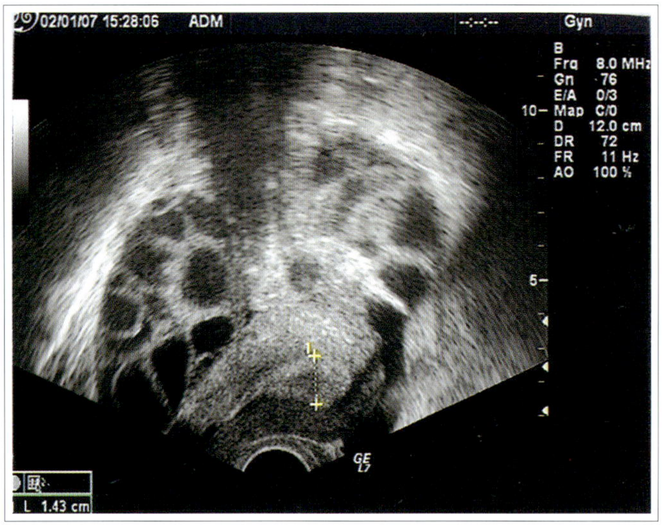

◀ 图 3-12-12　轻型卵泡过激

促排卵后；两侧卵巢增大 50mm×35mm，卵巢内见多个卵泡

(2)中度：体重增加，可伴恶心呕吐等消化道症状；

●**超声表现**　卵巢增大 50~100mm，多个卵泡，互相挤压，呈不规则形，间隔有血流。

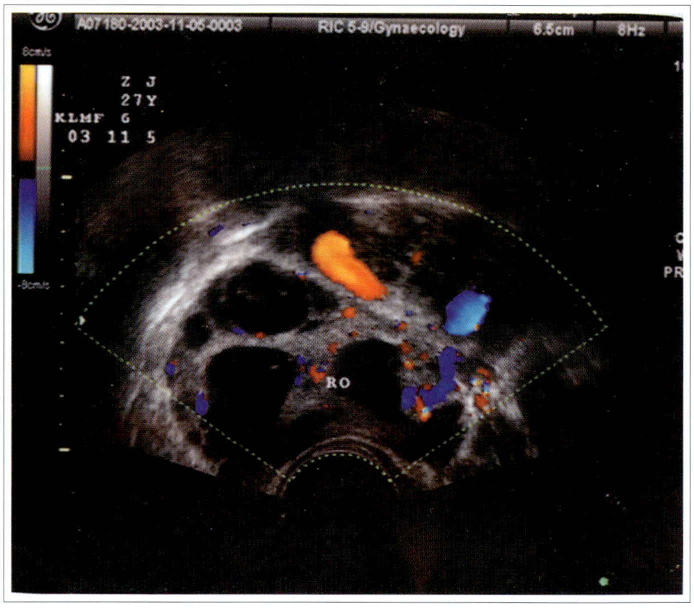

▶ 图 3-12-13　中型卵泡过激

促排卵后；卵巢增大 100mm×80mm，内含多个卵泡

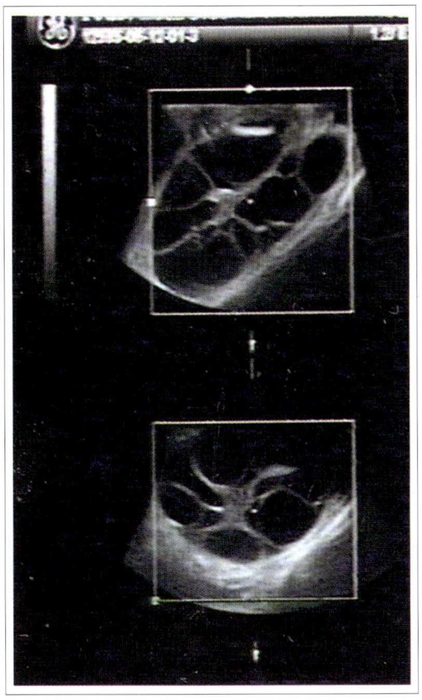

▲ 图 3-12-14 中型卵泡过激
左右卵巢内均含多个卵泡

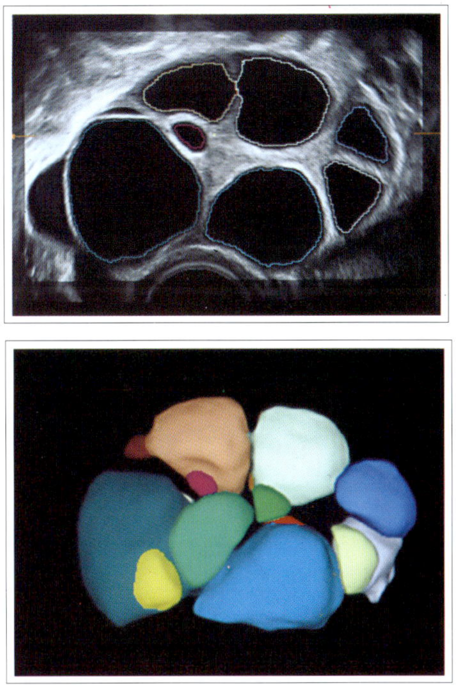

▲ 图 3-12-15 中型卵泡过激
促排卵后，卵巢增大，含多个卵泡
（引自 GE）

(3)重度：大量腹水和（或）胸水，血液浓缩，尿少，可能出现心、肝、肾等脏器衰竭，重者死亡。

●**超声表现** 卵巢增大>100mm，甚至200mm，大量腹水和（或）胸水，多个较大囊泡。

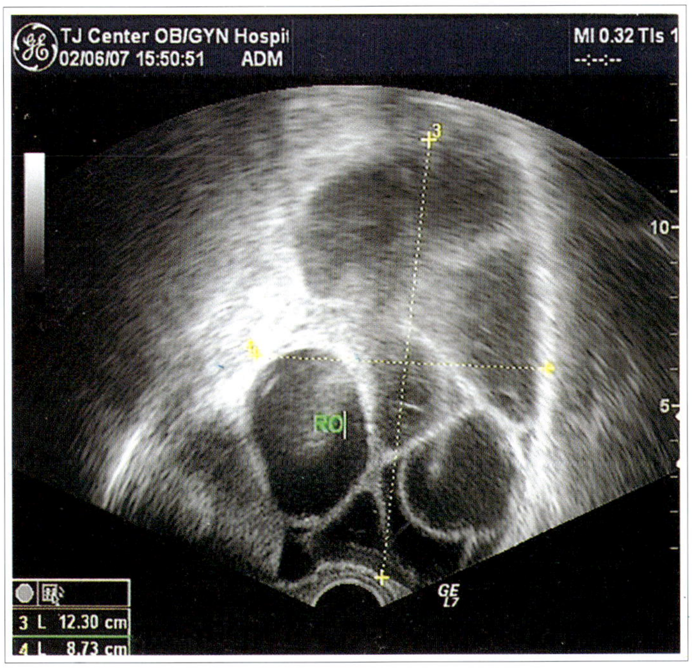

◀ 图 3-12-16 重型卵泡过激
促排卵后 10 天；卵巢增大 123mm×87mm，内含多个较大卵泡

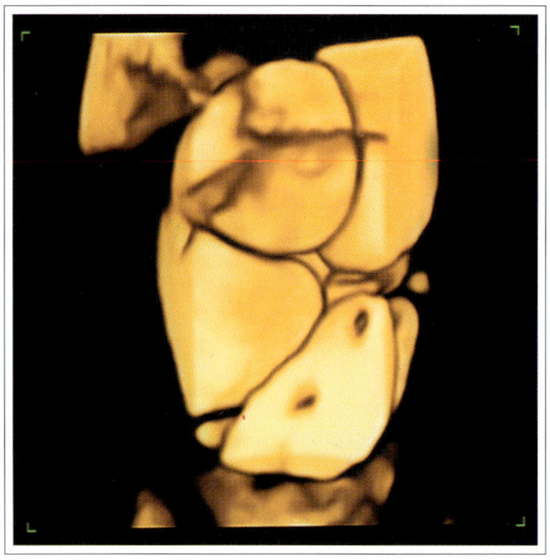

◀ 图 3-12-17 重型卵泡过激
局部放大可见较大卵泡

(三)其他非赘生性囊肿

腹膜囊肿、输卵管积水(见炎症一章)等。

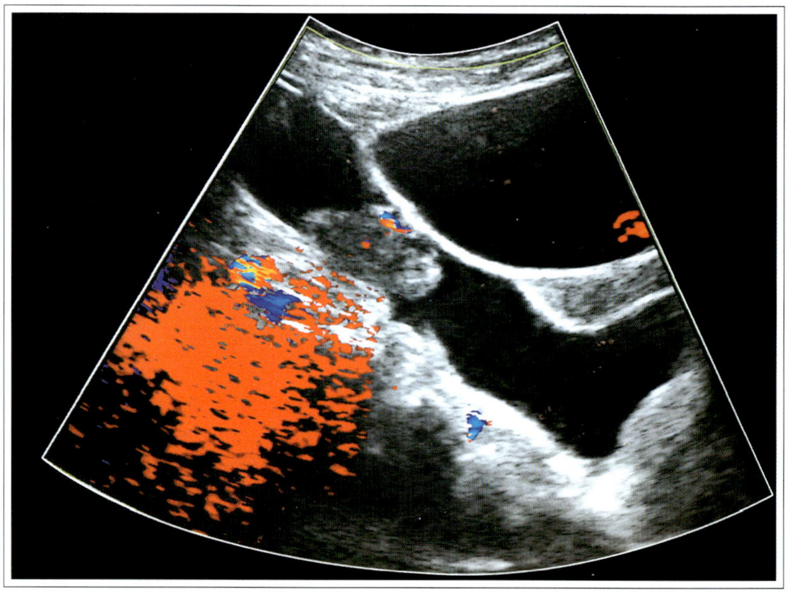

▶ 图 3-12-18 腹膜囊肿(TAS)
47 岁,子宫次全切除术后 9 年。纵切面:盆腔内见一长圆形囊肿,左下方可见宫颈残端,囊内液性回声,可见一侧卵巢

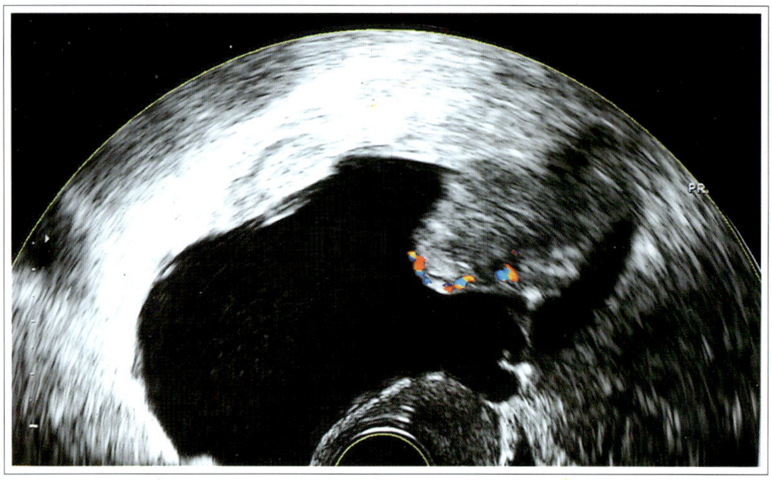

◀ 图 3-12-19 腹膜囊肿
上同一病人;TVS 见长形囊肿,含卵巢,囊液清亮

●**膀胱憩室** 膀胱憩室（Bladder diverticulum）是膀胱壁逼尿肌束分离形成间隙，突出、扩大而形成。憩室为长圆形或圆形，大小不一，经一小口与膀胱相通，其好发于膀胱底部或后面及两侧壁。其壁薄、弱，囊内可有结石或肿瘤。

●**超声诊断** 在正常膀胱以外，膀胱上方、后方或两侧见一囊性包块，与膀胱相连，囊肿为长圆形或圆形，囊壁薄，囊壁有断裂口与膀胱相贯通，囊肿大小、形态随膀胱充盈多少而改变。尿液多，张力大，由椭圆形变成球形，排尿后，囊腔缩小甚至消失。

需要与双侧小型卵巢囊肿做鉴别的有：①膀胱憩室；②子宫两侧输尿管扩张。

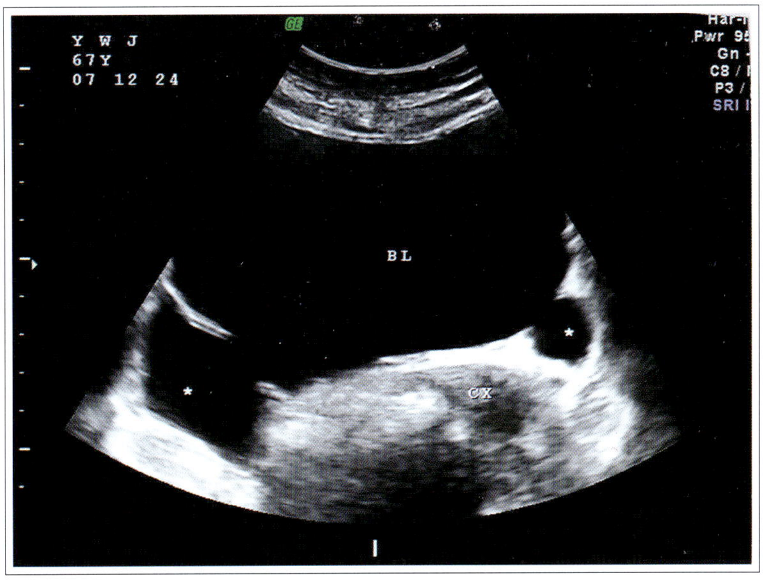

► 图 3-12-20 膀胱双侧憩室（TAS）

67 岁，无症状，普查发现双附件囊肿；后位子宫，子宫两侧上方见两个小囊肿，囊肿与膀胱关系密切，两小囊肿囊壁均有缺口与膀胱相贯通，排尿后小囊肿略缩小，并未消失，注意与双侧卵巢小囊肿相鉴别

BL–膀胱；CX–宫颈；*–憩室

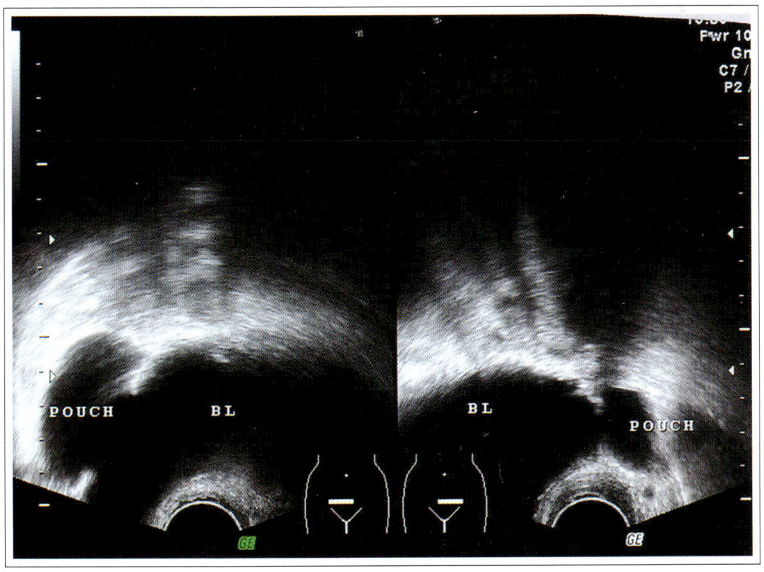

◄ 图 3-12-21 膀胱双侧憩室

上同一病人；排空尿液后，双侧囊肿略缩小，但尚可见

BL–膀胱；POUCH–憩室

（郭 佳 吴钟瑜）

二、卵巢赘生性肿瘤的超声诊断

卵巢肿瘤的种类繁杂，为妇产科常见肿瘤，超声不但可检出卵巢肿瘤，并可确定其大小、形态、部位及与周围脏器的关系，更重要的是观察肿瘤内部的细腻结构，可以确定其种类和性质。卵巢肿瘤的发病率

统计如下：

(1)国内统计为 9.0%。

(2)卵巢肿瘤：良、恶性比率国内为 9:1，国外为 3:1。

(3)卵巢肿瘤 80%为囊性，其余为实性或偏实性。

现介绍 WHO (1973 年)基于细胞来源的组织学分类法，主要包括三大类：

● **上皮性肿瘤(epithelial tumors)** 即来源于体腔上皮的肿瘤。多见的有：

(1)浆液性肿瘤(serous tumor)。

(2)粘液性肿瘤(mucinous tumor)。

(3)子宫内膜样肿瘤(endometrioid tumor)。

(4)透明细胞瘤(clear cell tumor)。

(5)Brennner 瘤(Brenner tumor)等。

● **性索间质瘤(sex cord stromal tumor)**

(1)粒层细胞瘤(granulosa cell tumor)。

(2) 卵泡膜瘤—纤维瘤(thecoma-fibroma)等。

● **生殖细胞瘤**

(1)无性细胞瘤(dysgerminoma)

(2)内胚窦瘤(endodermal sinus tumor)

(3)绒毛膜癌(choriocarcinoma)

(4)畸胎瘤(teratoma)分成熟与未成熟等

● **卵巢肿瘤的共同临床表现** 卵巢肿物较小时，一般无任何不适，待其长大到一定程度出现症状：

(1)下腹不适。

(2)发现下腹肿物。

(3)压迫感。

(4)腹痛、腹胀、腹水出现。

(5)月经紊乱及内分泌症状。

(一)浆液性囊腺瘤与囊腺癌(上皮性肿瘤)

特点：此类肿瘤多以大小乳头为主，前者以小乳头为多。

● **浆液性囊腺瘤的超声图像**

(1)单纯性浆液性囊腺瘤：圆形、囊壁光滑、囊液浑浊(含蛋白颗粒)。

(2)乳头状浆液性囊腺瘤：中小型，有少数小乳头，囊液浑浊，壁较厚(良或恶)。其发生恶性变者可高达 50%。

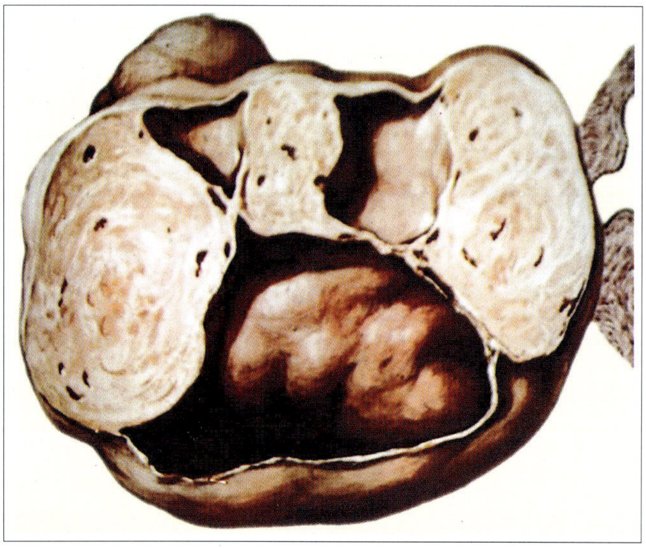

◀ 图 3-12-22 浆液性囊腺癌示意图
浆液性囊腺癌为最常见的原发性恶性卵巢肿瘤，占所有恶性卵巢肿瘤的 40%~60%。其特点为囊内具有大量质脆的乳头状突起，囊液混浊或血性，预后不佳

(引自 CIBA 图谱)

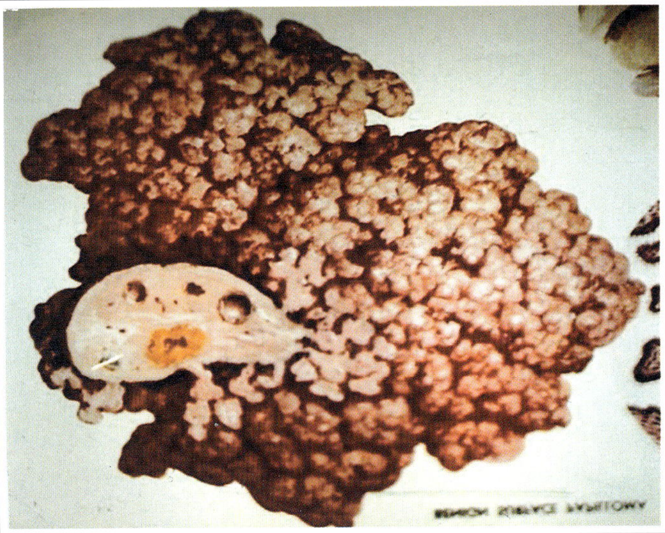

► 图 3-12-23 浆液性囊腺癌示意图

小乳头型浆液性囊腺癌

（引自 CIBA 图谱）

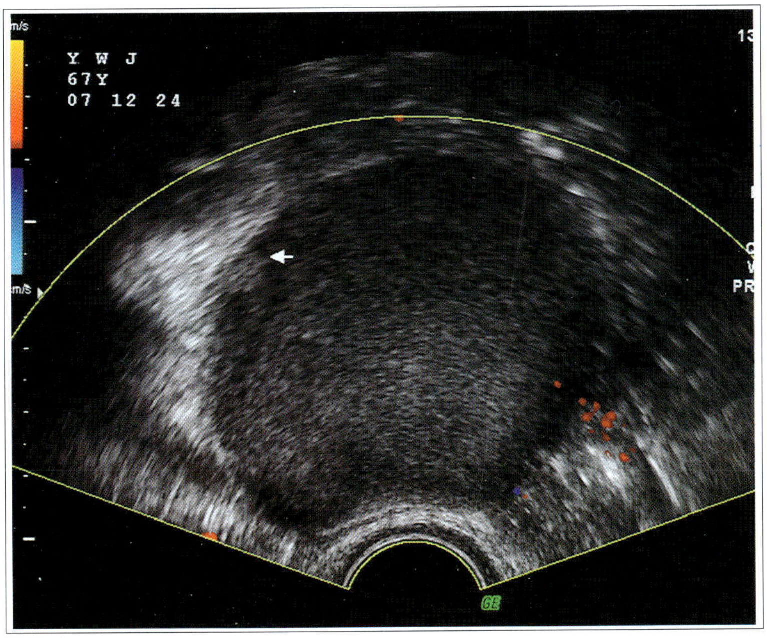

◄ 图 3-12-24 卵巢浆液性囊腺瘤（TAS）

67 岁，发现下腹肿物；子宫右侧一较大囊肿，内含颗粒，箭头所指为内壁不平有小乳头

●浆液性囊腺癌的超声图像

特点：浆液性囊腺癌以多个小乳头或大乳头、实性块为主。

癌肿中等大小，囊壁较厚，囊液浑浊。详见腹部超声图像。

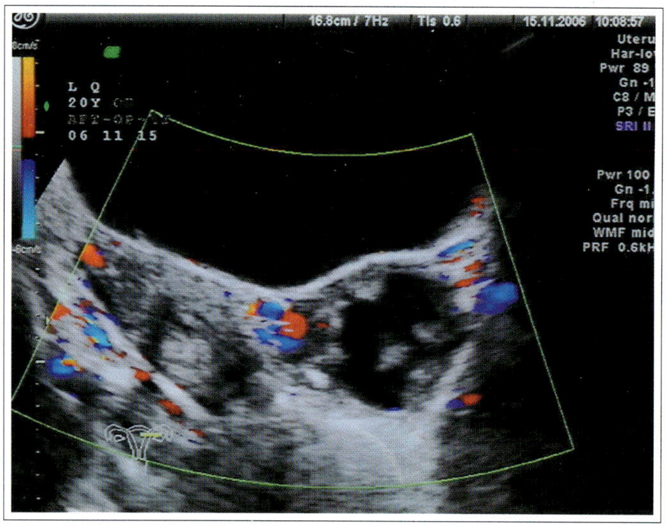

◀ 图 3-12-25 左侧浆液性囊腺癌（TAS）

20 岁；子宫大小正常，左侧见一中等大小囊肿，内壁突出多个乳头

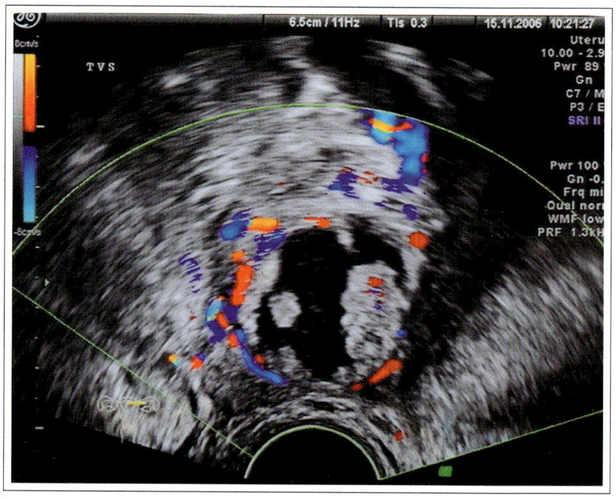

▶ 图 3-12-26 左侧浆液性囊腺癌

上同一病人；经阴道超声放大，囊壁薄厚不均，边缘可见血流，囊内壁突出多个大小不等的乳头，囊液混浊

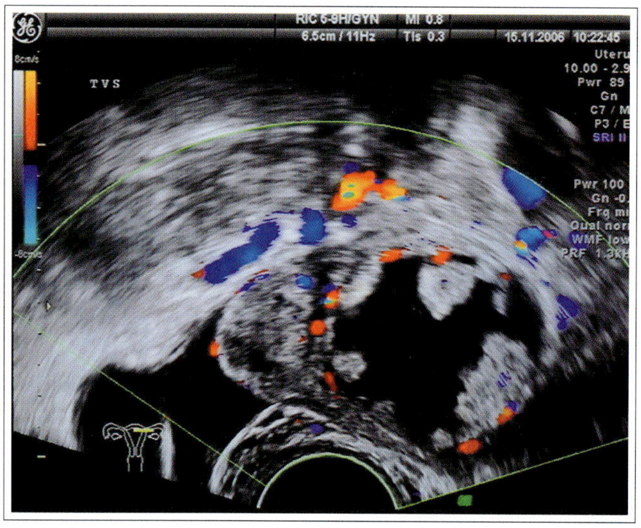

◀ 图 3-12-27 左侧浆液性囊腺癌

上同一病人；放大显示：囊壁较厚，右侧可见部分卵巢组织，囊内壁突出多个乳头

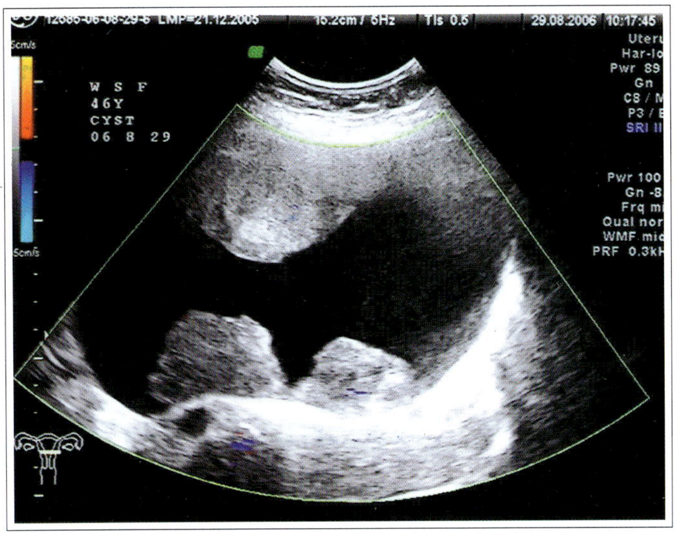

► 图 3-12-28　卵巢浆液性囊腺癌（TAS）

46 岁；子宫右侧可见较大囊性肿物，囊内可见数个大乳头

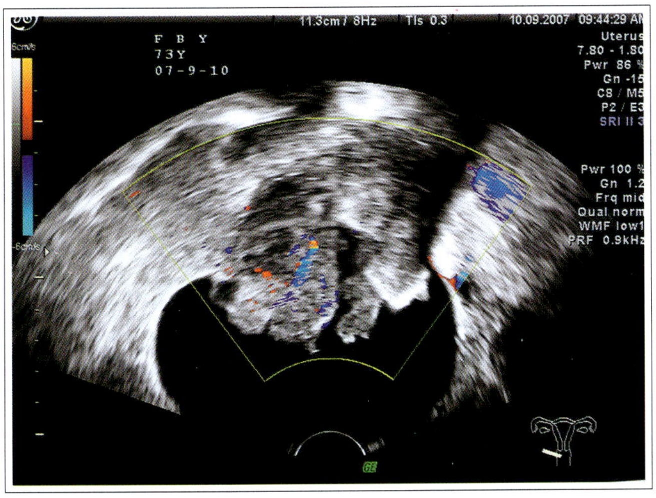

◄ 图 3-12-29A　浆液性囊腺癌

73 岁，腹胀；子宫萎缩，右下腹见一囊实性包块 80mm×70mm×60mm，由内壁突出数个乳头，其中大者直径 40mm，肿块向囊壁外侵犯，血流较丰富，合并腹水

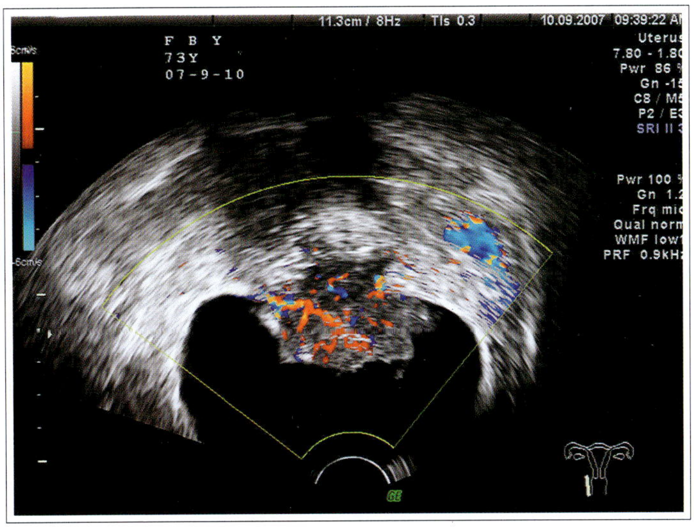

► 图 3-12-29B　浆液性囊腺癌

上同一病人；包块为囊实性，突出乳头内血流丰富

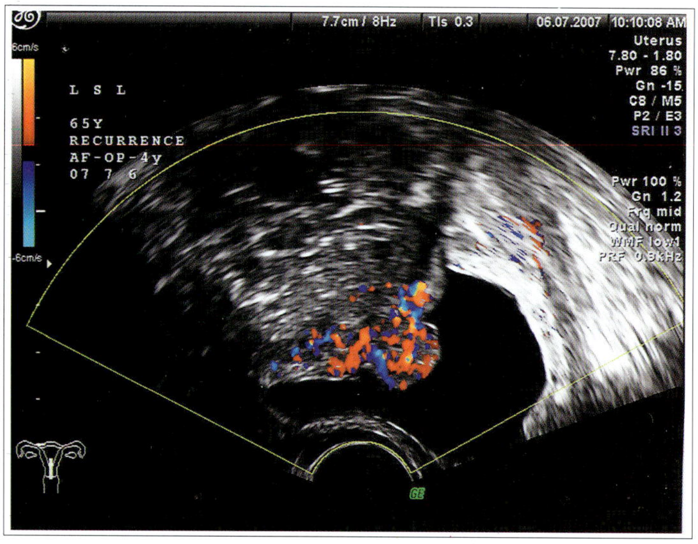

◀ 图 3-12-30　卵巢癌复犯

65 岁，4 年前因浆液性囊腺癌手术；盆腔内右侧见一较大实性肿物，血流丰富

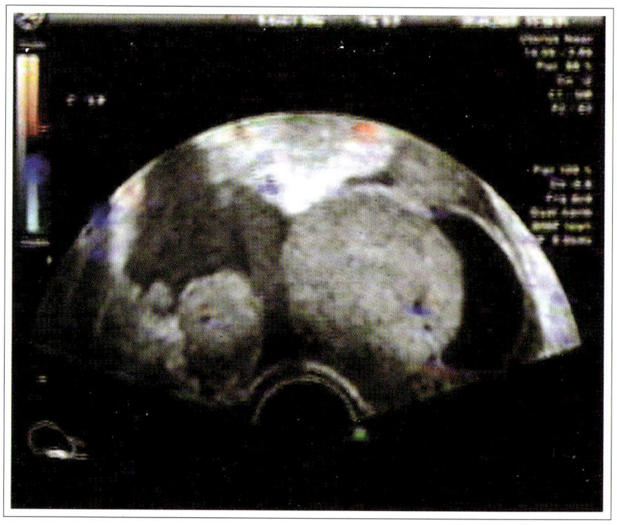

► 图 3-12-31　卵巢浆液性囊腺癌

卵巢中见两个较大圆形实性乳头，周围腹水

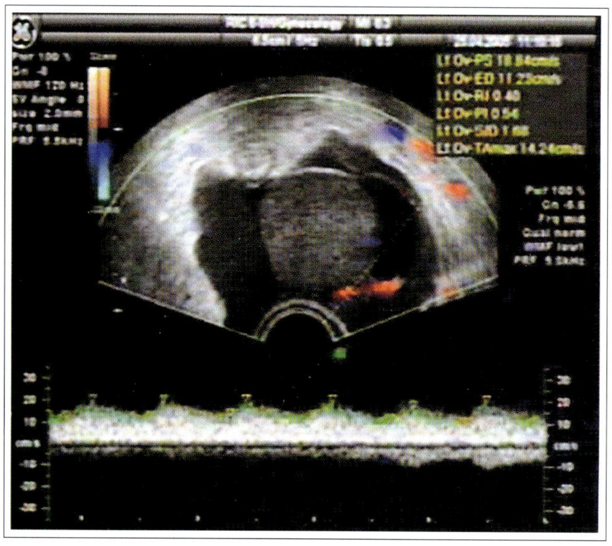

◀ 图 3-12-32　卵巢浆液性囊腺癌

上同一病人；卵巢内实性圆形大乳头，周围腹水，RI=0.40

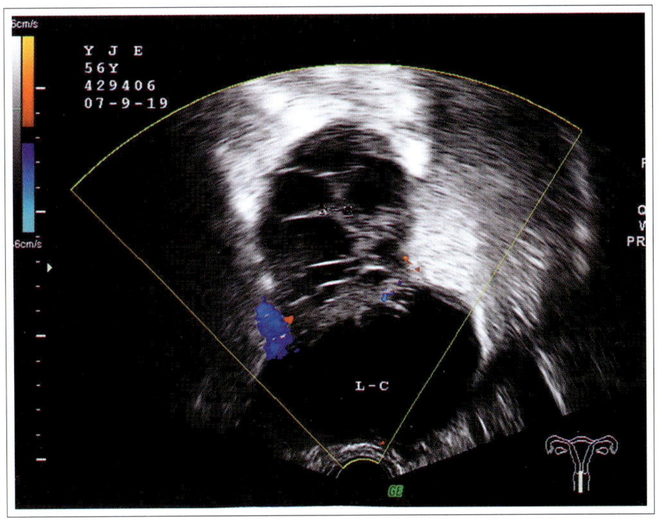

▶ 图 3-12-33A 卵巢浆液性乳头状囊腺癌

56 岁，无症状；子宫左侧一囊实性肿物，一部分为实性乳头状块合并有隔，血流不丰富

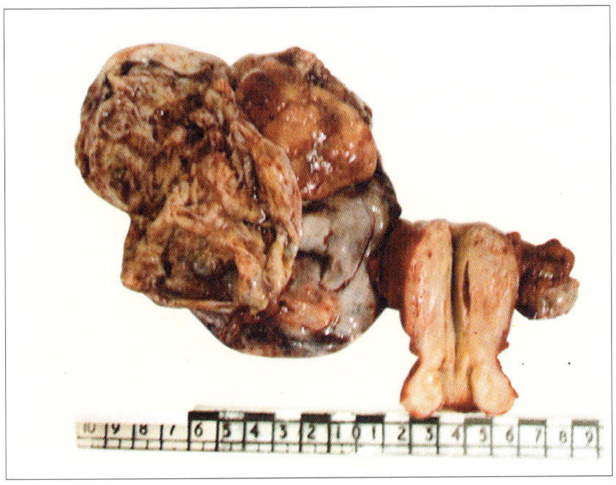

◀ 图 3-12-33B 卵巢浆液性乳头囊腺癌

上同一病人；手术后标本

(二)黏液性囊腺瘤与囊腺癌(上皮性肿瘤)

特点：此类肿瘤以隔、房为主，构成各种形态的图像，故有“多房性黏液性囊腺肿瘤”之称。

● **良性黏液性囊腺瘤超声图像**

(1)圆或椭圆、中等或大型、壁厚。

(2)单纯型：圆形、中或小囊肿，囊液混浊(含蛋白颗粒)。

(3)隔多少不等，隔细而光滑，少血流。

(4)囊内可有胶冻体。

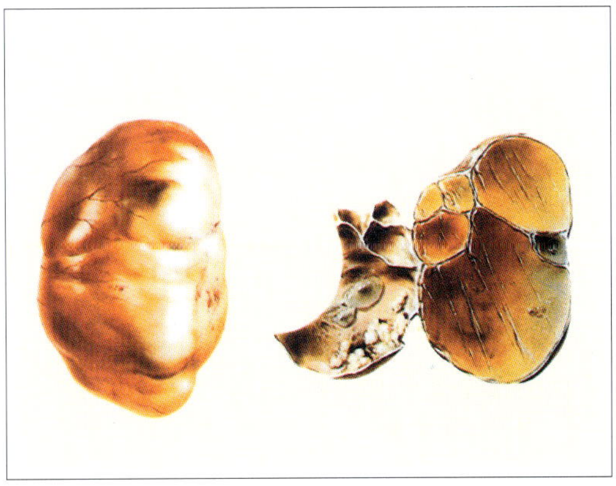

▶ 图 3-12-34 粘液性囊腺瘤及囊腺癌

大多数为多房隔，故有多房性黏液性囊腺瘤(癌)之称，可含少量乳头，有长大倾向，囊壁厚，囊液为黏液性，恶性变占 5%，破裂后可形成黏液瘤病

(引自 CIBA 图谱)

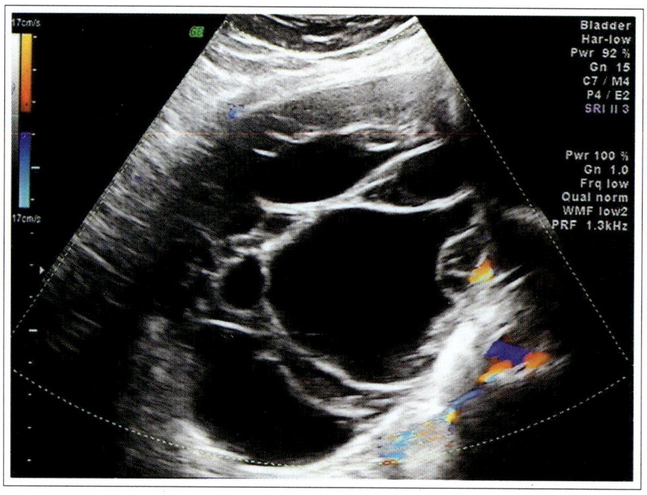

◀ **图 3-12-35　卵巢黏液性囊腺瘤（TAS）**

45 岁；右侧较大囊肿，囊内多隔状，边缘可见血流

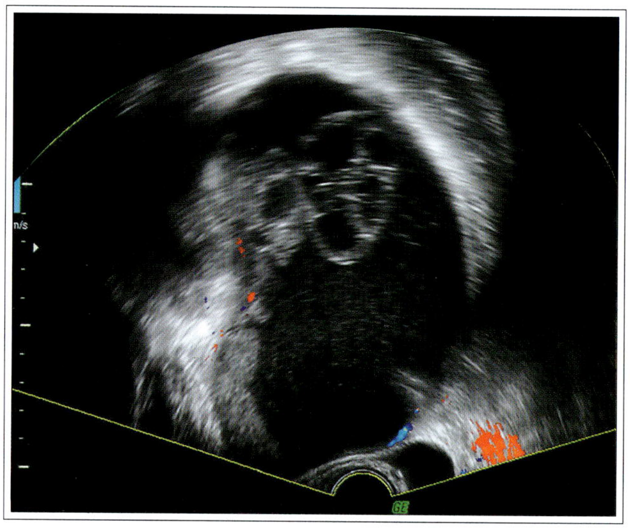

▶ **图 3-12-36　卵巢黏液性囊腺瘤**

28 岁，无症状；囊肿内一侧可见多隔，囊内密集光点，左下方可见胶冻体

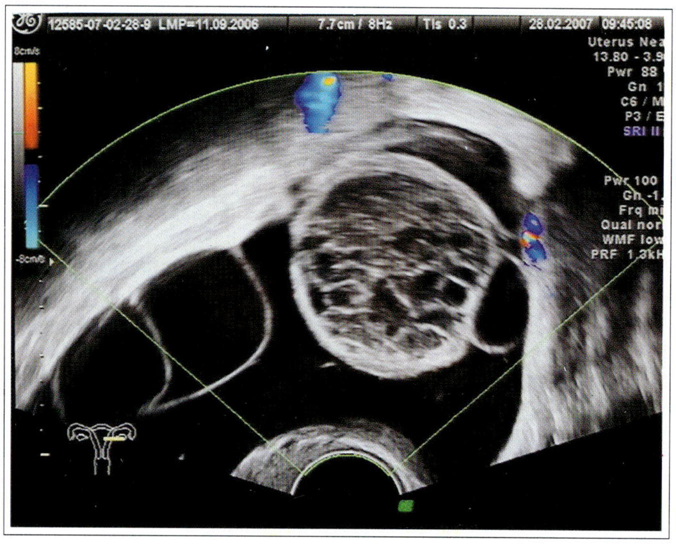

◀ **图 3-12-37　卵巢黏液性囊腺瘤**

28 岁；囊肿较大，囊内有隔，内含一较小囊肿，较小囊肿内含网状分隔

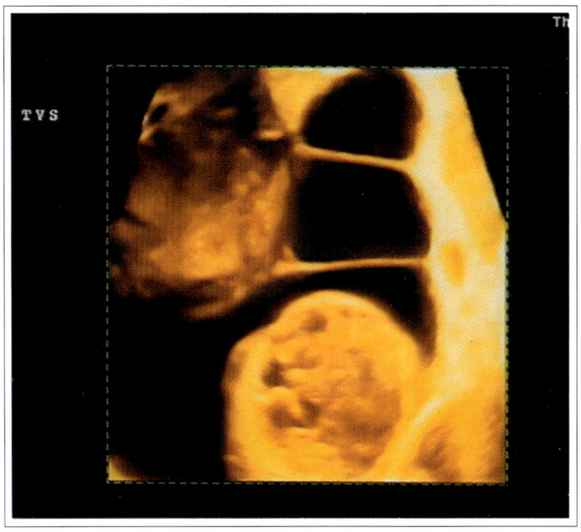

► 图 3-12-38　卵巢黏液性囊腺瘤
上同一病人；三维显示囊内分隔，及圆形多网结构

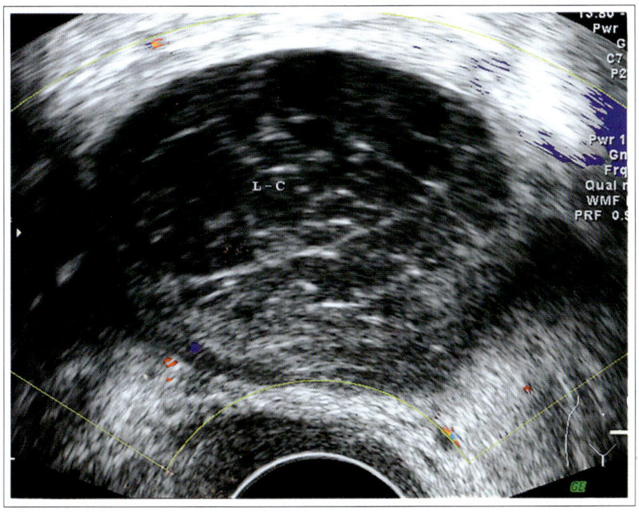

◄ 图 3-12-39A　卵巢黏液性囊腺瘤
41 岁，无症状；左侧有囊性肿瘤 60mm×70mm，内含多个细隔，呈网状，无明显血流

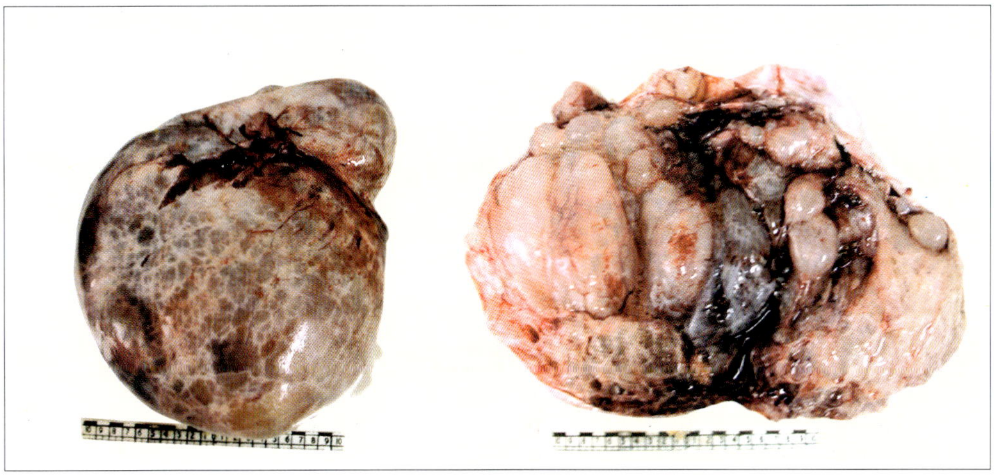

▲ 图 3-12-39B　黏液性囊腺瘤手术后标本
上同一病人；圆形，切面为多房隔结构，含黏液

●黏液性囊腺癌超声图像

特点：在多隔、多房基础上变得更为复杂，但仍以隔为主，构成千姿百态的图像（可参考《实用妇产科超声诊断学》及其《图谱》）。

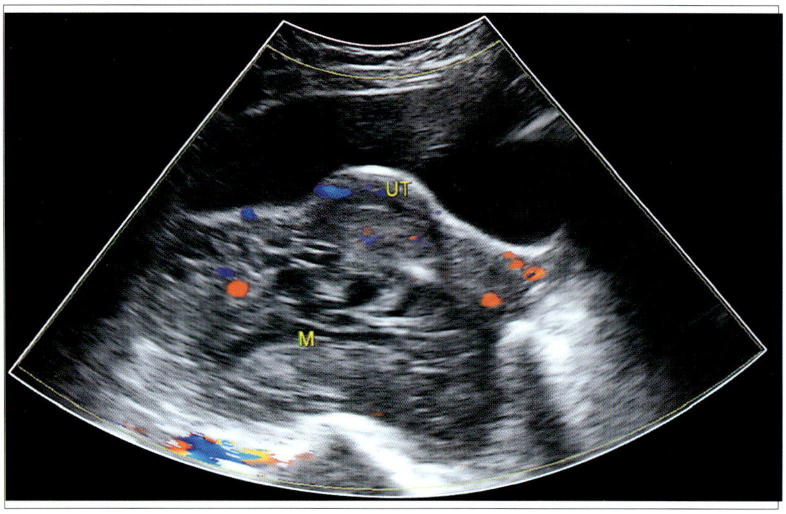

◀ 图 3-12-40A　黏液交界性囊腺癌（TAS）

53 岁，无症状，子宫略小正常，其后方见一多隔较复杂实囊肿物，含回声强光团

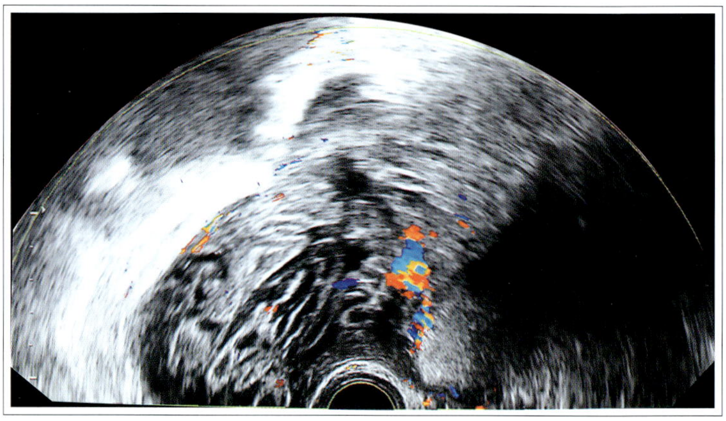

► 图 3-12-40B　黏液交界性囊腺癌（TAS）

上同一病人，黏液性（交界性）囊腺癌，实囊性囊肿物内隔的回声较强并含光团

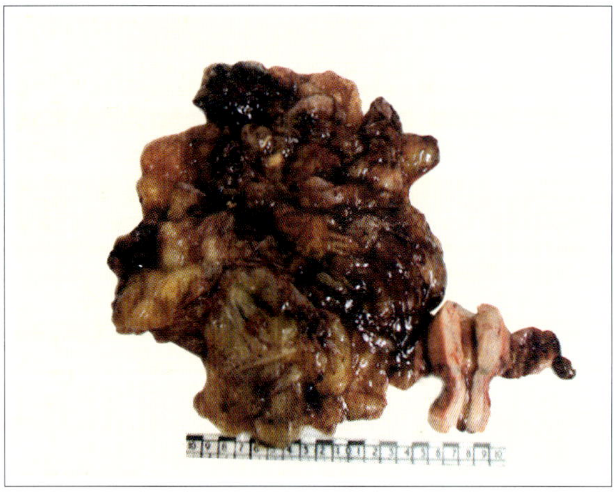

◀ 图 3-12-40C　卵巢黏液性交界癌标本

切开肿物，内含多房隔结构

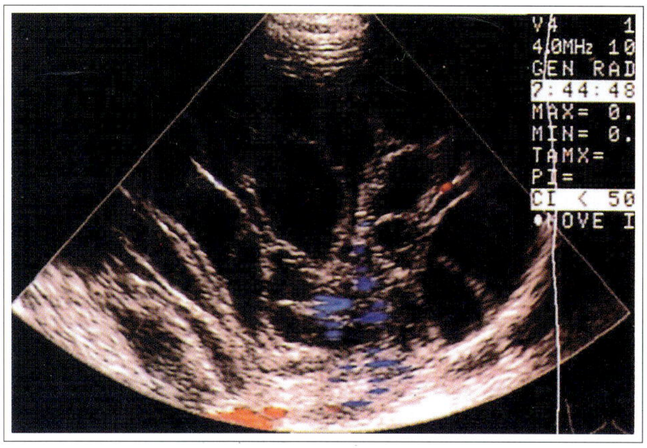

► 图 3-12-41 黏液性囊腺癌(TAS)

圆形,囊内多房隔,血流丰富

交界性黏液性囊腺瘤超声图像介于良、恶性之间。

(三)卵巢畸胎瘤与低分化畸胎瘤(生殖细胞肿瘤)

● 良性畸胎瘤

此类肿瘤由三个胚层来源,其中含脂性颗粒为主,以此脂类构成各种形态的强回声结构,如面团征、脂液分层等。此外还有毛发、骨骼伴声影等。良性畸胎瘤与浆液性、黏液性、上皮性肿瘤占所有卵巢肿瘤的60%以上。

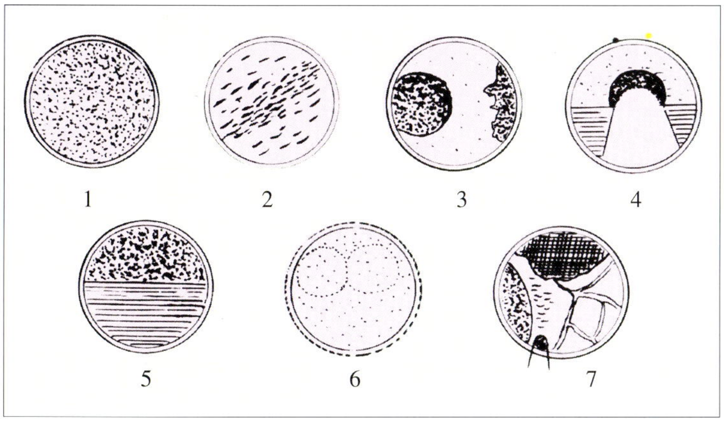

◄ 图 3-12-42 卵巢畸胎瘤示意图

1.实性强回声型;2.散在强光条型;3.面团征;4.发团征;5.脂液分层型;6.难辨型;7.低分化型

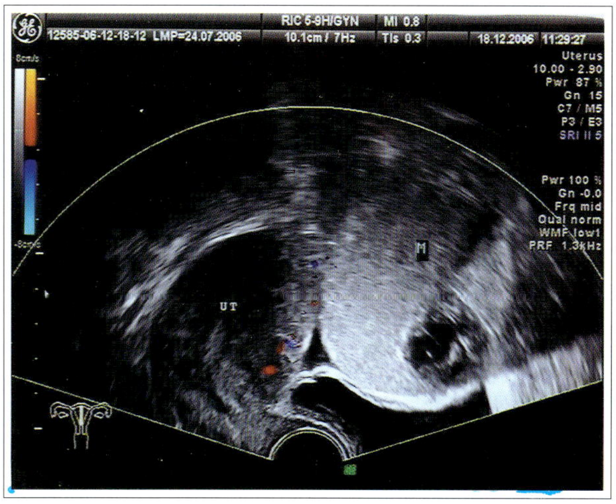

► 图 3-12-43 卵巢畸胎瘤

41岁,子宫左侧见一圆形回声强的包块,内含液性区

UT-子宫;M-畸胎瘤

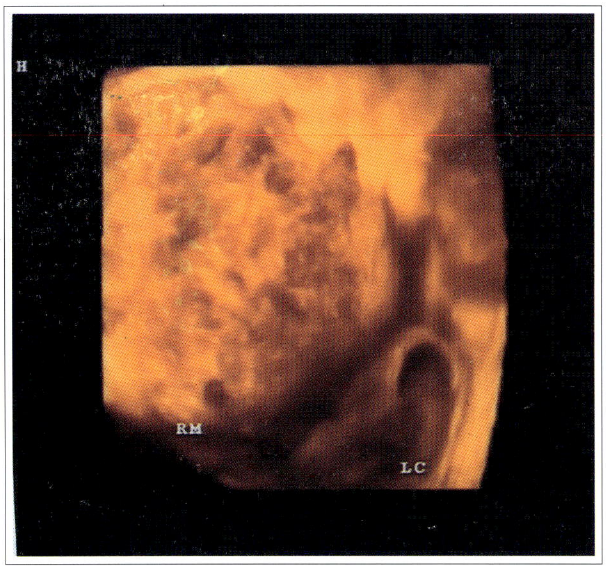

◀ 图 3-12-44　卵巢畸胎瘤
上同一病人；三维图像显示
RM 为畸胎瘤

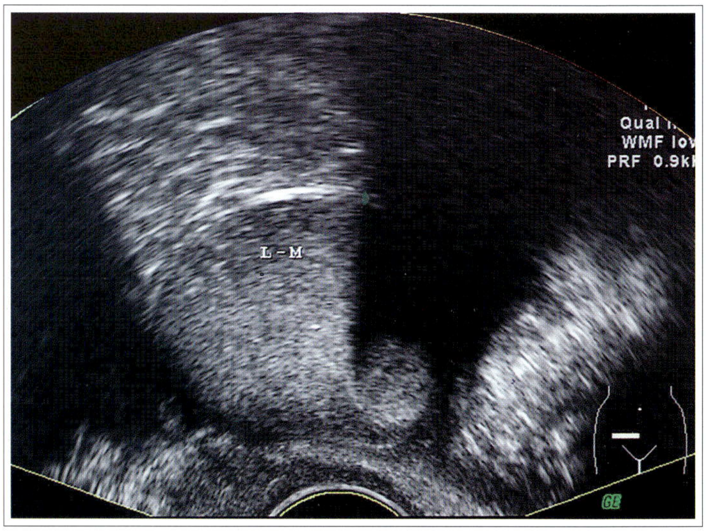

▶ 图 3-12-45　卵巢畸胎瘤
70 岁，无症状；子宫左侧可见圆形肿物，内含密集光点，回声强，在其上方可见一发团征伴声影
L-M-左侧畸胎瘤

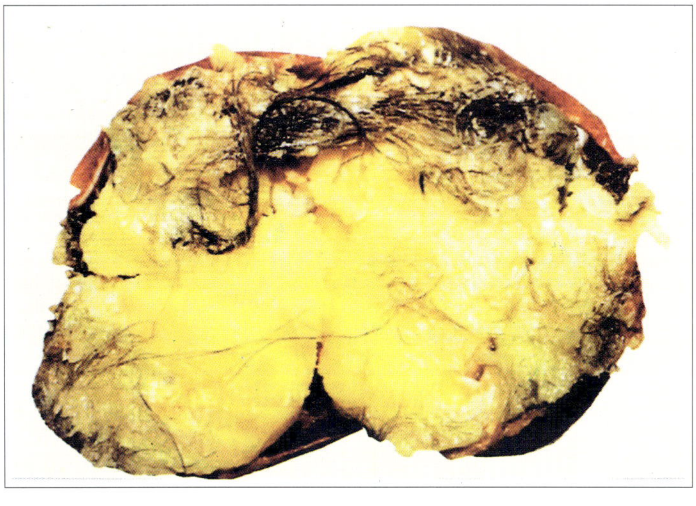

◀ 图 3-12-46　卵巢畸胎瘤标本
畸胎瘤剖面，内含大量脂肪组织，上方有毛发，囊壁较厚

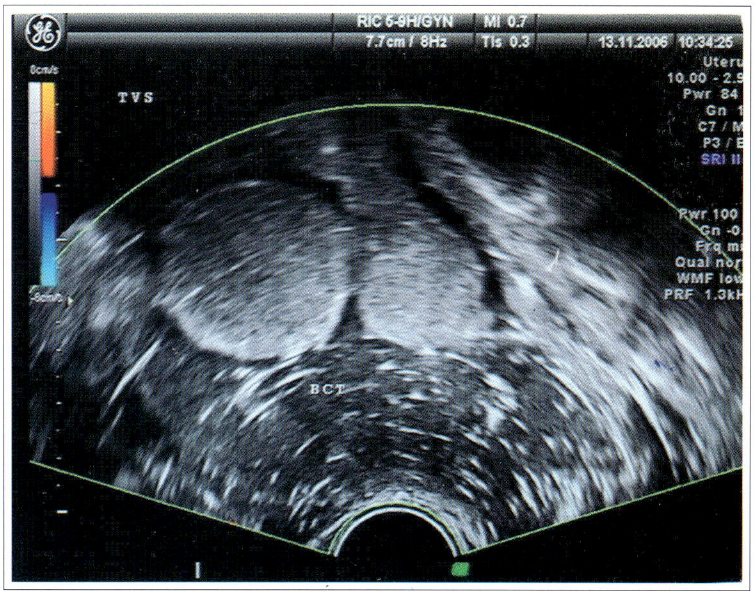

► 图 3-12-47 卵巢畸胎瘤

40 岁；子宫上方见较大两个卵巢畸胎瘤，回声较强，下方为一囊性畸胎瘤，内含多个小光条

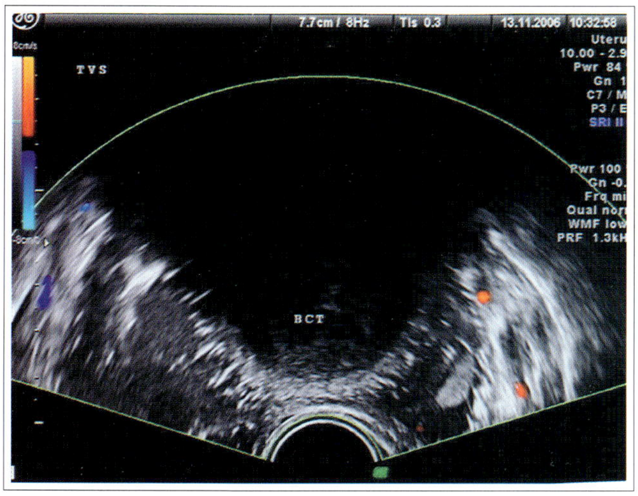

◄ 图 3-12-48 卵巢畸胎瘤

上同一病人；在某一角度扫查，可见近端回声较强的短光条状回声，远端较暗（含发团）

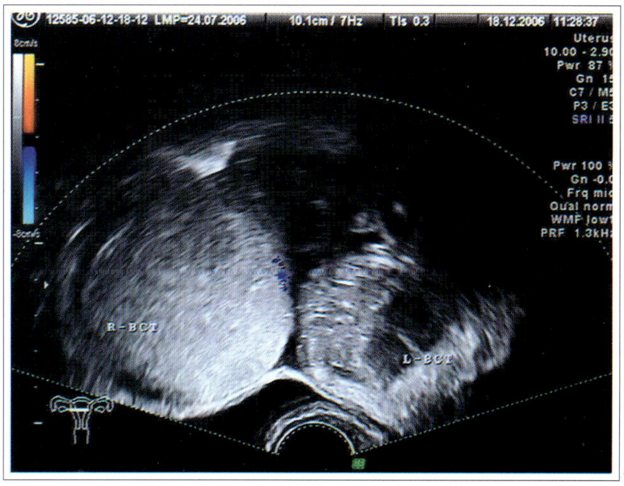

► 图 3-12-49 双侧卵巢畸胎瘤

41 岁；子宫上方可见两个回声强的肿物，右侧均匀，左侧较疏松

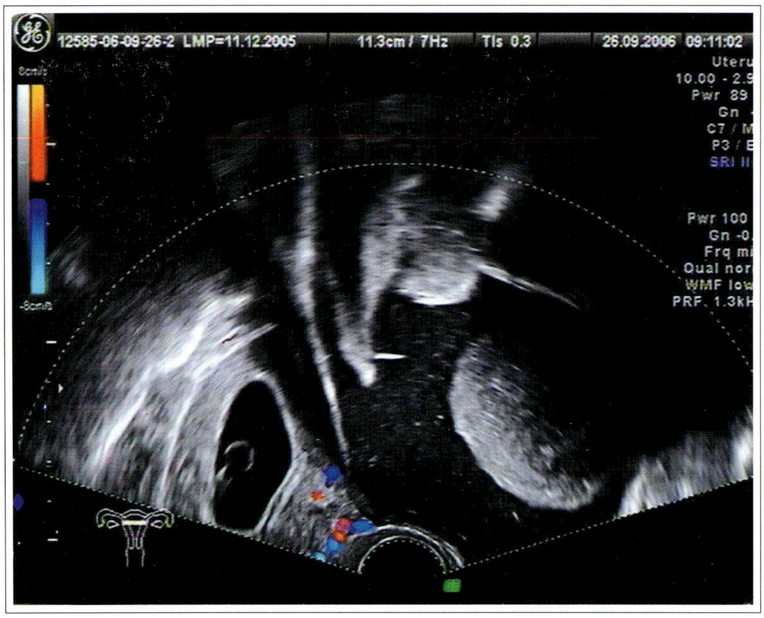

◀ 图 3-12-50　卵巢畸胎瘤合并早孕

闭经 41 天；子宫略大，内含胎囊，囊内可见卵黄囊，左侧见一较大囊肿，内含圆形光团

●**低分化卵巢畸胎瘤**　为恶性，肿瘤回声复杂，可伴有脂类形成的回声或实性回声。

(四)卵巢纤维瘤(性索间质细胞瘤)

占所有卵巢肿瘤2%~3%，多见于绝经期前后。常为单侧亦有双侧，大小不等。此瘤表面光滑，灰白色或多结节，切面呈交错的结缔组织，可有退行囊。如合并胸腹水则为麦格综合征。

●**超声图像**

(1)实性圆形肿瘤、质密，回声衰减较均匀。

(2)包膜不清，肿瘤体内或可见钙化、斑伴声影或有退行囊。

(3)肿物多无粘连，可有沉重的浮球感。

(4)常伴腹水或胸腹水(麦格综合征)。

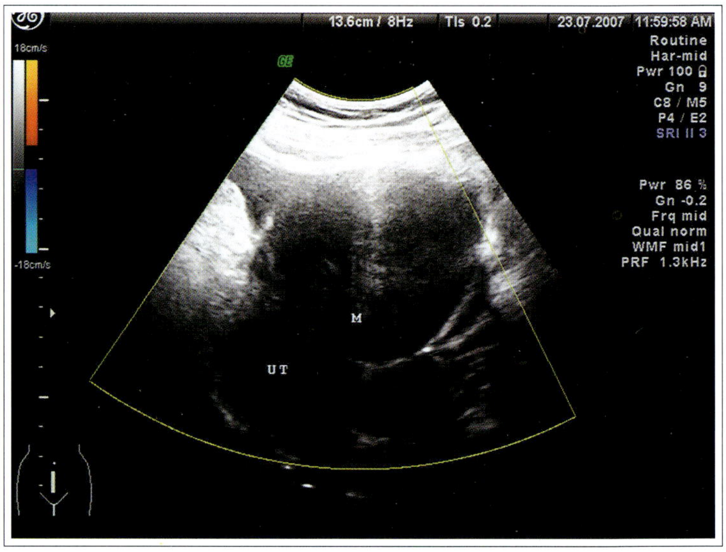

► 图 3-12-51　卵巢纤维瘤(TAS)

42 岁，发现腹部肿物；子宫水平位，正常大小，其左上方可见一圆形实性肿物，回声衰减，周边有腹水，推之有浮球感

UT-子宫;M-肿物

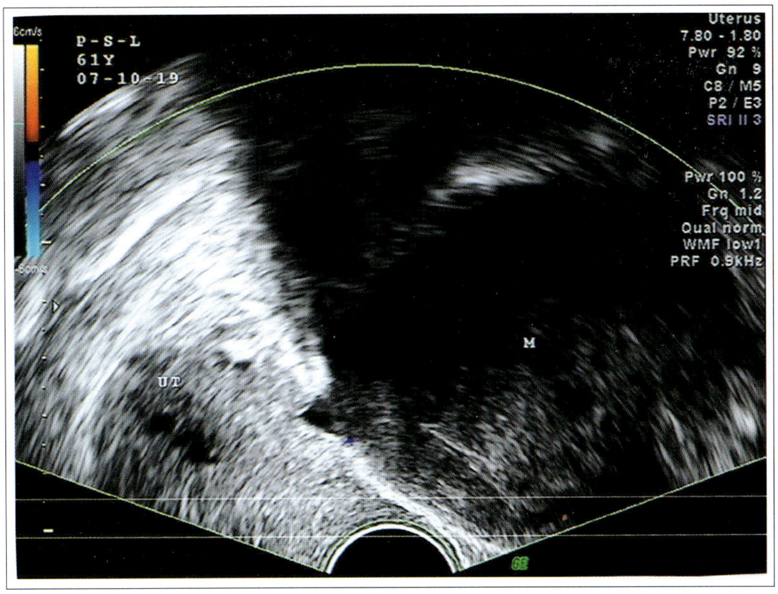

► 图 3-12-52A 卵巢纤维瘤

上同一病人；子宫正常大小，左侧见一实性肿物，回声衰减均匀，其周边见腹水

UT-子宫;M-实性肿物

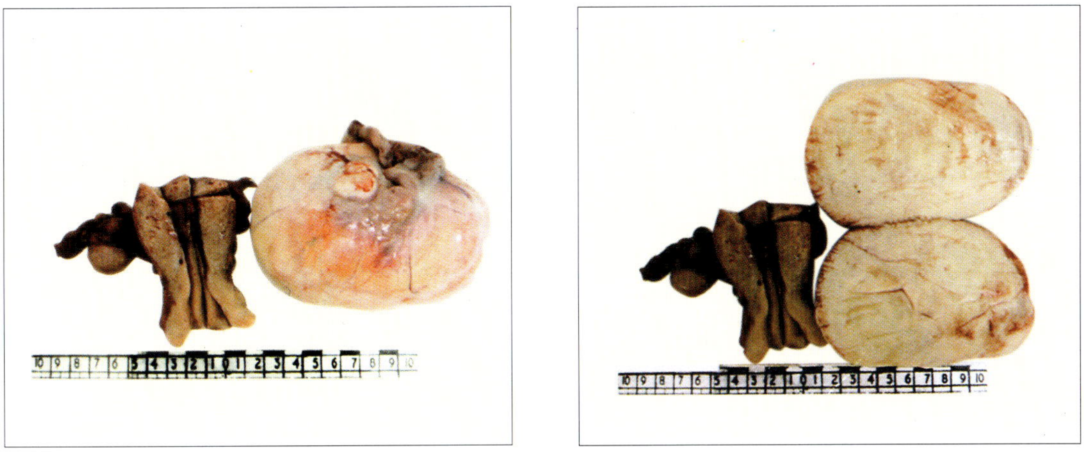

▲ 图 3-12-52B 卵巢纤维瘤手术后标本

表面光滑，硬，呈灰白色，切面实性，均质，呈交错组织束，可变性呈囊状，此瘤属良性，偶可恶变，可合并腹水或胸腹水(Meigs 综合征)，胸腹水切除肿瘤后自然消失

(五)无性细胞瘤(生殖细胞肿瘤)

本瘤为恶性肿瘤，大小不等，椭圆形或圆形。

● **超声图像** 以实性为主，可见叶脉样结构，回声衰减。

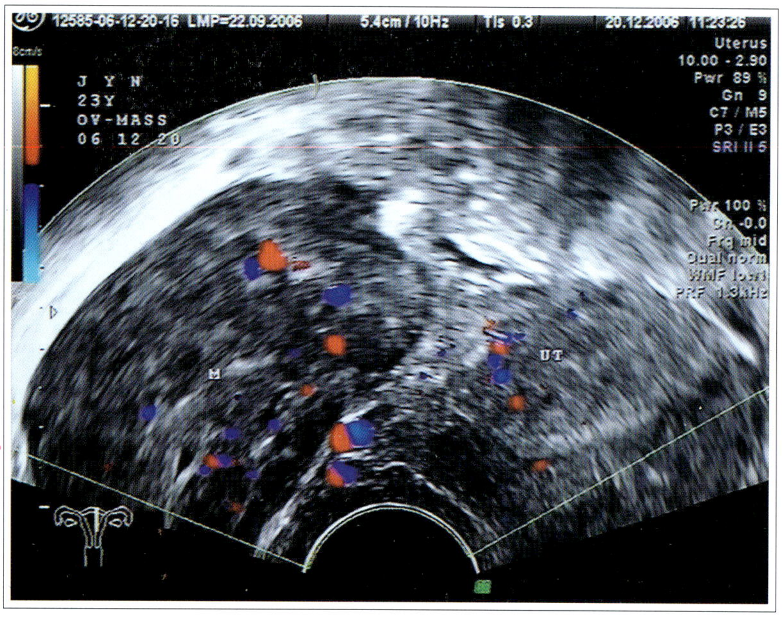

◀ 图 3-12-53A 卵巢无性细胞瘤

23 岁，子宫略大，右侧见一实性椭圆形肿物，回声衰减，可见星点状血流，病理：卵巢无性细胞瘤

UT-子宫；M-实性肿物

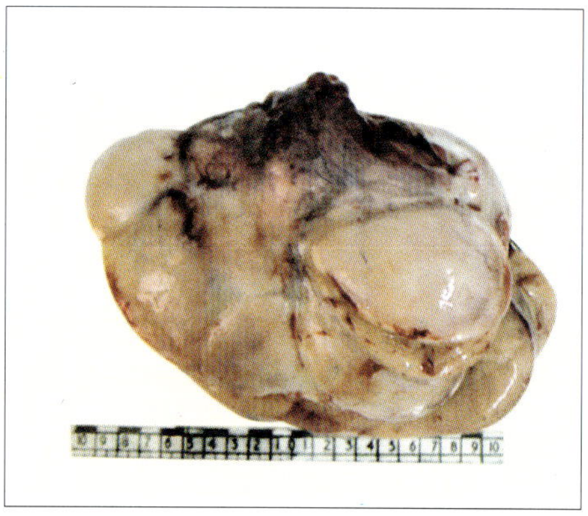

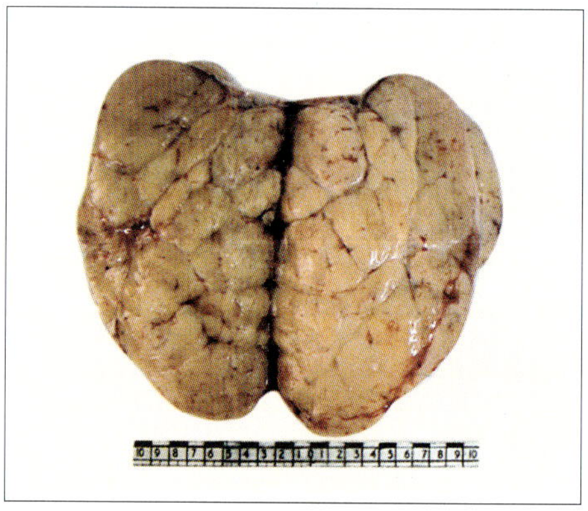

▲ 图 3-12-53B 无性细胞瘤手术后标本

此为恶性卵巢肿瘤，圆或椭圆形，恶性程度不一，包膜破裂预后不良，为实性，表面光滑，剖面灰红色。左图为表面，右图为剖面

(六)卵巢粒层细胞瘤(性索间质细胞瘤)

具有内分泌功能的肿瘤，可引起早熟或绝经后出血，圆或椭圆形，结节突起，表面光滑，随其长大，含多数小囊性间隙，甚至形成小囊状，切面疏松、黄色，与卵泡膜细胞瘤不易分辨。

●超声图像

(1)子宫增大，内膜增厚；

(2)肿瘤较小时常位于骼窝，回声非常疏松，多个小囊，呈蜂窝状，增大时可出现小囊或大囊。

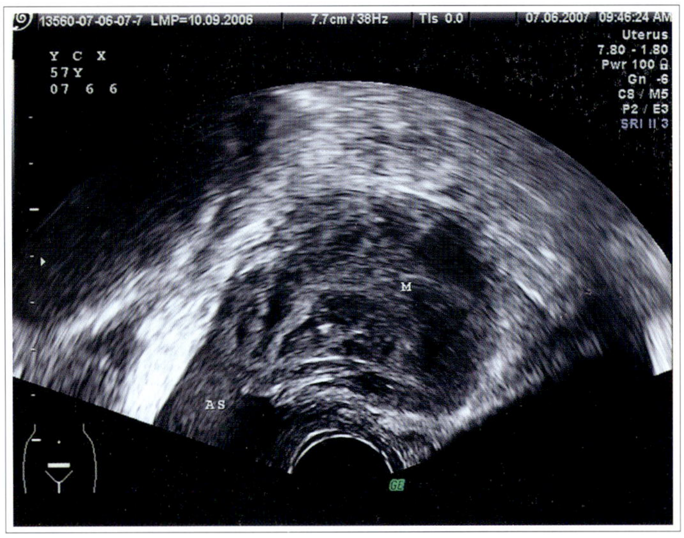

▶ 图 3-12-54　卵巢粒层细胞瘤

57 岁，子宫右侧见一实性肿物，回声疏松，内有多个暗区，合并腹水 AS–腹水；M–肿物

(七)透明细胞癌(上皮性肿瘤)

此瘤来源于副中肾管上皮的透明细胞，少见，可为实性或囊性，多见于绝经前后。多为单侧，包膜厚，表面光滑，结节状，切面为鱼肉样，可含血性囊液或呈囊肿样，囊内壁多个乳头。

● **超声诊断**　囊性卵巢肿瘤，壁薄，内壁突出多个乳头，或有融合，与浆液性乳头状囊腺癌难辨。

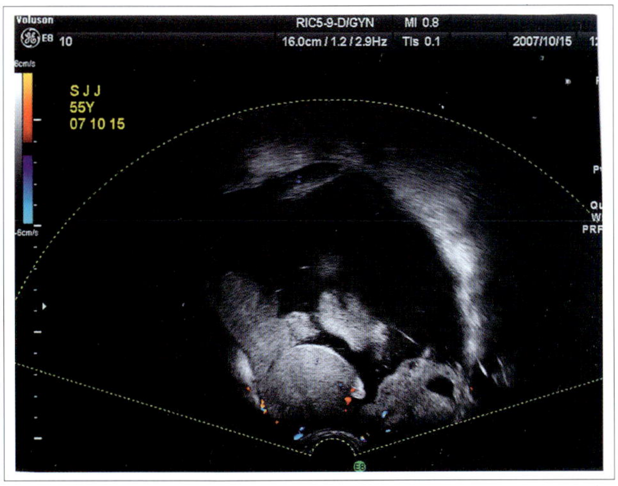

▲ 图 3-12-55A　卵巢透明细胞癌

55 岁，发现下腹包块；子宫右侧可见一囊实性肿物，从内壁突出多个乳头，血流不丰富，需与浆液性囊性癌相鉴别

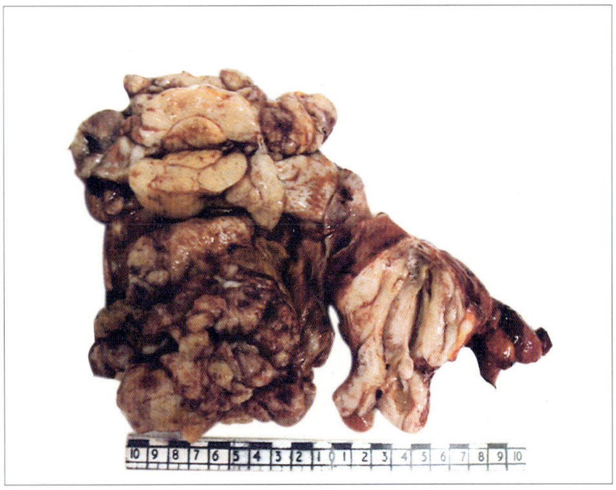

▲ 图 3-12-55D　卵巢透明细胞癌手术后标本

上同一病人；亦属于上皮性肿瘤，囊壁内突出多个乳头

（八）转移性卵巢肿瘤

（1）来自其他器官的恶性肿瘤称为卵巢的“转移性肿瘤”，来自胃、乳腺癌占80%。

（2）绝大多数为双侧性。

（3）库肯勃瘤一词仅限于胃肠道转移的恶性肿瘤。

●超声图像

（1）几乎均为双侧性生长。

（2）小者保持圆形，大者如手拳。

（3）内回声为实性，可有退化囊。

（4）包膜不清，二瘤可在子宫上方靠拢。

（5）回声衰减或中等。

（6）常伴有腹水。

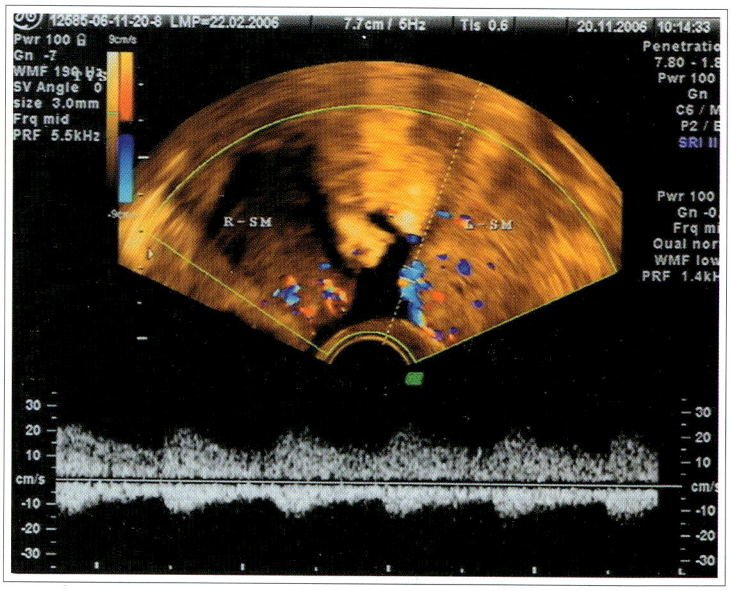

► 图 3-12-56A　卵巢转移瘤
55 岁，平时无胃肠不适；子宫上方可见两个实性肿物，二者均有星点状血流，有腹水，频谱 RI 较低

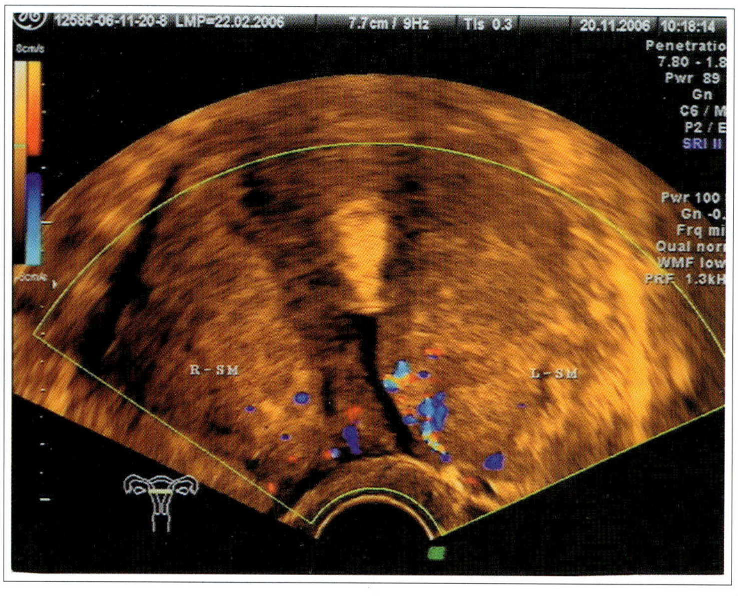

◄ 图 3-12-56B　卵巢转移瘤
上同一病人；放大显示，两侧实性肿物均质，星点状血流
R-SM－右侧实性肿物；L-SM－左侧实性肿物

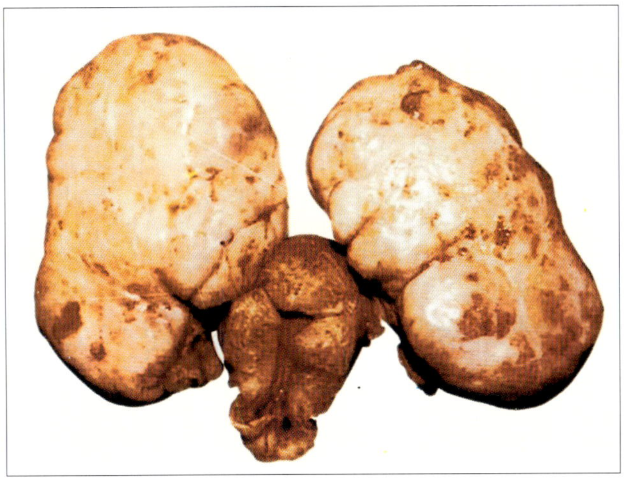

► 图 3-12-56C 卵巢转移瘤标本

两侧实性肿瘤外观:肾形、表面光滑

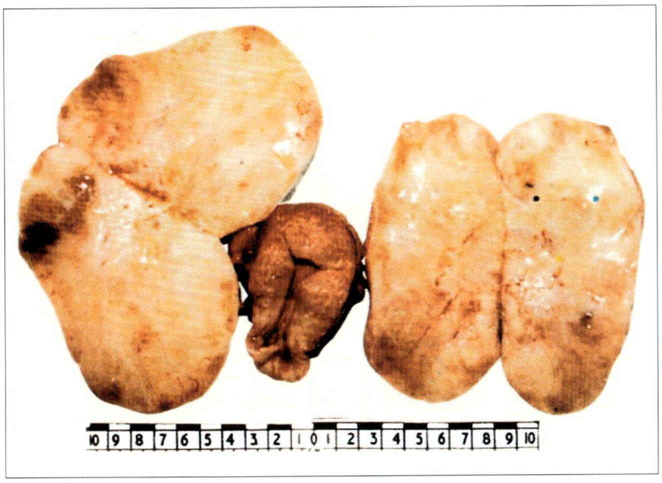

◄ 图 3-12-56D 卵巢转移瘤标本

常为实性,手拳大小,几乎为双侧,表面光滑,剖面均质实性或有退行囊。上图为表面,本图为剖面

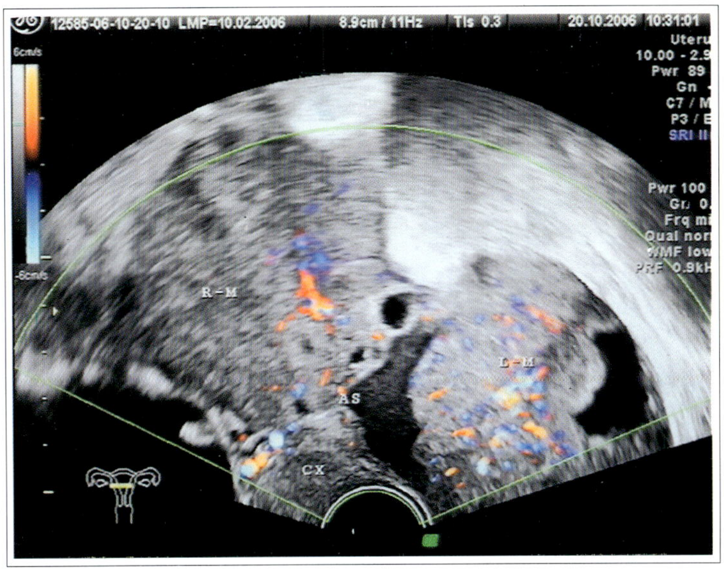

► 图 3-12-57 卵巢转移瘤

41岁;子宫上方可见两个形态不同的实性肿物,内含较多血流,周边围绕腹水

R-M-右侧实性肿物;L-M-左侧实性肿物;AS-腹水;CX-宫颈

三、腹膜外肌纤维细胞瘤

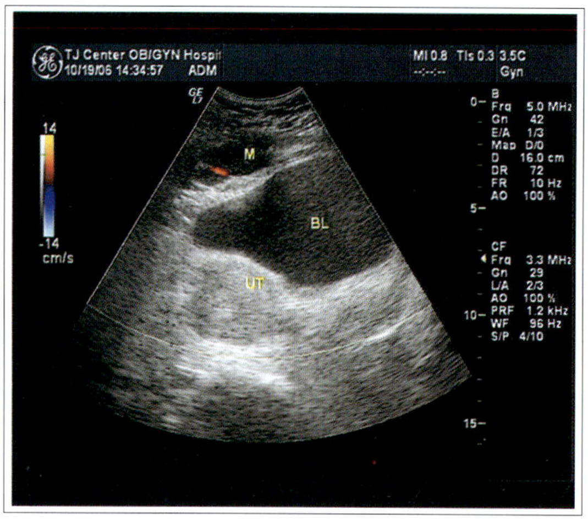

▲ 图 3-12-58A 腹壁内衰减实性包块(TAS)

27 岁；子宫及附件未见异常，腹壁内靠近腹膜见一 28mm×12mm 实性衰减包块，内含血流

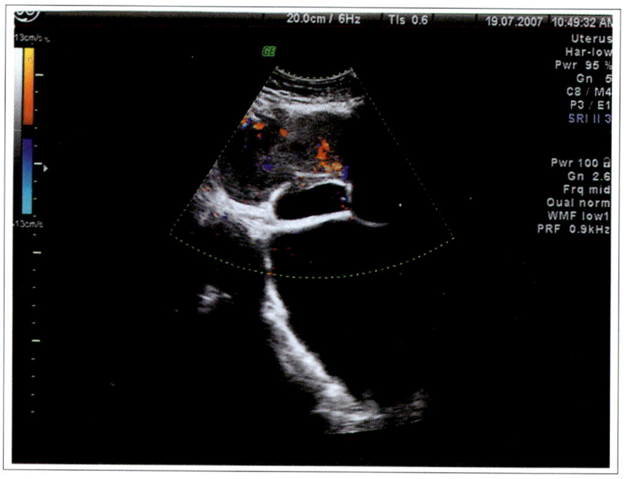

▲ 图 3-12-58B 腹膜外实囊性肿物(TAS)

上同一病人，9 个月后；子宫上方紧贴腹膜见一实性肿物，其下方为囊性区，手术中发现为腹膜外实囊性肿物，病理：低度恶性神经肌纤维细胞瘤

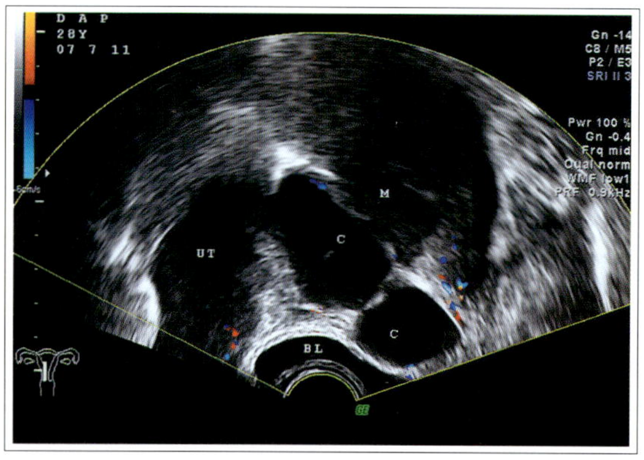

▲ 图 3-12-58C 腹膜外实囊性肿物

上同一病人；实性肿物紧贴腹壁，下方为囊肿，右侧可见子宫

UT－子宫；M－实性肿物；C－囊肿；BL－膀胱

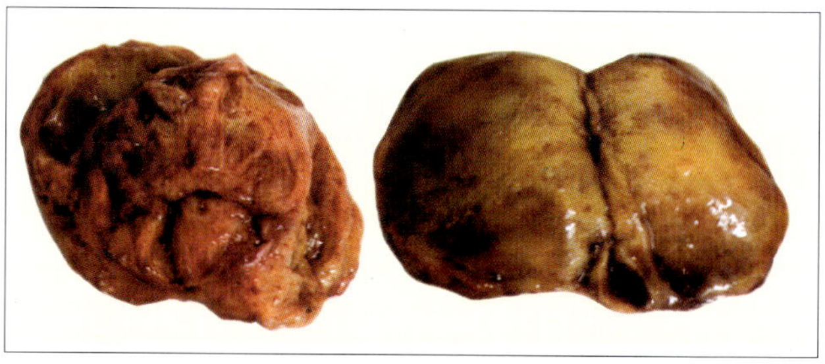

▲ 图 3-12-58D 腹膜外实囊性肿物

上同一病人，手术后标本。左图：肿物外观；右图：肿物剖面；病理：低度恶性神经肌纤维细胞瘤

(吴钟瑜)

第十三节 子宫体癌、子宫颈癌的超声诊断

一、子宫体癌

子宫体癌发生在子宫内膜，故又称子宫内膜癌，绝大多数为腺癌。子宫体癌发病率仅次于子宫颈癌，发病年龄比宫颈癌大 10 岁。子宫癌肉瘤极少见，是恶性度很高的一种肿瘤，因组织中含有癌和肉瘤两种成分而得名，预后很差。

●临床症状与体征

(1)症状：绝经后出血，有时夹杂烂肉、恶臭白带，下腹痛等。

(2)体征：常伴肥胖，高血压，糖尿病，晚期可出现恶液质。子宫可萎缩或正常大小，晚期增大，可有宫腔积脓。

●超声诊断

(1)早期宫体癌子宫小，或正常大小，宫腔内可无异常。

(2)可见线条状宫腔波，不规则。

(3)晚期宫体癌，内膜回声呈强弱不均的团块，可侵犯肌层，子宫逐渐增大。

(4)随病程进展，子宫明显增大，宫腔内团块较大，可达 100mm。

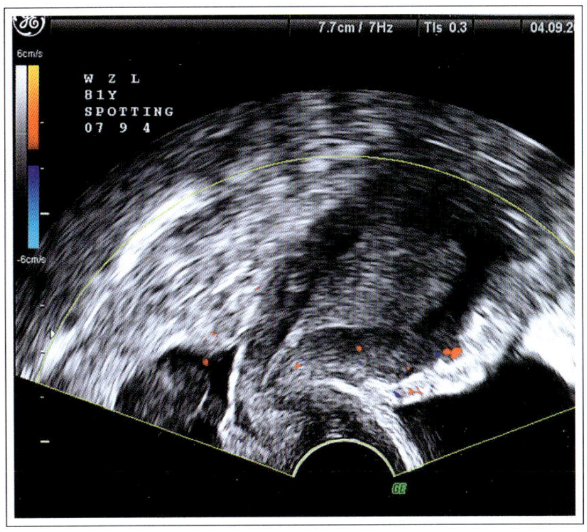

► 图 3-13-1 子宫内膜癌合并腹水

81 岁，阴道淋漓流血水；子宫略饱满，子宫内膜呈球样增大，血流不丰富，少量腹水

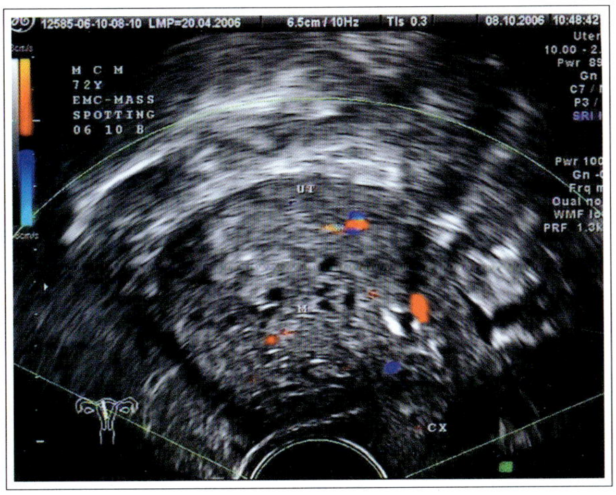

◄ 图 3-13-2 子宫内膜癌

72 岁，阴道血性分泌物半年；子宫饱满，子宫内膜增厚，内含小囊性区，周边星点状血流

UT–子宫；CX–宫颈；M–内膜癌

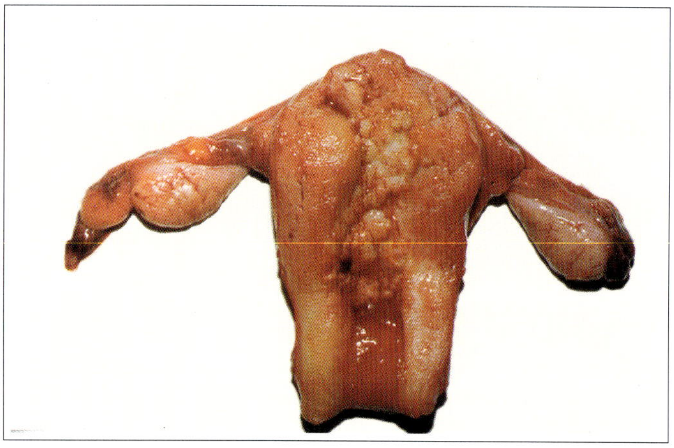

◀ 图 3-13-3　子宫内膜癌标本

全子宫及两附件切除术后，切开前壁，可见宫腔内糟脆黄白色病灶

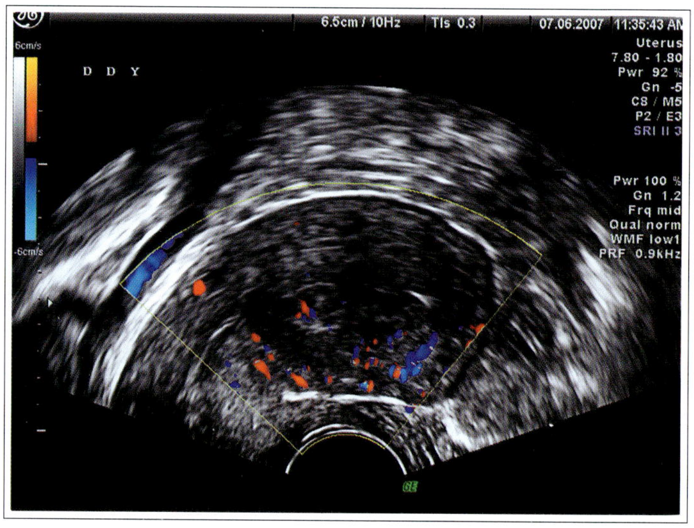

► 图 3-13-4　子宫内膜间质肉瘤

39 岁，阴道出血，掉出灰白块状物；子宫略饱满，子宫腔内可见团块，血流星点状，宫腔内可见液体，掉出物病理证实为间质肉瘤

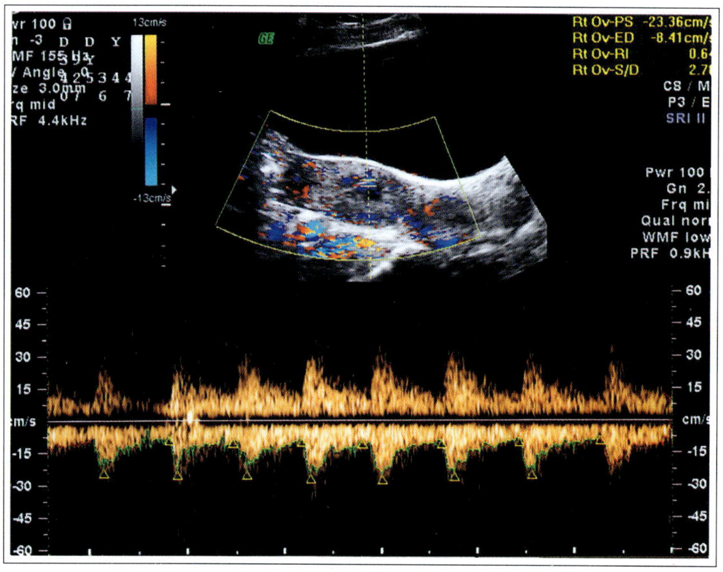

◀ 图 3-13-5　子宫内膜间质肉瘤(TAS)

上同一病人；病灶处血流，RI=0.64

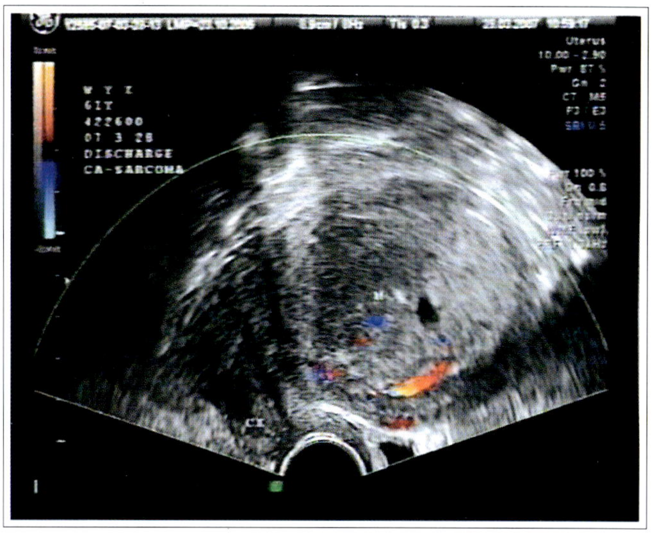

► 图 3-13-6　子宫癌肉瘤

61 岁，阴道血性分泌物，刮宫证实为子宫癌肉瘤；纵切面：子宫增大，宫内见一大病灶 47mm×56mm×50mm，回声略强，边缘有血流，病灶呈弥漫性充满宫腔

M–肉瘤；CX–宫颈

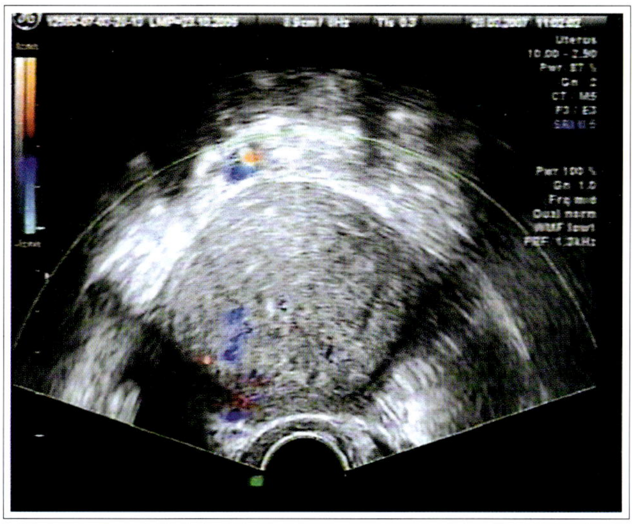

◄ 图 3-13-7　子宫癌肉瘤

上同一病人；横切面：子宫增大，内有弥漫性较大病灶

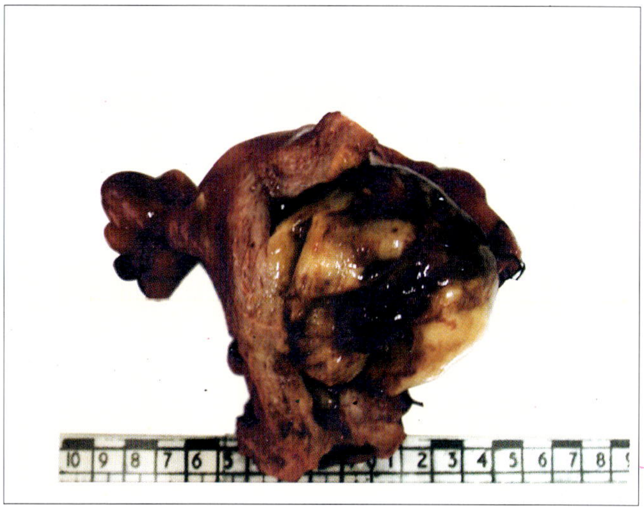

► 图 3-13-8　子宫癌肉瘤术后标本

上同一病人；切开宫壁，突出一凹凸不平的肿瘤，表面结节状

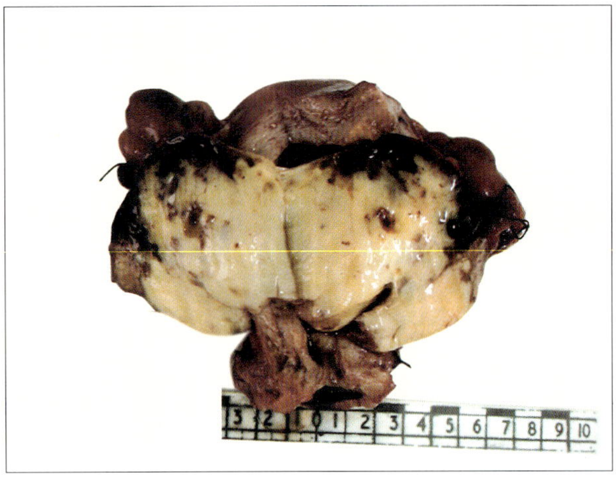

◀ 图 3-13-9　子宫癌肉瘤术后标本

上同一病人；切开肿瘤显示为白色、糟脆的肿瘤组织，周边有出血

（刘　丽）

二、子宫颈癌

子宫颈分为宫颈管和宫颈阴道部，颈管黏膜为高柱状上皮细胞，阴道内的宫颈表面为复层鳞状上皮，鳞柱状上皮交界处为肿瘤的易发部位。发生在这个部位的上皮性恶性肿瘤称子宫颈癌。宫颈癌主要的病理类型为鳞状细胞癌、腺癌和未分化癌。以鳞状细胞癌最多见，近年来，宫颈腺癌和黏液腺癌有上升趋势。

子宫颈癌是妇女中最常见的癌瘤之一，发病多在35~55岁之间，近年来，30岁左右的妇女的患病率有明显增加。临床主要表现为不规则的阴道出血、阴道恶臭分泌物和疼痛。

●**超声诊断**　可将临床看不到的子宫颈癌内部、宫腔内部等情况做一全面了解。

(1)子宫外形：宫颈癌早期，宫颈形态无明显变化，随着宫颈癌的进展，宫颈胀大，凹凸不平，子宫呈倒置现象，即宫体小而宫颈肥大。如癌组织阻塞宫颈管，则形成宫腔积脓或积液，使子宫增大。

(2)内回声：宫颈菜花型及侵润型癌肿区回声较衰减，而结节型回声较前二者强，癌组织中可见到反光强的光斑或光条。

(3)血流较丰富。

(4)过分接近靶区也不能看清结构，此点从腹部阴道图像可做出比较。

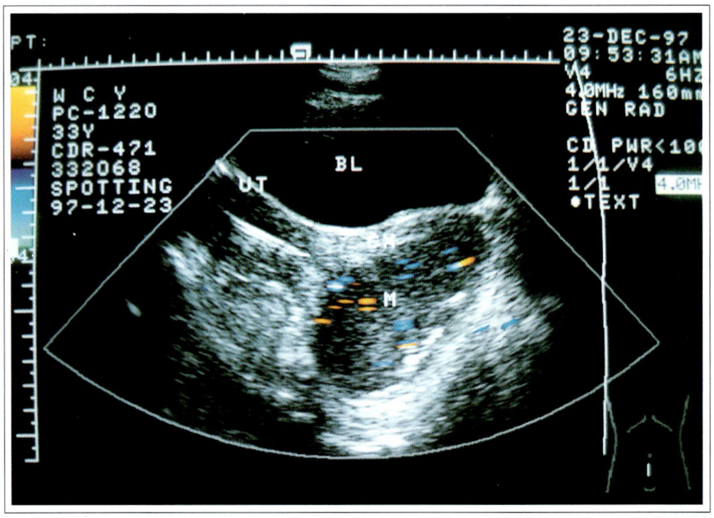

▶ 图 3-13-10　子宫颈鳞状上皮癌(TAS)

33岁，阴道淋漓出血。纵切面：子宫体正常大小，宫内见避孕器，子宫呈靴样增大，宫颈回声较低，血流丰富

UT-子宫；BL-膀胱；M-宫颈癌

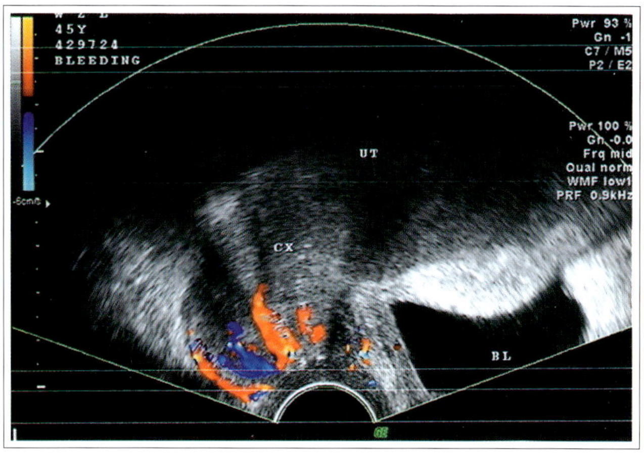

► 图 3-13-11　子宫颈管腺癌

45 岁，阴道出血。纵切面：子宫饱满略大，宫颈肥大，血流丰富，RI=0.64

UT-子宫；CX-宫颈；BL-膀胱

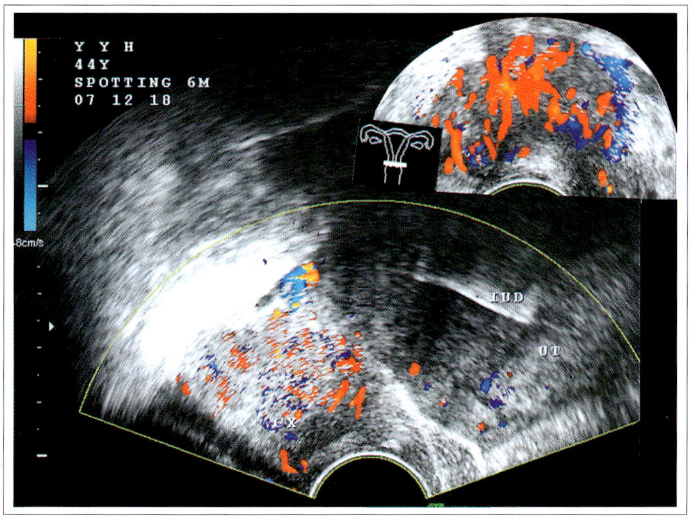

◄ 图 3-13-12　宫颈鳞状上皮癌

44 岁，阴道淋漓出血 6 个月；纵切面：前位子宫肥大，宫内可见节育器，子宫颈肥大，血流丰富。右上图为宫颈横切面

UT-子宫；CX-宫颈；IUD-节育器

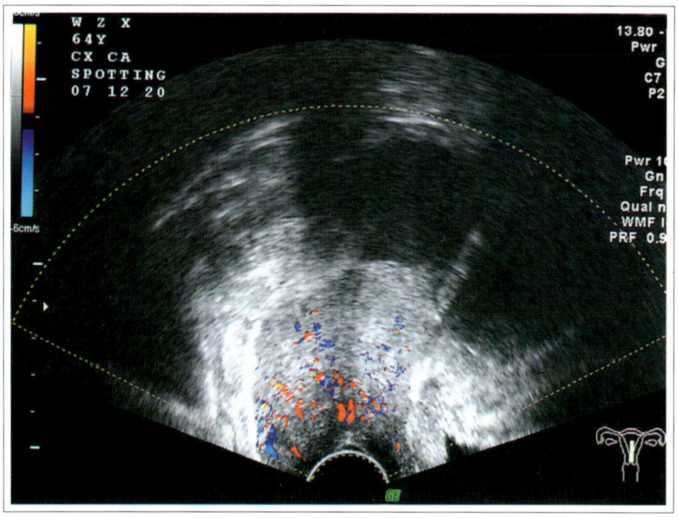

► 图 3-13-13　子宫颈癌、宫腔积液

64 岁，淋漓出血伴有恶臭白带；宫颈肥大，血流丰富，宫腔内可见积液

（彭芳华　吴钟瑜）

第十四节 输卵管癌的超声诊断

罕见，多见于绝经后，其临床特点为“三联征”。

(1)出现阴道大量溢液(清亮或血性)。

(2)有溢液时下腹部拧痛。

(3)并发现盆腔肿块。

●**病理** 多为单侧，大体形态很特殊，输卵管增粗呈腊肠或梨状。大小不一，从核桃到儿头大小，伞端可闭锁，与输卵管积脓或积水相似，常有粘连。剖面呈灰白色乳头状，晚期呈树枝状向管腔内突出，管腔内亦可呈实性。

●**超声诊断** 附件区见腊肠状或梭状、梨状的混合性包块或为实性包块。

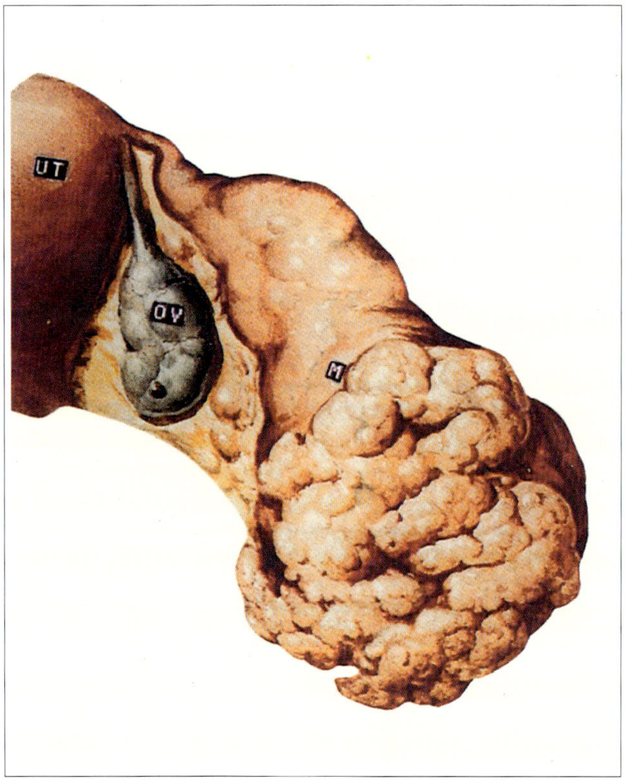

◀ 图 3-14-1 输卵管癌示意图

(引自 CIBA 图谱)

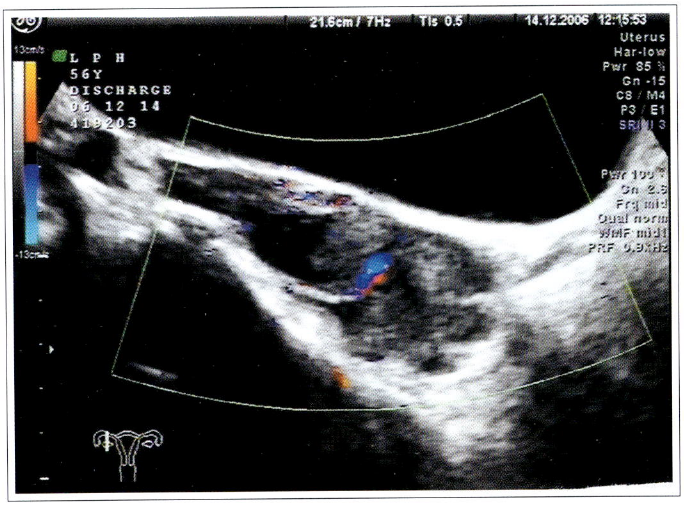

► 图 3-14-2 输卵管癌(TAS)

56 岁，阴道流水 8 个月；子宫右侧突出一长形包块，内有团块及液性区，周边星点状血流

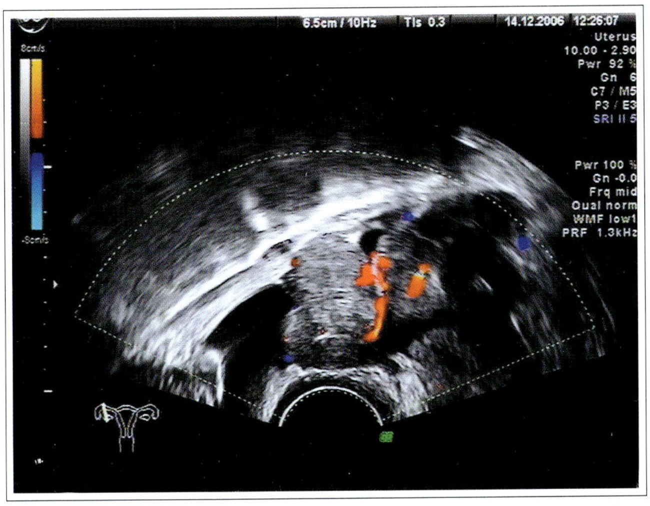

◄ 图 3-14-3 输卵管癌

上同一病人；右附件区见一肠形长形包块，内含实性团块，有血管围绕，周边有液性区

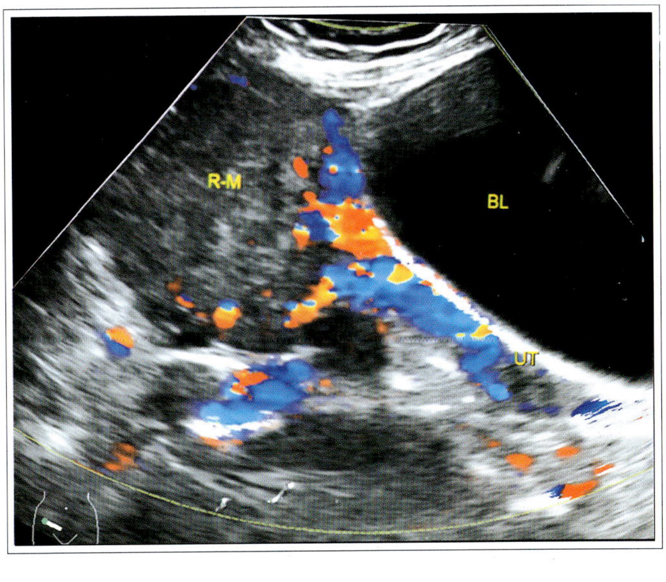

► 图 3-14-4 输卵管腺癌(TAS)

58 岁；纵切面：子宫萎缩，宫腔裂隙，子宫上方一圆形实性包块，血流丰富。从图像形态估计为卵巢恶性肿瘤

UT-子宫;BL-膀胱;R-M-输卵管癌

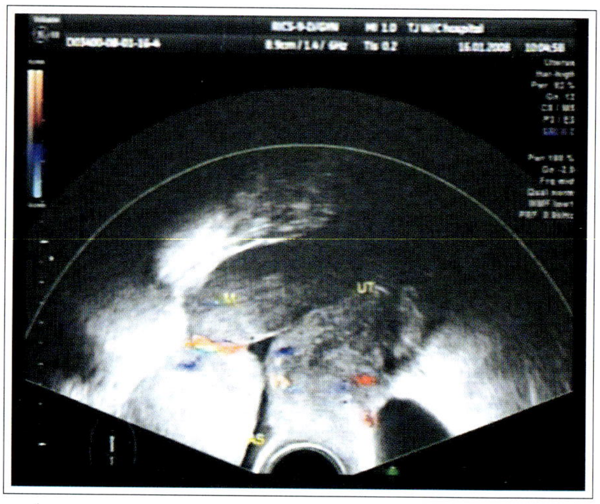

▶ 图 3-14-5 输卵管腺癌

上同一病人；子宫萎缩，可见宫腔裂隙，子宫右侧有两长圆形实性块，围绕子宫，其间有少量腹水，经阴道超声检查更接近输卵管肿物诊断

UT-子宫;M-包块;AS-腹水

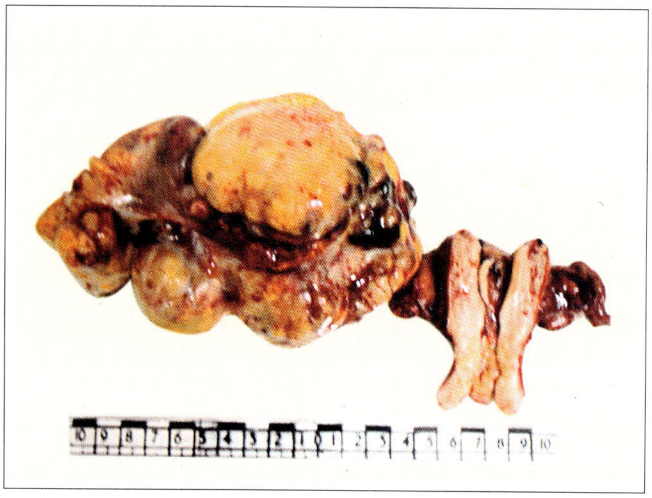

◀ 图 3-14-6 输卵管腺癌标本

上同一病人；长圆形，表面凹凸不平，似有分叶

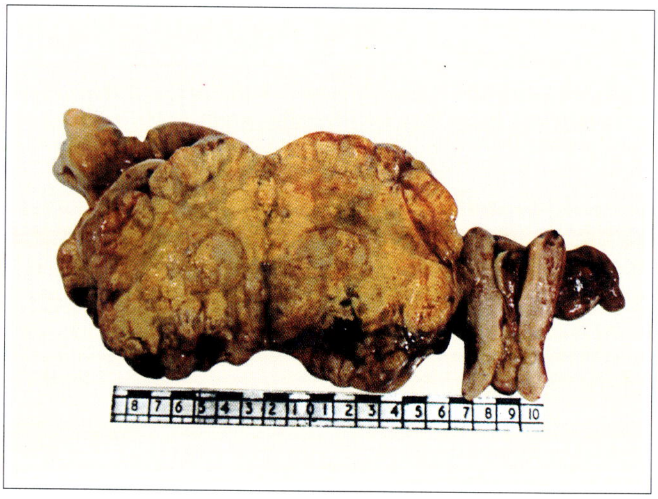

▶ 图 3-14-7 输卵管腺癌标本

上同一病人；剖面显示糟脆结构，黄色

（张大英 吴钟瑜）

参考文献

1 吴钟瑜.新编实用妇产科超声学.第 1 版.天津:天津科技翻译出版公司,2007

2 吴钟瑜.妇产科超声鉴别诊断图谱.第 1 版.南昌:江西科学技术出版社,2003

3 吴钟瑜.实用妇产科超声彩色图谱.第 2 版.天津:天津科技翻译出版公司,2001

4 曹泽毅.中华妇产科学.第 2 版.北京:人民卫生出版社,2005

5 苏应宽等.新编实用妇科学.第 1 版.济南:山东科学技术出版社,2003

6 刘新民译.现代妇产科疾病诊断与治疗.第 9 版.北京:人民卫生出版社,2004

7 常才.经阴道超声诊断学.第 1 版.北京:科学出版社,1999

8 Ron Maymon, et al. Three-dimensional vaginal sonography in obstetrics and gynecology. Human Reproduction Update,2000,6(5):475

9 崔红梅,等.卵巢癌肉瘤研究进展.国外医学,妇产科分册,2007,34(5):336

10 刘国艳,等.胎盘部位滋养细胞肿瘤临床研究进展.国外医学,妇产科分册,2004, 31(1):26

11 李桂玲,等.胎盘部位滋养细胞肿瘤 7 例回顾性分析.实用妇产科杂志,2007, 23 (3):175

12 尹辉,等.胎盘部位滋养细胞肿瘤的临床病理特点及鉴别诊断.中华病理学杂志,1998, 27 (4):294

13 邓姗等. 胎盘部位滋养细胞肿瘤的研究进展.中华妇产科杂志,2002,37(5):316

14 Carlson N, et al. Case report: succesful management of matastatic placental site trophoblastic tumor with multiple pulmonary research [J]. Gynecol Oncol,2002,87(2):146

15 Feltmate CM, et al. Advances in the understanding of placental site trophoblastic tumor [J]. J Reprod Med, 2002,47(5):337

16 Moore-Maxwell CA, et al. Placental site trophoblastic tumor arising from antecedent molar pregnancy. Gynecol Oncol,2004,92:708

17 Tsuji Y, et al. Case of PSTT treated with chemotherapy followed by open uterine tumor resection to preserve fertility. Gynecol Oncol, 2002,87:303

18 Hoekstra AV, et al. Placental site trophoblastic tumor: a review of 7 cases and their implications for prognosis and treatment. J Reprod Med ,2004,49:447

19 Fallahian M, et al. Postmenopausal bleeding resulting from placental site trophoblastic tumor of the uterus:a case report. J Reprod Med,2004,49: 392

20 刘惜时,等.子宫脉管内平滑肌瘤的生物学行为与临床处理.中华妇产科杂志,2002, 35 (12): 730

21 Loshe A, et al. Intravenous leiomyomatosis of uterus. Gen Diagn Pathol,1995,141:75

22 Matsumoto K, et al. Intravenous leiomyomatosis of uterus with multiple pulmonary metastasis associated with large bullae-like cyst formation. Pathol Int, 2001,51(5):396

23 Lo KW, et al. Intracardiac leiomyomatosis :case report and literature review.Arch Gynecol Obstet, 2002,264(4):209

24 Banaczek, et al. Intravenous leiomyomatosis of uterus. Ginekol Pol, 2003,74(2):159-161

25 郑玉明,等.假性动脉瘤形成机理及破裂出血的实验研究[J].中国急救医学,1997, 17 (4):5

26 卓忠雄,等.超声引导注射凝血酶治疗假性动脉瘤研究[J].中国超声医学杂志,2003, 19 (12): 928

27 李建初,等.假性动脉瘤的彩色多普勒超声征像及其临床意义[J].中华超声影像学杂志,2001, 10 (8): 473

28 杨志伟,等.经阴道超声诊断宫腔粘连的初步研究.中国超声医学杂志,2000, 16 (9):699

29 Salle B, et al. Transvaginal sonohysterographic evaluation of intrauterine adhesions. J Clin Ultrasound.1999, 27:131

30 何敏,等.经阴道超声宫腔声学造影对宫腔粘连的诊断价值.临床超声医学杂志,2006, 8 (1):46

31 黄雪兰.宫腔粘连的超声诊断价值探讨.实用临床医学,2005, 6 (6):98

32 Fedele L, et al. Intrauterine adhesion :detection with transvaginal [J]. US Radiology. 1996,199:757

33 胥玉梅等.多囊卵巢综合征诊断标准和远期健康危害.中国计划生育杂志,2005,4: 254

34 Laven JS, et al. New approaches to PCOS and other forms of anovulation. Obstet Gynecol Surv, 2002,57:755

35 Balen A. Ovulation induction for polycystic ovary syndrome. Hum Fertil (Camb), 2003,3:106

36 Belosi C, et al. Diagnosis of polycystic ovary syndrome. Minerva Ginecol,2004,56(1):7

37 盛洁,等.阴道超声监测子宫内膜的临床应用.中华妇产科杂志,1999,34(10):637

38 Fabres C,et al. The Cesarean Delivery Scar Pouch. J ultrasounal Med,2003,22:695-700

39 苏俊，等.经阴道超声诊断输卵管疾病的应用进展.国外医学.妇幼保健分册，2004, 15(1)：48

40 叶真，等.正常输卵管的经阴道超声显像及其临床意义.中国超声诊断杂志，2003，4(5)：384

41 赵月虎，等.经阴道彩色多普勒超声在盆腔静脉淤血症中的诊断价值.中国超声诊断杂志，2006, 7 (1): 27

42 崔英春，等.经阴道超声在卵巢血肿的诊断价值.中国超声诊断杂志，2006, 7(12): 938

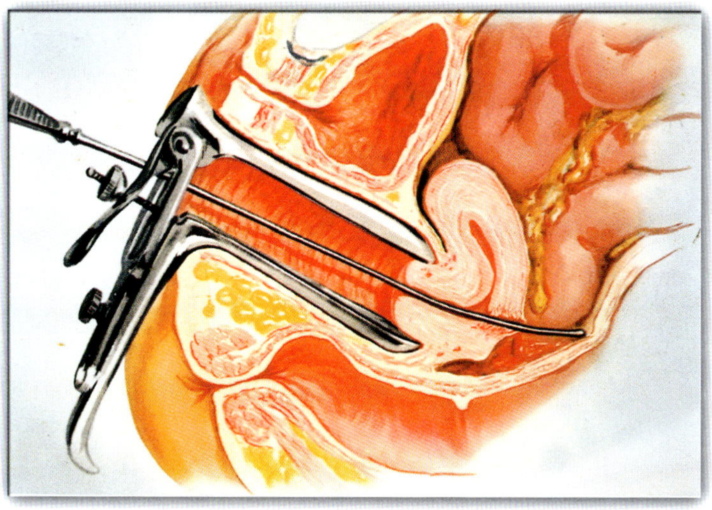

CHAPTER

4

第四章
计划生育的超声诊断

第一节　宫内节育器的超声诊断

在我国宫内节育器是最常用的方法之一，世界上约有5亿以上育龄妇女使用这种方法，在我国育龄妇女中约有1/2配带节育器。超声判断节育器与子宫关系优于X线，可以确切了解节育器在宫内的位置。

●**宫内节育器的超声图象**　由于节育器形态和所用材料不同，其图像亦不相同。以金属环为例，其纵切面表现为两个回声强的“锥”形回声，此为节育环的两个截面，上宽下窄，似彗星尾部称“慧尾”征，在后屈子宫横切面可见到光环全貌。图像随节育器形态不同而异。

●**节育器在子宫腔内的位置**　节育效果主要取决于节育器在宫腔内的位置。

●**判断的标准方法**　节育器上缘距宫底外缘距离，综合各家报道，采用标准为不超过20mm。经阴道超声可清晰显示子宫内膜，测量节育器上缘与子宫底黏膜层间距离结果更为准确，二者距离不超过5mm表明节育器位置正常。三维超声可打出子宫冠状面，并见三角形宫腔及节育环在宫腔内的位置。

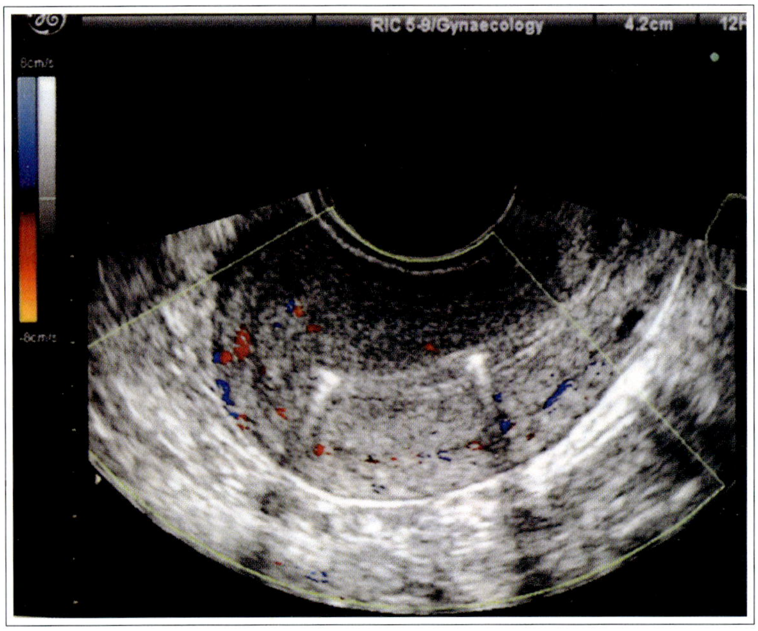

◀ 图4-1-1　宫内避孕器
纵切面：子宫正常大小，宫腔内见避孕环影，位置正常，伴彗尾征

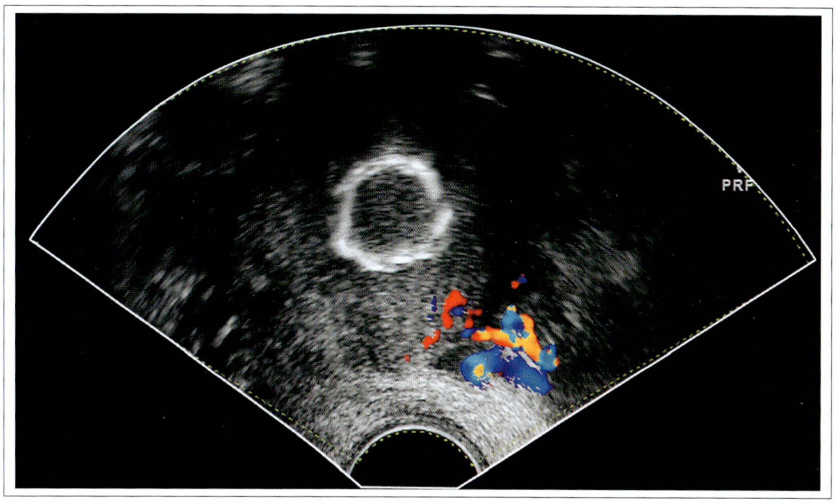

▲ 图 4-1-2　宫内避孕器
横切面：子宫腔内可见一清晰的麻花环

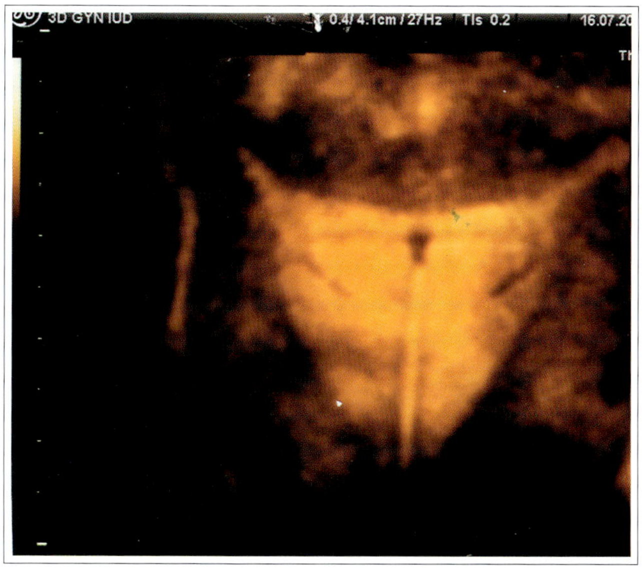

◀ 图 4-1-3　子宫腔三维图像
子宫腔呈三角形，两宫角清晰可见，内膜较厚，中央含避孕器

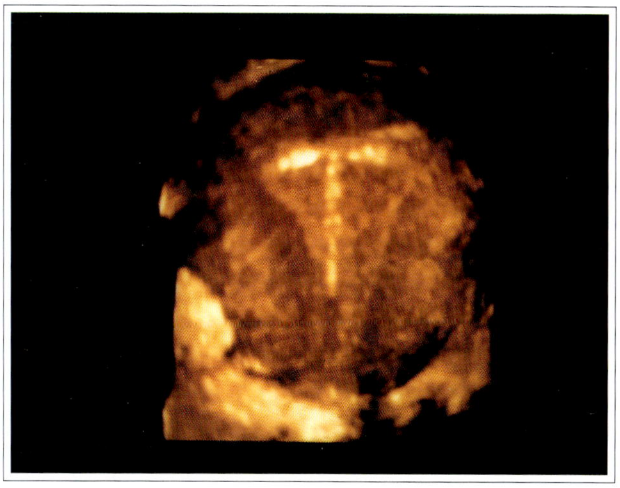

► 图 4-1-4　宫腔内避孕器三维图像
宫腔内三角形宫腔波，内含 T 字形避孕器

（焦　彤）

第二节　计划生育并发症的超声诊断

- 子宫穿孔
- 带环妊娠
- 节育器下移
- 节育器碎片遗留子宫内
- 节育器外游
- 节育器嵌顿

一、子宫穿孔

子宫穿孔多由于吸宫上环等宫腔手术造成。子宫穿孔小者除手术时短暂突然疼痛外，术后无症状。穿孔大或损伤大血管时则可引起内外出血。如果将大网膜或肠管挟入宫腔，可引起剧烈腹绞痛甚至休克。

●超声图像　在吸宫或探针损伤经过部位，为一回声强的光条直达穿孔处，这是穿孔损伤的特点。如有出血，直肠窝或腹腔内有液区。

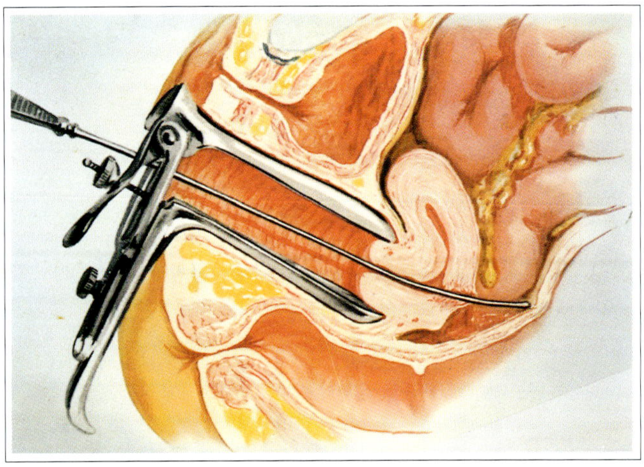

◀ 图 4-2-5　子宫穿孔示意图
子宫前位，探针从子宫后壁下段穿出
（引自 C1BA 图谱）

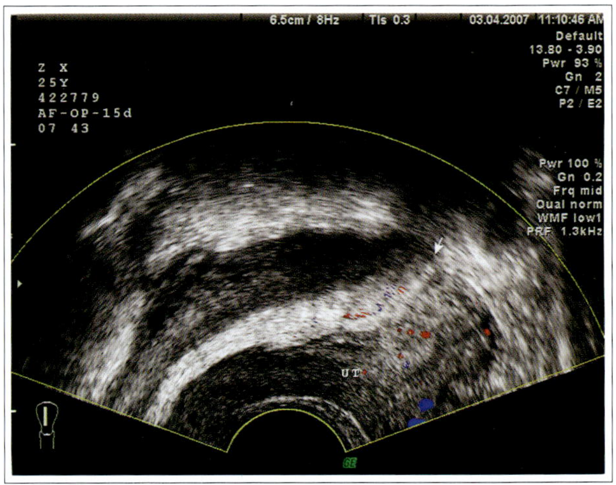

► 图 4-2-6　子宫穿孔
25 岁，吸宫后 15 天，下腹痛；宫腔内见一长条状强回声，强回声条从右宫角穿出，如箭头所指
UT–子宫

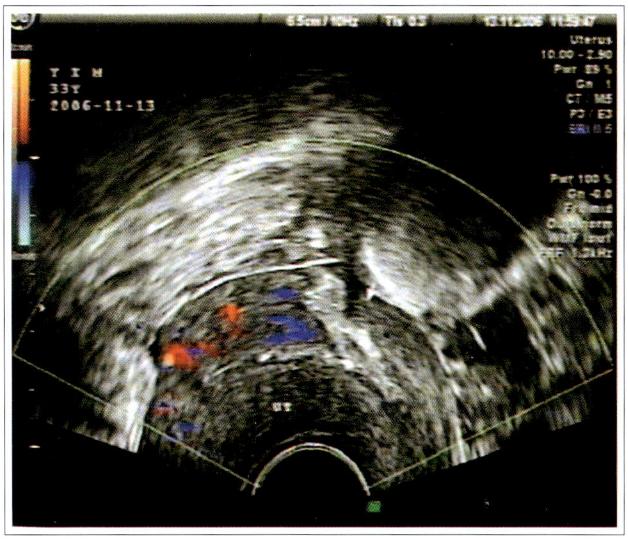

► 图 4-2-7 子宫穿孔

33 岁,吸宫后腹痛;子宫后位,吸宫时从宫口穿出前壁,为长条状强回声,如箭头所指

UT-子宫

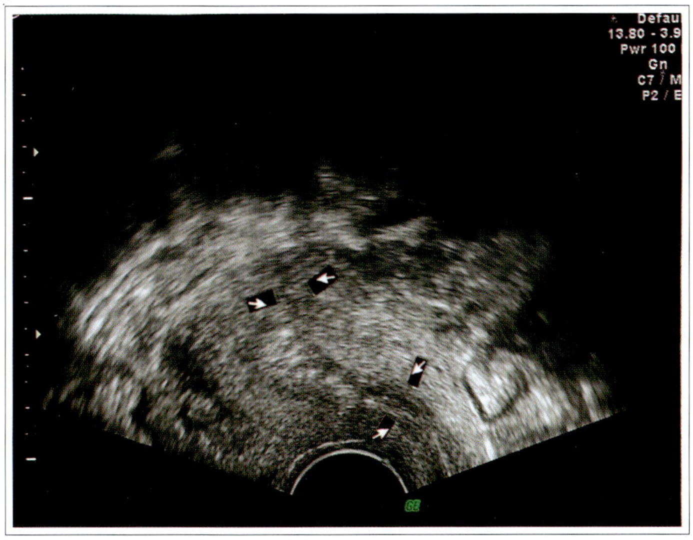

◄ 图 4-2-8 吸宫损伤

25 岁,吸宫后出鲜血不止;子宫后位,在子宫前壁处裂伤,条状衰减由宫腔直达浆膜层,如箭头所指,宫腔内有胎物残留

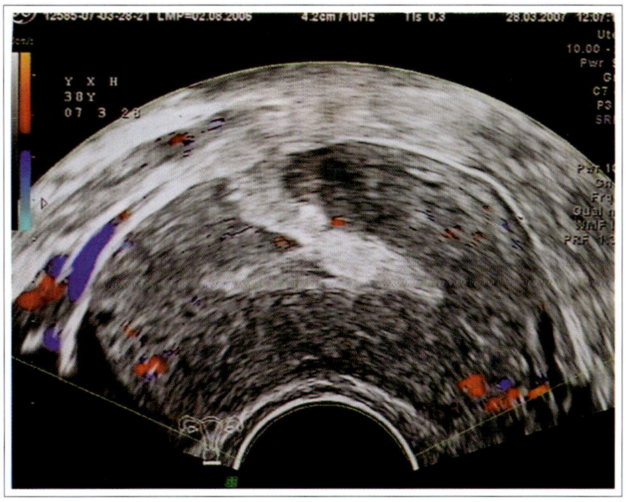

► 图 4-2-9 子宫穿孔

38 岁, 早孕吸宫后; 子宫后位,饱满,宫腔至前壁可见一强回声条状物,为子宫穿孔

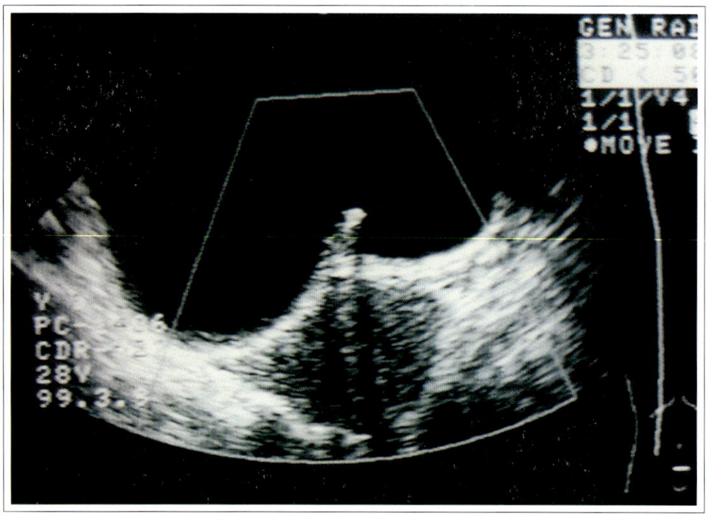

◄ 图 4-2-10 避孕器穿出前壁(TAS)

28 岁,上环数年,下腹常刺痛;横切面:子宫前壁可见一避孕器穿出至膀胱内

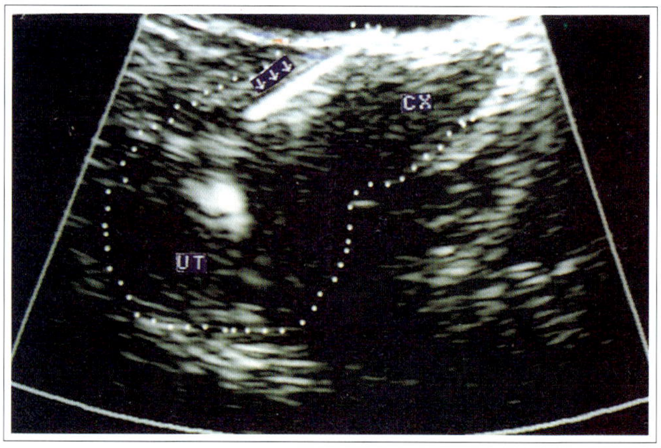

► 图 4-2-11 子宫穿孔

子宫后倾位,宫内见一环影,穿出肌层达浆膜层,如箭头所示

UT-子宫;CX-宫颈

二、带环妊娠

当节育器下移时可以怀孕,在胎囊周围可见节育器。

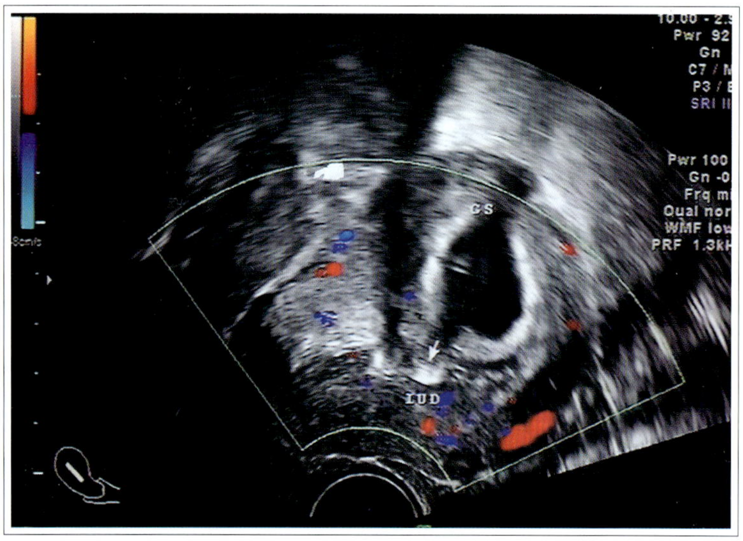

◄ 图 4-2-12 带器妊娠

31 岁,闭经 51 天;纵切面:子宫前位,增大,宫腔内见胎囊,内含卵黄囊,胎囊下方可见一避孕器

GS-胎囊;IUD-避孕器

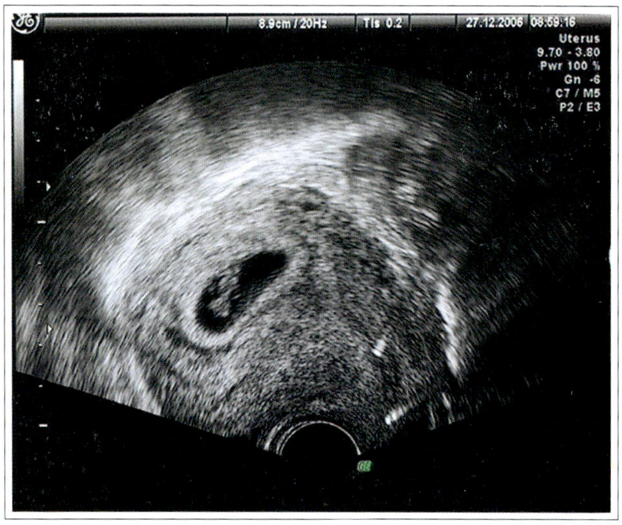

► 图 4-2-13　带器妊娠

23 岁，闭经 58 天；纵切面：子宫后位，饱满，宫腔内可见胎囊，内含胎芽，子宫颈部位见环影伴彗尾征

三、节育器下移

节育器下移程度不同，下移明显可进入子宫颈管或见节育器位置不正。

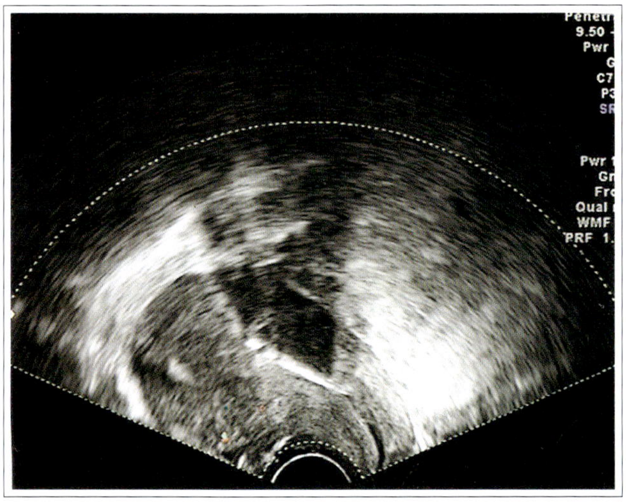

◄ 图 4-2-14　环下移

子宫后位，环上端距宫底 25mm

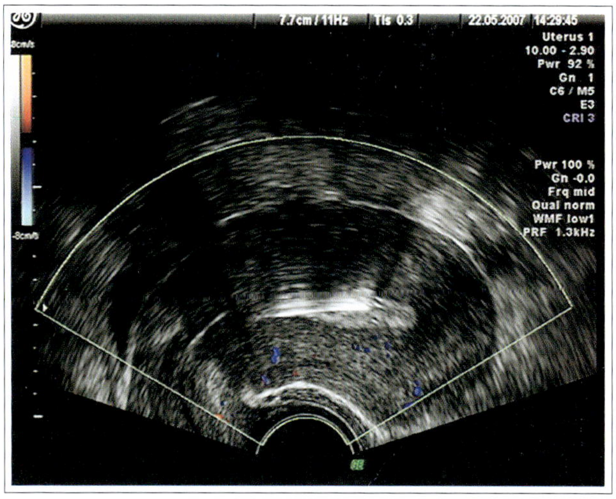

► 图 4-2-15　环下移

子宫前位，避孕器下移，上缘距宫底 35mm，距宫底黏膜层 13mm

四、节育器碎片遗留子宫内

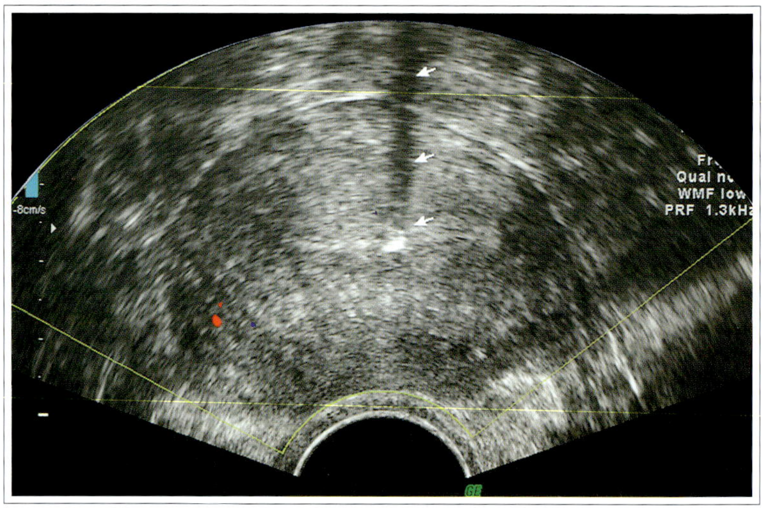

► 图 4-2-16 避孕器碎片残留
子宫略饱满,宫腔内可见避孕器碎片,伴声影

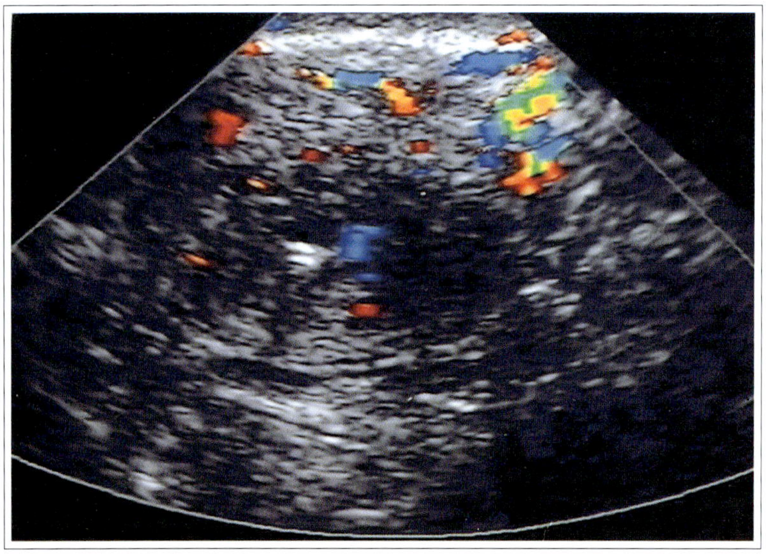

◄ 图 4-2-17 避孕器碎片(TAS)
横切面:下环困难,拉扯时断裂,宫内遗留避孕器碎片

五、节育器嵌顿

节育器嵌入肌层,下环困难或出血多,声像图见节育器靠近浆膜层。

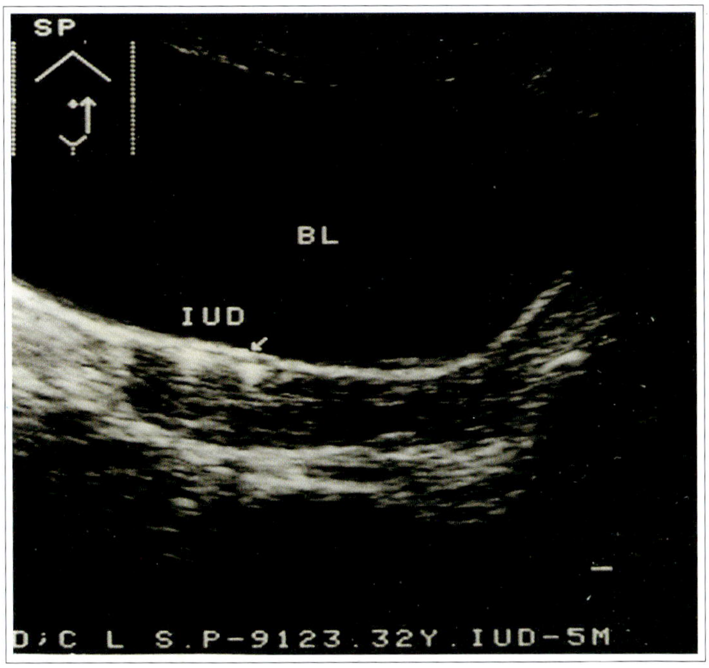

◀ 图 4-2-18 避孕器嵌顿（TAS）
纵切面：避孕器嵌入肌壁，接近浆膜层
IUD–避孕器；BL–膀胱

●**节育器外游** 上环时损伤肌壁而使节育器外游，可外游于盆腹腔，也可停留在子宫周边。

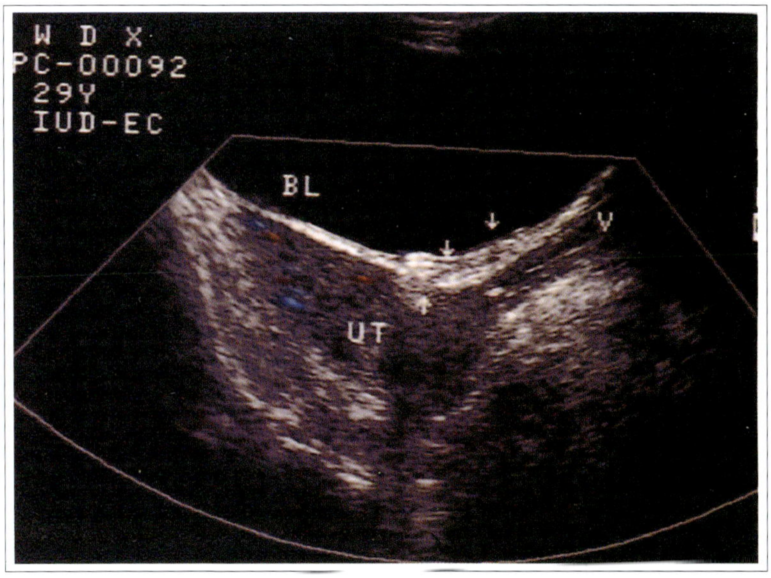

► 图 4-2-19 避孕器外游
纵切面：子宫前壁浆膜层上方可见避孕器，如箭头所指
UT–子宫；V–阴道；BL–膀胱

（焦 彤）

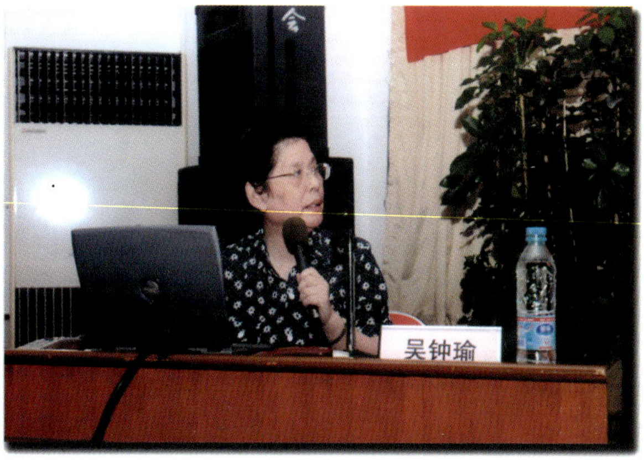

吴钟瑜主任，2004年在深圳全国临床妇产科超声诊断培训班上讲课

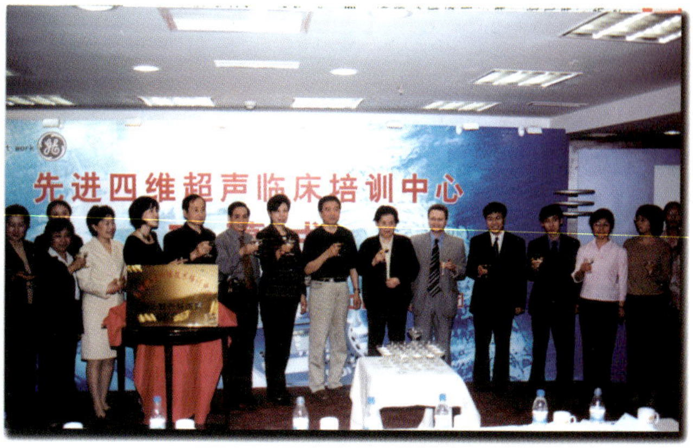

引进GE先进四维超声仪建立培训中心

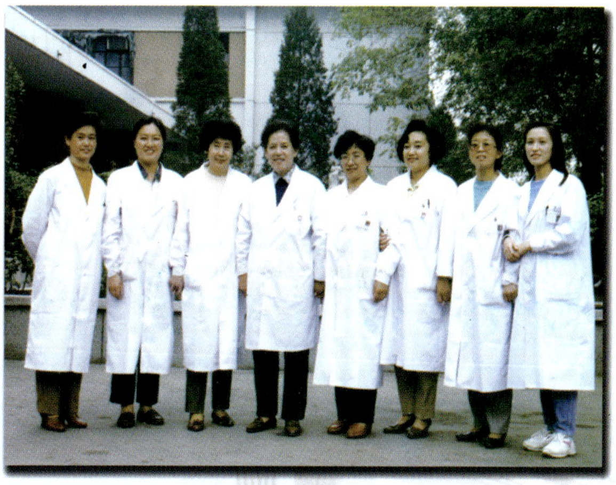

天津市中心妇产科医院B超科部分同志合影

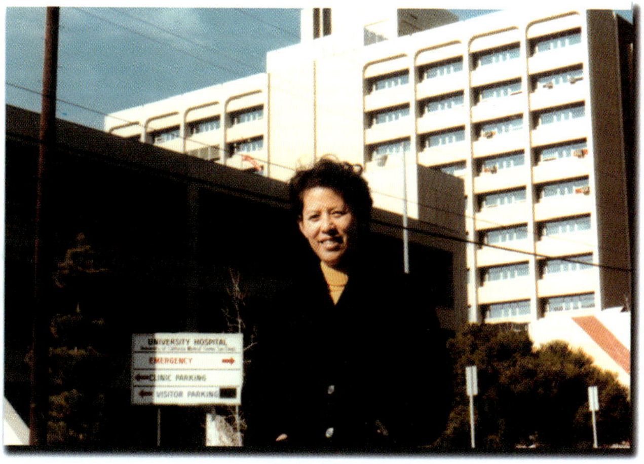

吴钟瑜主任，1982年赴美国加州大学圣迭戈医学院进修，在医院大楼前留影

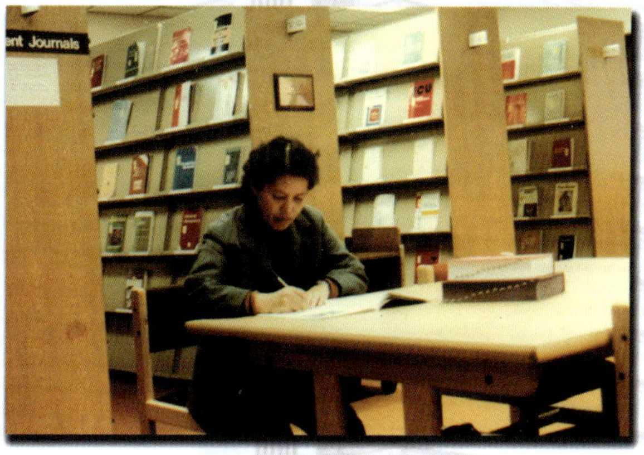

吴钟瑜主任，在美国加州大学圣迭戈医学院图书馆学习

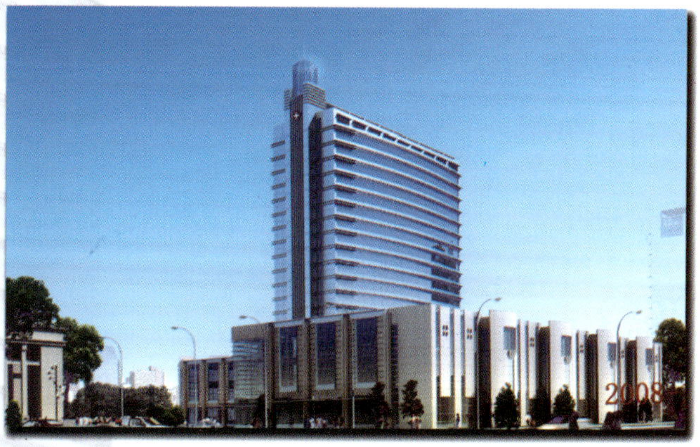

天津市中心妇产科医院新址

吴钟瑜主任，
在妇产科超声诊断学方面出版图书如下：

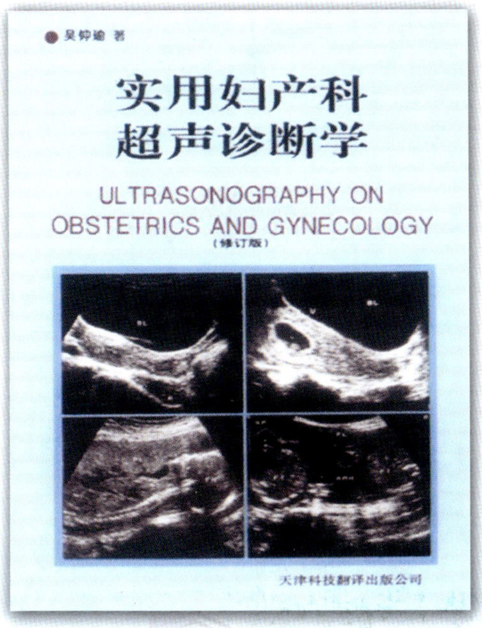

16 开本　单色　定价：48.00 元

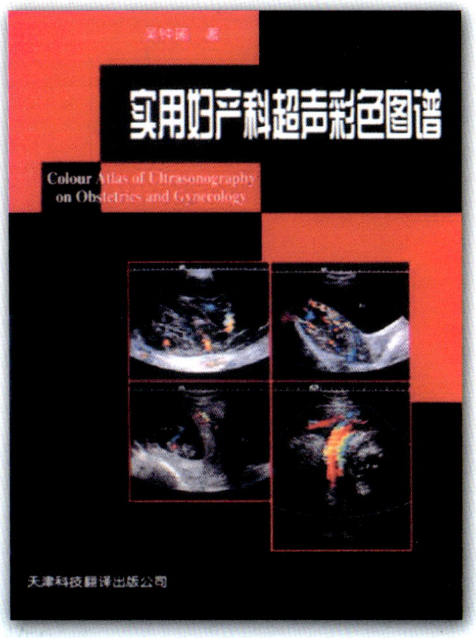

国际 16 开本　彩色（精）　定价：240.00 元

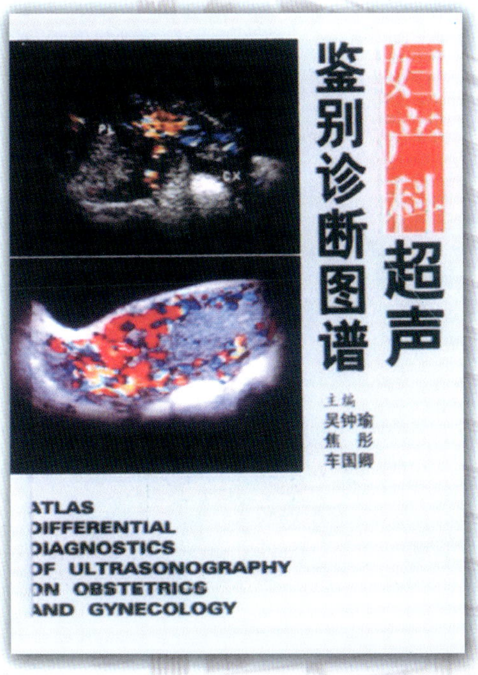

国际 16 开本　彩色（精）　定价：178.00 元

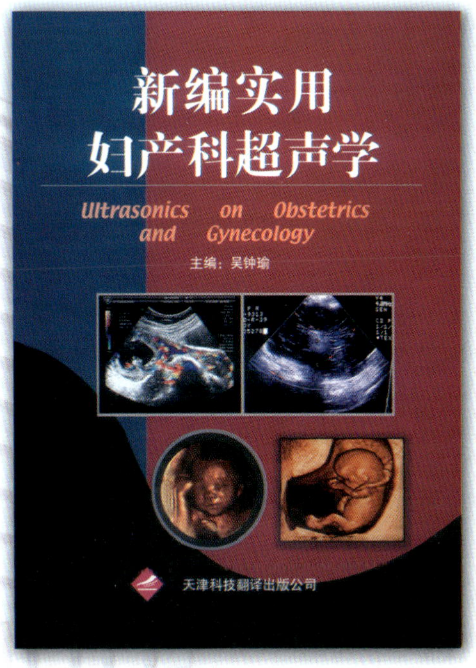

国际 16 开本　彩色（精）　定价：98.00 元